U0288219

黄斑疾病精准诊疗策略与病例荟萃

基于微视野联合多模影像

主　审　徐格致

主　编　沈丽君

副主编　陈亦棋　毛剑波　陶继伟

编　委　沈丽君　陈亦棋　毛剑波　陶继伟　吴素兰　范媛媛

　　　　赵士鑫　林晶晶　林　丽　佘相均　吕　喆

人民卫生出版社

PEOPLE'S MEDICAL PUBLISHING HOUSE

图书在版编目（CIP）数据

黄斑疾病精准诊疗策略与病例荟萃：基于微视野联合多模影像 / 沈丽君主编 . —北京：人民卫生出版社，2020

ISBN 978-7-117-29787-5

Ⅰ.①黄… Ⅱ.①沈… Ⅲ.①黄斑病变 —诊疗②黄斑病变 —病案 —汇编 Ⅳ.①R774.5

中国版本图书馆 CIP 数据核字（2020）第 026046 号

人卫智网	www.ipmph.com	医学教育、学术、考试、健康，购书智慧智能综合服务平台
人卫官网	www.pmph.com	人卫官方资讯发布平台

黄斑疾病精准诊疗策略与病例荟萃
基于微视野联合多模影像

主　　编：沈丽君
出版发行：人民卫生出版社（中继线 010-59780011）
地　　址：北京市朝阳区潘家园南里 19 号
邮　　编：100021
E - mail：pmph @ pmph.com
购书热线：010-59787592　010-59787584　010-65264830
印　　刷：北京盛通印刷股份有限公司
经　　销：新华书店
开　　本：889×1194　1/16　印张：17
字　　数：354 千字
版　　次：2020 年 5 月第 1 版　2021 年 4 月第 1 版第 2 次印刷
标准书号：ISBN 978-7-117-29787-5
定　　价：196.00 元
打击盗版举报电话：010-59787491　E-mail：WQ @ pmph.com
质量问题联系电话：010-59787234　E-mail：zhiliang @ pmph.com

主审简介

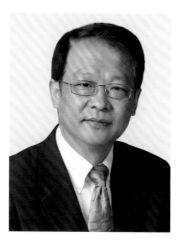

徐格致

教授,主任医师,博士研究生导师。

复旦大学附属眼耳鼻喉科医院副院长。

中华医学会眼科学分会委员会委员,中国医师协会眼科医师分会常委,中华医学会眼科学分会眼底病学组副组长,上海市视觉损害与重建重点实验室主任,《中华眼底病杂志》副主编。

主编简介

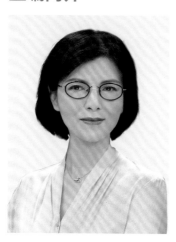

沈丽君

教授,主任医师,博士研究生导师。

中华医学会眼科学分会专家会员,中华医学会眼科学分会眼底病学组委员,海峡两岸医药卫生交流协会眼科专委会小儿视网膜学组副组长,浙江省医学会防盲学分会副主委,浙江省医学会眼科学分会常委,浙江省重点学科"眼底外科学"负责人,《中华眼底病杂志》编委,《中华眼视光学与视觉科学杂志》编委。

序 一

　　对黄斑部疾病做出精准干预的前提是准确掌握黄斑部形态与功能的改变。除了借助传统的 OCT 和眼底血管造影了解黄斑部形态和血管状况外，沈丽君教授和团队应用近年才在临床上普及的新影像学方法，如超广角血管造影了解周边视网膜血管状况，EDI-OCT 评估脉络膜厚度，en face OCT 对视网膜和脉络膜不同层面的冠状面成像以及 OCTA 评估视网膜和脉络膜的血管形态，特别是使用微视野计联合多模影像诊断平台实现视功能与形态的对应观察。上述检查所提供的眼底特别是黄斑区的丰富信息对于诊断疾病，指导手术、药物或激光治疗都有重大价值，是实现精准诊治的技术保证。

　　本书展示了许多精准诊治的黄斑疾病病例，分享了作者的诊疗策略和技术；并专门设有一章通过真实病例的手术视频截图来介绍视网膜内界膜剥除术式、黄斑部剥膜技巧及其术中术后相关并发症；另外还提供了可在线观看的高清手术录像，相信沈丽君教授及其团队的临床经验对相关专业的年轻医师了解和掌握常见黄斑部疾病的诊疗方法和提升手术技巧会有所帮助。

复旦大学附属眼耳鼻喉科医院

徐格致

2020 年 4 月

序 二

随着高度近视人群的不断扩大,社会的老龄化,越来越多的黄斑部疾病需要得到更精准更及时的治疗。近年来眼科学以及眼科影像技术的快速发展和创新,对疾病机制的进一步发现和理解,对更全面和准确的诊断,对治疗方式的不断优化和创新都起到了积极的作用,新一代的功能性多模影像平台无疑是一个有力的工具。

目前的多模影像技术主要从结构和形态上展示病灶的特征以及严重程度,但形态和结构上的严重程度无法准确地和视力相关联,无法对治疗后的效果进行视功能的评估,也无法解释一些患者主诉和影像检查结果相左的病例。功能性多模影像平台可以在同一部位同时显示视功能及视网膜脉络膜的结构和形态,很好地解决了上述问题。

沈丽君教授及团队用大量的病例展示了各类黄斑疾病的精准诊断,如何选择不同的术式或治疗方式,如何通过功能性多模影像平台来指导和改进术式,以及评估治疗效果。将疗效的标准从以往结构上的恢复提高到功能上的恢复,也让读者了解到不同术式对视功能的影响和避免损伤的方法,拓展了治疗的思路。

台湾林口长庚纪念医院副院长、眼科教授

亚太玻璃体视网膜学会会长

赖旗俊

前　言

　　黄斑部是人眼视觉最敏锐的部位,病变种类繁多,易损害中心视力,严重的会致盲。对黄斑疾病做出准确诊断并给予有效治疗是眼底病医生日常工作中必须面对的挑战。近年来相关诊疗技术的发展为黄斑疾病的精准诊疗提供了有效保障。OCTA、新一代微视野计及多模式影像诊断平台等诊断新技术的出现有助于精准判断黄斑结构与功能改变;玻璃体黄斑界面新手术方式、抗 VEGF 药物、缓释糖皮质激素、低剂量PDT、微脉冲激光等新技术的应用,使黄斑疾病治疗较之前相比有了质的提高。

　　临床医学知识的学习和总结实际上落实在一个个具体的病例上。当受邀撰写一部关于黄斑疾病新技术应用方面的书籍时,我们首先想到的是病例荟萃这种形式,借助真实病例展示相关的诊疗新技术在黄斑疾病精准诊疗中的应用。本书以图片为主,展示病例影像及功能学特征,特别是微视野联合 Overlay 多模影像平台应用,对比治疗前后形态及对应的功能变化;此外,还借助手术视频截图与手术视频介绍黄斑疾病常见的手术技术要点。文字上简要介绍相关疾病的基本知识,并分享我们的诊疗思路与技术,包括视网膜内界膜剥除术式的选择、染色方法和剥膜技巧,也包括对部分存在争议的新技术的探究。

　　由于某些新技术如新一代微视野计应用时间尚短,收集到的病例类型有限,不少病例缺乏长期随访观察,作者的诊疗理念也局限于对黄斑疾病的现阶段认识上,且本书大多数作者较年轻,经验学识有限,书中难免存在疏漏、谬误之处,恳请同仁见谅并赐教指正。

温州医科大学附属眼视光医院

浙江省眼科医院杭州院区

沈丽君

2020 年 4 月

目　录

第四章　黄斑疾病非玻璃体手术治疗病例展示 / 150

视频目录
（二维码增值视频目录）

视频

1. 手机下载"人卫图书增值"APP，并注册登录。
2. 在"人卫图书增值"APP中，扫描封底圆标二维码，输入激活码，激活本书视频。
3. 扫描左侧二维码，获取23个视频。

一、黄斑部常规剥膜技术

视频 1　玻璃体黄斑牵拉综合征，剥膜（玻璃体后皮质 + 内界膜）
视频 2　高度近视黄斑劈裂，剥膜（玻璃体后皮质 + 内界膜）
视频 3　黄斑前膜，剥膜（玻璃体后皮质 + 黄斑前膜，内界膜被连带剥除）
视频 4　黄斑前膜，剥膜（玻璃体后皮质 + 黄斑前膜 + 内界膜）
视频 5　黄斑裂孔，剥膜（内界膜）
视频 6　黄斑裂孔，剥膜（内界膜）
视频 7　高度近视黄斑劈裂，剥膜（内界膜）
视频 8　黄斑裂孔，剥膜（内界膜，中心凹内界膜保留未成功）

二、保留中心凹内界膜的剥膜技术

视频 9　黄斑裂孔，剥膜（玻璃体后皮质 + 内界膜，保留中心凹内界膜）
视频 10　高度近视黄斑劈裂，剥膜（内界膜，保留中心凹内界膜）
视频 11　黄斑前膜，高度近视黄斑劈裂，剥膜（玻璃体后皮质 + 黄斑前膜 + 内界膜，保留中心凹内界膜）
视频 12　高度近视黄斑劈裂，剥膜（玻璃体后皮质 + 内界膜，保留中心凹内界膜）
视频 13　高度近视黄斑劈裂，剥膜（内界膜，保留中心凹内界膜）

三、内界膜翻转覆盖术

视频 14　黄斑裂孔性视网膜脱离，剥膜（内界膜，内界膜转位覆盖 + 自血固定）
视频 15　特发性黄斑裂孔，剥膜（内界膜，内界膜翻转覆盖 + 自血固定）
视频 16　特发性黄斑裂孔，剥膜（剥除玻璃体后皮质时内界膜被连带剥除）
视频 17　外伤性黄斑裂孔，剥膜（内界膜，内界膜翻转覆盖 + 重水固定）
视频 18　特发性黄斑裂孔，剥膜（内界膜，内界膜翻转覆盖 + 自血固定）
视频 19　黄斑裂孔，玻璃体黄斑牵拉综合征，剥膜（内界膜，内界膜翻转覆盖 + 自血固定）
视频 20　复发性黄斑裂孔，剥膜（玻璃体后皮质 + 内界膜，保留中心凹内界膜 + 内界膜翻转覆盖 + 黏弹剂固定）
视频 21　特发性黄斑裂孔，剥膜（内界膜，内界膜翻转覆盖 + 自血固定）

四、其他

视频 22　家族性渗出性玻璃体视网膜病变合并视网膜前膜，玻切头剥除黄斑部视网膜增殖膜
视频 23　眼弓蛔虫病合并黄斑前膜，剥膜 + 视网膜复位

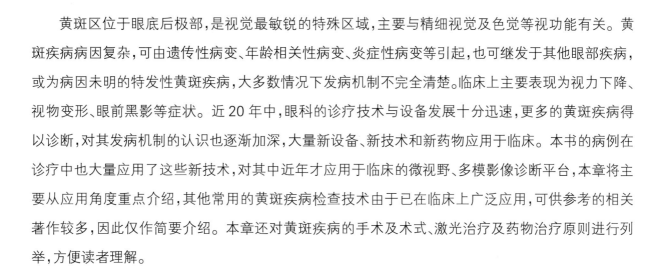

第一章 概述

　　黄斑区位于眼底后极部,是视觉最敏锐的特殊区域,主要与精细视觉及色觉等视功能有关。黄斑疾病病因复杂,可由遗传性病变、年龄相关性病变、炎症性病变等引起,也可继发于其他眼部疾病,或为病因未明的特发性黄斑疾病,大多数情况下发病机制不完全清楚。临床上主要表现为视力下降、视物变形、眼前黑影等症状。近20年中,眼科的诊疗技术与设备发展十分迅速,更多的黄斑疾病得以诊断,对其发病机制的认识也逐渐加深,大量新设备、新技术和新药物应用于临床。本书的病例在诊疗中也大量应用了这些新技术,对其中近年才应用于临床的微视野、多模影像诊断平台,本章将主要从应用角度重点介绍,其他常用的黄斑疾病检查技术由于已在临床上广泛应用,可供参考的相关著作较多,因此仅作简要介绍。本章还对黄斑疾病的手术及术式、激光治疗及药物治疗原则进行列举,方便读者理解。

第一节 诊断技术

一、微视野检查

　　微视野计的原理在于使用了新型高亮高清投射装置提供刺激光和固视视标,半导体红外激光用作眼底成像,使得刺激光斑可精确投射到眼底实时图像的特定位置,测定其视网膜光敏感度(光敏感度)阈值,从而达成功能与形态的结合。早期微视野检查由于技术尚不成熟,未在临床中得到普及,但近年随着软件算法、眼球自动追踪技术、更强的刺激光亮度及更宽的阈值范围等方面的改良与进步,新一代微视野计可定量、定性、定位地检测黄斑中心40°范围内特定区域的光敏感度和注视点位置及其稳定性,并将结果叠加于高清眼底彩照,从而为黄斑疾病的诊疗,特别是随访和疗效评价,提供了丰富、全面和准确的信息,其临床应用也日趋普及。另外,新一代微视野计还可做固视训练,在仍有较好功能的视网膜区域重建固视中心,使那些中心视力无法恢复的患者生活质量有所改善。

　　本书中绝大多数病例使用的是MP-3微视野计,通常检测黄斑中心20°范围内的视网膜光敏感度,视需要也可对特定病灶范围进行检测,个别较早的病例使用过MP-1微视野计,检查范围为10°,MP-3微视野计结果判读见图1-1-1、图1-1-2。

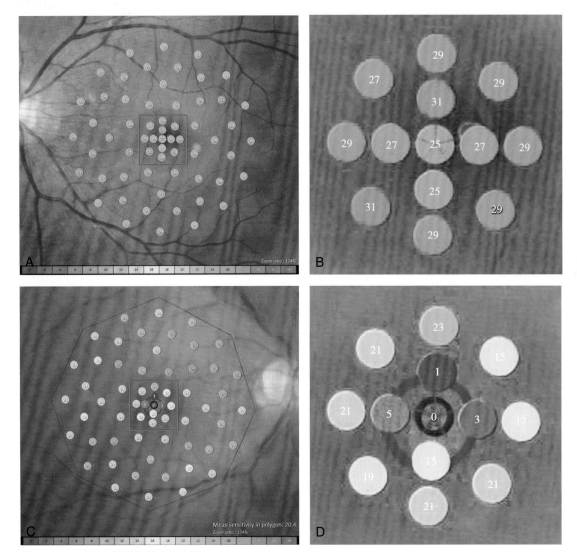

图 1-1-1　MP-3 微视野数字图判读

A. 圆圈中数字代表该检测位点的光敏感度值,黄斑中心 20° 范围内的各检测位点数值在 25~31 间,绿色表明各点对应处光敏感度良好,本图采自正常眼;

B. A 的局部放大图片;

C. 黄斑中心各位点数值分别为 0、1、3、5 及 15,分别相应呈红、橙及黄色,表明光敏感度较差,本图采自黄斑裂孔患者;

D. C 的局部放大图片;

注:下方条带由红到绿数值逐渐增大,代表光敏感度逐渐增加。MP-3 微视野计中此范围为 0~34dB,20dB 以上呈绿色,表示光敏感度在正常范围

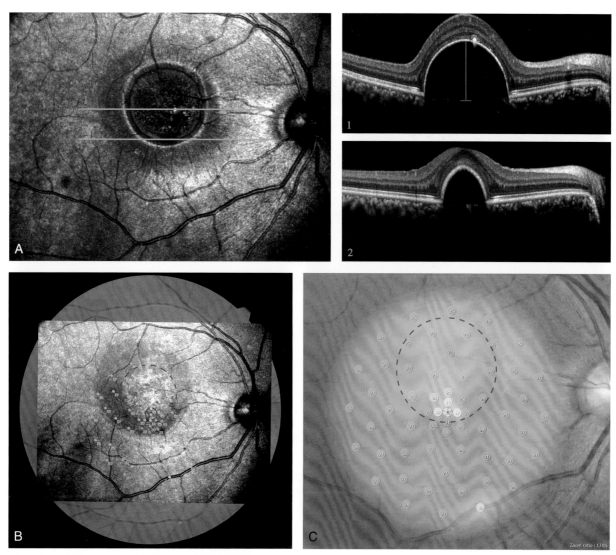

图 1-1-2　MP-3 微视野地形图（特定病灶）判读

A. OCT 可见黄斑区视网膜色素上皮光带半球形隆起，下方为无光反射暗区，本例为浆液性视网膜色素上皮脱离；

B. 微视野眼底实时图像上圈定色素上皮脱离范围（红色虚线圆圈），微视野数字图中可显示圈定区域各位点的光敏感度值，并可计算平均值；

C. 微视野地形图中圈定区域下方呈黄绿色，表明有光敏感度下降

　　微视野固视检查包括注视点位置及其稳定性，前者指实际注视点在眼底视网膜上的位置；后者指仪器通过分析对实际注视点的分布范围和集中程度做出的评判，目前有 2 种方法：第一种是测定固定圆形区域（以固视点分布重心为中心，以 2°、4° 为直径的圆）内固视点占所有固视点的比例（固视率），见图 1-1-3；第二种是测量所有的实际固视点分布构成的椭圆面积，又称为双曲椭圆面积（bivariate contour ellipse area，BCEA），机器自动计算出 1 倍、2 倍和 3 倍标准差（对应概率值分别为 68.2%、95.4% 和 99.6%）时的置信椭圆面积，数值越小说明注视点越集中，固视稳定性越好，见图 1-1-4。

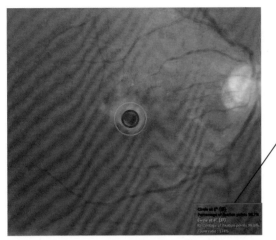

图 1-1-3　MP-3 微视野固视图（固视圆圈）

左图：蓝色的密集散点代表实际注视点的分布，红圈为 2° 范围，蓝圈为 4° 范围，根据 2°、4° 范围内的固视率评判固视稳定性，标准如下：

- 稳定：2° 范围内固视率 >75%；
- 相对不稳定：2° 范围内固视率 <75%，但 4° 范围内 >75%；
- 不稳定：4° 范围内固视率 <75%。

右图：为左图局部（右下角蓝框处）的放大，显示 2° 范围内固视率为 96.7%，4° 范围内固视率为 98.6%，从而评判为固视稳定

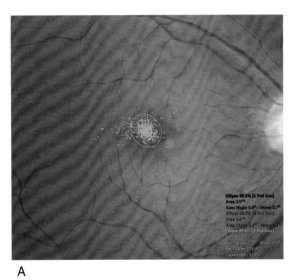

A

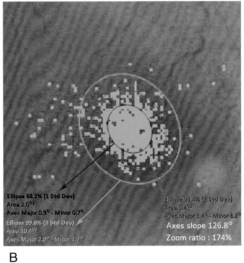

B

图 1-1-4　MP-3 微视野固视图（BECA）

B 为 A 的局部放大图，蓝色密集散点为实际注视点的分布呈一椭圆区域。图中可见三个椭圆，中央最小的椭圆对应的是 Ellipse 68.2%（1Std Dev），Area 2.0^{o2}（^{o2} 为椭圆面积单位：视角^2），所表示的是 68.2% 置信椭圆（标准差为 1 倍时），面积为 2.0 ^{o2}，Axes Major 0.9°−minor 0.7° 则表示椭圆长、短轴半径分别为 0.9° 和 0.7°；同理，中间的是 95.4% 置信椭圆（2 倍标准差），面积为 5.4 ^{o2}，椭圆长、短轴半径分别为 1.4° 和 1.2°；外面的是 99.6% 置信椭圆（3 倍标准差），面积为 10.4 ^{o2}，椭圆长、短轴半径分别为 2.0° 和 1.7°。右下方 Axes slope 126.8° 表示椭圆的主轴倾角为 126.8°

新一代微视野计的自动随访功能可自动匹配上次检查范围,设置相同参数,特别适用于黄斑疾病的随访与疗效评价,见图 1-1-5。

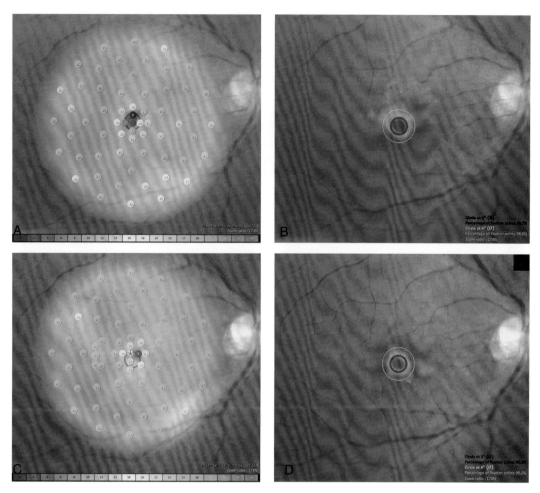

图 1-1-5　黄斑裂孔术后微视野自动随访
A、B. 黄斑裂孔手术前微视野地形图和固视图;
C、D. 术后 1 个月复查,相同的检查范围和参数,黄斑中心 20° 范围内的平均光敏感度从 20.4dB 提高至 23.5dB,裂孔处绝对暗点区减小

二、多模影像

最新 Overlay 功能性多模影像平台(微视野 MP-3 及血流 OCT 一体化系统)可通过精准的定位,将视网膜上精细的视功能检查结果与多种形态、结构检查结果叠加,量化评估指定区域或位置的视功能,可同时展示眼底彩照、结构 OCT、血流 OCT 和微视野等检查结果(图 1-1-6),从而真正意义上实现功能和形态、结构的精准结合,有利于医生多角度全面了解疾病诊疗所必需的信息。多模影像平台对黄斑疾病的诊断、治疗方案选择,监测治疗应答、评估疗效及随访都有较大的应用价值。在本书后续章节的病例展示中,将从多模影像平台在黄斑疾病的实际临床应用中展示其应用价值。

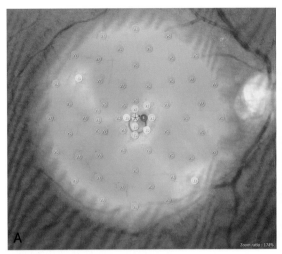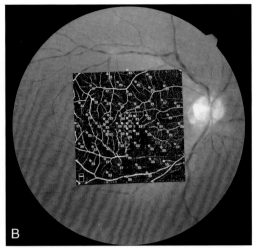

图 1-1-6　Overlay 多模影像图像
A. 微视野地形图叠加眼底彩照；
B. 微视野数字图叠加 OCT 血流成像（OCTA）

三、其他检查

1. 相干光断层扫描（optical coherence tomography，OCT）　OCT 通过测量回声时间延迟和背向散射光来产生断层图像。目前临床普遍使用的是频域 OCT，可对眼底进行快速、无创的横断面成像，分辨率达到 2μm，与组织学中视网膜外观近似，被誉为光学活检。OCT 在黄斑疾病中应用极广泛，包括黄斑裂孔、黄斑前膜、玻璃体黄斑界面异常、各种原因引起的视网膜内或下液体，各种原因引起的新生血管、黄斑营养不良等。OCT 的主要不足在于受屈光间质因素影响较大；并且属于静态观察，对动态渗漏的评估不及荧光素眼底血管造影。

另外，由于目前的探测波段普遍在 850nm 左右，受光源波长的限制以及光感受器和视网膜色素上皮细胞层的散射，对更深层次的脉络膜显示不清晰，光源波长为 1 050nm 的深度增强成像（EDI）模式可较清晰地显示脉络膜，但仍有其局限性，不能自动识别脉络膜外层和巩膜内界，脉络膜厚度需要手工测量，容易产生误差，且不能清晰显示脉络膜内部的细微结构。

OCT en face 是新的 OCT 技术，可平行于视网膜逐层观察视网膜、脉络膜的组织结构，被广泛应用于各种黄斑疾病，如黄斑前膜、黄斑裂孔及黄斑水肿等。

OCTA 借助分频辐去相干血管成像技术，可非侵入地在体显示视网膜、脉络膜微血管（图 1-1-7），目前临床主要用于观测各种原因引起的黄斑区血管丢失、脉络膜血管丢失和各种原因引起的脉络膜新生血管，可发现各种活动性脉络膜新生血管。与荧光素眼底血管造影相比，非侵入性、分层观测的 OCTA 有其独特优势，但主要不足在于无法观察血管功能、显示范围远小于荧光素眼底血管造影等。

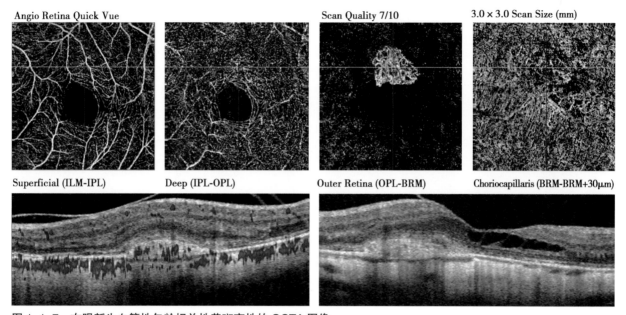

图 1-1-7 右眼新生血管性年龄相关性黄斑变性的 OCTA 图像
外层视网膜、脉络膜毛细血管层可见到团状异常血流信号；B-scan 显示中心凹下方局限神经上皮层脱离及扁平的 RPE 隆起。

2. 眼底血管造影 眼底血管造影通过注入造影剂，然后利用特定的滤光片和眼底照相机拍摄眼底影像，实现对眼底血管的动态观察，荧光染料包括荧光素和吲哚青绿，后者与血浆蛋白结合形成较大复合体，极少从脉络膜毛细血管漏出，主要用于脉络膜循环的研究，对息肉样脉络膜血管病变的诊断较有价值，也常被用于明确隐匿性脉络膜新生血管的部位、边界及范围，指导治疗。荧光素眼底血管造影可了解视网膜循环情况，视网膜内、外屏障有无损害，视网膜血管结构有无异常以及视网膜色素上皮有无损害，也可对脉络膜新生血管做出分类，常用于新生血管相关疾病和视网膜血管性疾病的诊断及指导治疗。主要不足是与染料相关的副作用，包括过敏事件。

3. 视物变形度检查（M-charts 表） 黄斑疾病如黄斑前膜，黄斑裂孔等常可引起视物变形，因此对视物变形度的测量有助于早期发现疾病引起的视觉改变并协助评估疗效。Amsler 方格表是简单又实用的视物变形定性检查方法。

M-charts 表是定量检测视物变形度的工具，由 19 条直线排列的点状线及 1 条直线组成，点状线根据点与点之间的距离分为 0.2°~2.0° 视角，直线段为 0° 视角（图 1-1-8）。有单线型和双线型两种，但无明显差异。本书中均采用单线测量，分别测量线段水平和垂直放置时的视物变形度，结果即水平、垂直视物变形度。

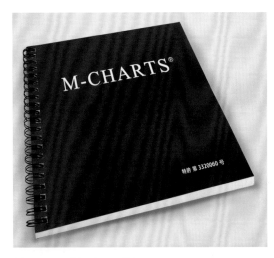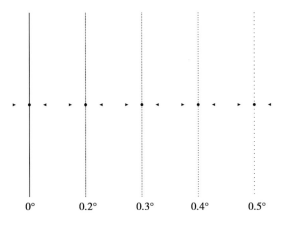

图 1-1-8　M-charts 表

第二节　治疗方法

一、玻璃体切除术

本书中黄斑疾病的玻璃体手术遵循以下原则：

1. 常规选择 23G 或 25G 微创玻璃体切割系统。

2. 做切口前，角膜上涂角膜上皮保护剂或黏弹剂。

3. 超过 50 岁的患者若合并屈光不正如远视、老视或高度近视及白内障患者，常规联合白内障手术及人工晶状体一期植入术。超高度近视者的年龄可适当放宽，并视具体需要预留一定的近视度数，而且需要考虑对侧眼的屈光平衡问题。

4. 我们出于对术中长时间较高的眼内灌注压可能带来视功能损害的考虑，常规将起始眼内灌注压设定为 15mmHg。对眼内压波动承受力较差的患者，特别是高龄老年人、全身状况差、合并青光眼及视神经缺血性病变等时，尤其需要注意术中视神经颜色和视网膜血管状态，尽量减少术中各种操作（如进出器械、气液态转换等）带来的眼压波动，控制眼压不超过 25mmHg。

5. 内界膜染色剂绝大多数病例使用吲哚青绿，个别病例使用亮蓝。

6. 我们近年治疗黄斑疾病时均联合内界膜剥除，一般选择常规术式，但难治性黄斑裂孔选择翻转覆盖术式，黄斑劈裂可选择保留中心凹内界膜术式。

7. 眼内填充物　视病情和术中具体情况选择填充物。原则上，黄斑前膜、玻璃体黄斑牵拉在手术结束时一般不做气液交换；较明显的玻璃体黄斑牵拉、特发性黄斑裂孔、有中心凹视网膜局限脱离、黄斑劈裂程度较轻及视网膜脉络膜萎缩不严重的高度近视黄斑裂孔等病例一般选择过滤空气填充,少数病例需要补气,方法将在第二章中介绍;长效气体由于供应问题近年没有使用;高度近视黄斑劈裂范围大且视网膜僵硬、高度近视黄斑裂孔性视网膜脱离时一般考虑硅油填充。

二、激光治疗

本书中黄斑疾病的激光治疗包括全量或半量光动力疗法(photon dynamic therapy,PDT)和微脉冲激光治疗。

1. PDT　指使用具有光化学作用的光激活光敏剂(维替泊芬),通常以激光激活光敏剂,在靶组织上产生热效应从而达到治疗疾病的目的。临床上主要用于治疗新生血管相关黄斑疾病和中心性浆液性脉络膜视网膜病变,对后者的治疗机制并不完全清楚。全量PDT具体方法:按体表面积(6mg/m²)计算维替泊芬的剂量,使用689nm半导体激光治疗FFA和ICGA显示的渗漏区,参数:600mw/cm²光照强度、50J/cm²光照能量、83s照射时间,光斑直径比病灶直径扩大1mm。半剂量PDT的维替泊芬剂量按3mg/m²计算,其余同全量PDT,临床上常用于治疗中心性浆液性脉络膜视网膜病变。PDT可有视网膜色素上皮层萎缩、脉络膜缺血继发新生血管等并发症,有证据显示半剂量PDT更安全。

2. 微脉冲激光　这是一种短促高频的重复脉冲激光,可将激光产生的热能播散限制到最小程度,与传统热效应光凝治疗相比,由于无可视光斑,视功能损害很小,可用于黄斑区病变的治疗。目前在糖尿病性黄斑水肿、视网膜静脉阻塞伴发黄斑水肿以及中心性浆液性脉络膜视网膜病变上均有临床应用。本书中涉及在中心性浆液性脉络膜视网膜病变中的应用,治疗使用577nm半导体激光机,先设置于连续波激光及单点模式,光斑直径200μm,曝光时间0.2s,初始功率50mW,测出刚好使视网膜发白的阈能量,然后转换成微脉冲及多点模式,对FFA和ICGA显示的渗漏区做覆盖性光凝,尽量回避中心凹。微脉冲激光治疗的难点在于因光凝斑不可见而无法即时评判激光能量是否足够。

三、药物治疗

本书中黄斑疾病的药物治疗主要是抗血管内皮生长因子(vascular endothelial growth factor,VEGF)治疗,药物包括雷珠单抗和康柏西普。目前抗VEGF药物玻璃体腔注射主要用于治疗眼内新生血管相关疾病、糖尿病视网膜病变及视网膜静脉阻塞继发黄斑水肿、息肉样脉络膜血管病变及早产儿视网膜病变等多种眼底疾病,还可作为新生血管活跃的增生性糖尿病视网膜病变(proliferative diabetic retinopathy,PDR)玻璃体手术前辅助用药,以降低手术难度并提高疗效。经过多年实践临床上已形成一些共识,如对于黄斑区新生血管,抗VEGF治疗可作为首选治疗;对糖尿病性黄斑水肿及视网膜静脉阻塞继发黄斑水肿,抗VEGF治疗均可作为首选治疗;抗VEGF治疗对息肉样脉络膜血管病变疗效有限,但可作为辅助治疗与 PDT 联合提高疗效。但黄斑疾病众多,且多数发病机制不完全清楚,因此抗 VEGF 治疗也存在进一步探索空间。抗 VEGF 治疗的主要缺点是价格昂贵,需要重复治疗才能维持疗效。

在治疗方案上,对于湿性 AMD、息肉状脉络膜血管病变(polypoidal choroidal vasculopathy,PCV)、糖尿病性黄斑水肿、视网膜静脉阻塞继发黄斑水肿等黄斑疾病,根据临床治疗指南主要遵循"3+PRN"治疗方案(每月 1 次,连续 3 个月的抗 VEGF 初始治疗,再次治疗依据每月临床随访按需选择);其他黄斑疾病,根据患者的具体病情及经济状况等有所变化,基本采用"1+PRN"治疗方案(初始化抗 VEGF 治疗 1 次,以后每月随访按需治疗)。详见后续章节。

第二章 黄斑疾病微创玻璃体手术病例展示

第一节 黄斑裂孔

黄斑裂孔（macular hole，MH）指发生在黄斑区的视网膜裂孔，为各种原因造成黄斑区视网膜组织的缺损，在视网膜内界膜至感光细胞层发生组织缺损，形成裂孔。根据黄斑裂孔的形态又可分为全层黄斑裂孔、板层黄斑裂孔（lamellar macular hole，LMH），临床上通常所说的黄斑裂孔，主要是指黄斑全层裂孔，黄斑区视网膜神经感觉层的全层组织缺损。按病因可分为特发性、继发性、高度近视性、外伤性 MH。其中特发性黄斑裂孔（idiopathic MH，IMH）最常见，多发生于 50 岁以上健康女性，女性发病率是男性 2 倍；单眼发病多见。OCT 通过横断面扫描可清晰显示 MH 的形态特征并量化评估，成为诊断 MH 的金标准；其高分辨率图像也直观揭示了玻璃体对中心凹的切线牵拉力与 IMH 发病之间的关系；OCT 形态学参数也被用于评估视力预后，如 MH 最小直径、基底最大直径及最大高度、MH 指数、MH 形成因子、MH 牵拉指数等。

Gass 将 IMH 分为四期：I 期先兆 MH，II 期小裂孔（<400μm），III 期大裂孔（≥ 400μm），IV 期全层裂孔伴玻璃体后脱离（posterior vitreous detachment，PVD）。国际玻璃体黄斑牵拉研究基于 OCT 特征对玻璃体黄斑界面疾病进行了新的定义与分期：根据有无 PVD 将 MH 分为原发性与继发性；依据裂孔水平直径分为小 MH（≤ 250μm），中 MH（250~400μm），大 MH（>400μm）及全层 MH 伴或不伴玻璃体黄斑牵拉（vitreomacular traction，VMT）。

I 期 MH 由于可能自闭，手术治疗应慎重，II ～ IV 期 MH 应尽早手术治疗，目前临床上最常用微创玻璃体切除术联合内界膜（internal limiting membrane，ILM）剥除，为避免剥膜损伤，对 ILM 的处理新方式也不断涌现，如 ILM 翻转覆盖术、保留中心凹 ILM 的剥除术、自体 ILM 移植术等，使得术后解剖复位率显著提高，甚至可达 90%～95%。除此之外，药物玻璃体溶解术对 IMH 的预防和治疗作用受到关注。IMH 疗效评估中微视野、视物变形度及对比敏感度等视功能指标也受到更多关注。

一、特发性黄斑裂孔

病例1　Ⅰ期特发性黄斑裂孔,行玻璃体切除联合内界膜剥除

患者女,46 岁。
主诉:右眼视物变形 1 年余,加重 1 个月。
裸眼视力:OD 0.12,OS 0.1。
最佳矫正视力:OD −3.25DS/−0.5DC×90=0.9,OS −3.25DS=0.7。
眼轴:OD 25.70mm,OS 25.90mm。
视物变形度:OD 水平、垂直均为 0.3°。
主要诊断:右眼 Ⅰ 期 IMH(Gass 分期),伴有 VMT。

术前微视野联合多模影像检查,见图 2-1-1。

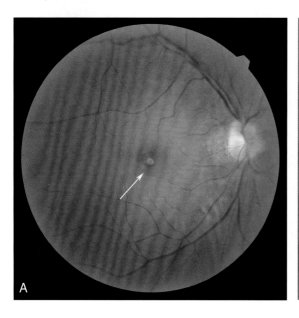
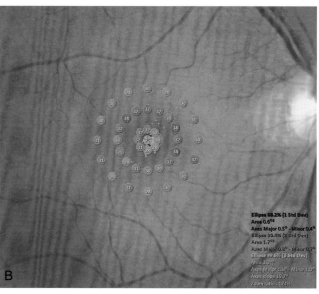

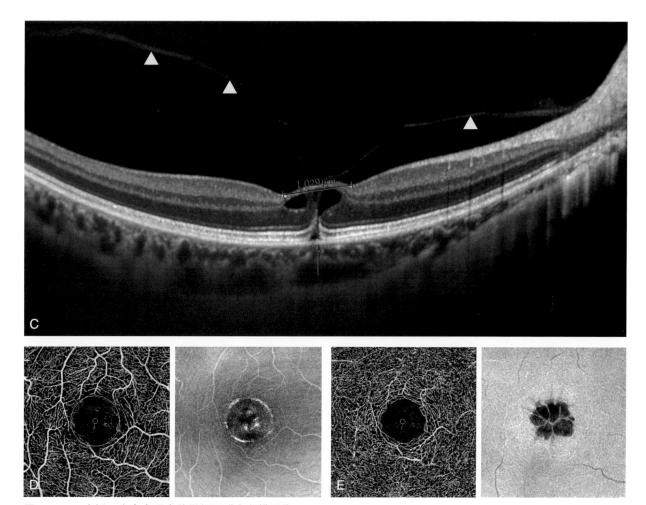

图 2-1-1　病例 1 患者右眼术前微视野联合多模影像

A. 彩色眼底照相：黄斑中心凹可见细小 1/10 PD 圆形红色病灶（白色箭头）；

B. 微视野数字图：黄斑中心 10° 范围平均视网膜光敏感度（mean retinal light sensitivity，MS）30.6dB，中心固视，固视稳定；

C. OCT：中心凹形态消失，可见与黄斑中心相连的高反射条带（黄色三角），视网膜内低反射囊腔形成，外层视网膜反射中断（红色箭头）；

D、E. OCTA：视网膜浅层、深层毛细血管层未见明显异常血流信号，黄斑无血管区（foveal avascular zone，FAZ）面积增加，深层毛细血管层 En face 可见花瓣状低反射与 OCT B-scan 中视网膜囊腔相对应

　　治疗：玻璃体切除联合 ILM 剥除，术后复查：中心凹形态逐渐恢复，其下囊腔逐渐消失，外层视网膜结构恢复正常；随访最佳矫正视力（best corrected visual acuity，BCVA）提高至 1.0，视物变形度降至 0°，黄斑中心 10°、20° 范围 MS 正常，见图 2-1-2。

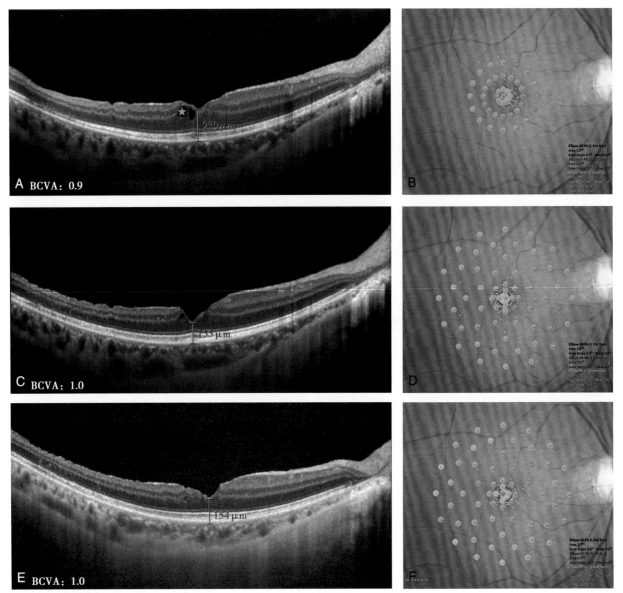

图 2-1-2　该患者术后随访 OCT 与微视野

A、C、E. OCT（术后 1、3、14 个月）：黄斑中心凹形态逐渐恢复，其下残留囊腔（绿色五星）逐渐消失，外层视网膜完整，中心凹处视网膜厚度（central foveal thickness，CFT）减低；

B、D、F. 微视野数字图（术后 1、3、14 个月）：10°、20° 范围 MS 轻度波动（分别为 29.0dB、26.9dB、29.2dB），中心固视，固视稳定

诊疗策略

本例为Ⅰ期 MH，临床上对这种病例的手术治疗较慎重，原因有两点：一是手术干预可能引起全层裂孔形成以及存在其他手术风险，二是 30%～50% 的患者可发生完全性 PVD 后先兆裂孔自发缓解。本例随访 1 年，近期诉视力影响加重，虽视力、微视野及视物变形度的检查结果显示影响并不严重，但患者诉明显影响生活，要求治疗，考虑 VMT 仍然存在，有进一步发展为全层孔的可能，遂予

以手术。术中严格注意不伤及跨越先兆孔的桥状视网膜组织,尽量围绕中心凹以向心性方向的力量剥除内界膜。术后中心凹解剖形态逐渐恢复正常,各项视功能指标在术前较好的基础上仍有改善。Ⅰ期IMH约有50%的可能发展为全层裂孔,预防性玻璃体手术能否预防全层MH的发生目前临床上尚无定论,因此通常较慎重,不过本例提示在充分评估手术干预风险后,熟练、安全的手术操作仍可带来中心凹形态、结构的恢复及视功能改善。

病例2　Ⅱ期特发性黄斑裂孔,行玻璃体切除联合内界膜剥除(一)

患者女,48岁。
主诉:左眼视物不清半年,右眼自幼弱视。
裸眼视力:OD 0.15,OS 0.15。
最佳矫正视力:OD +2.25DS/−1.25DC×180=0.30,OS−3.00DS/−0.50DC×55=0.70。
眼轴:OD 22.48mm,OS 24.67mm。
视物变形度:OS 水平 0.6°,垂直 0.8°。
主要诊断:左眼Ⅱ期IMH(Gass分期),IVTS分级为不伴VMT的小MH。

术前微视野联合多模影像检查,见图2-1-3。

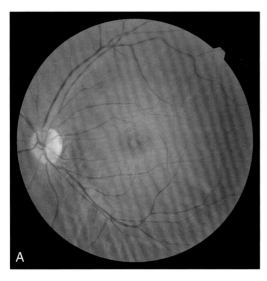
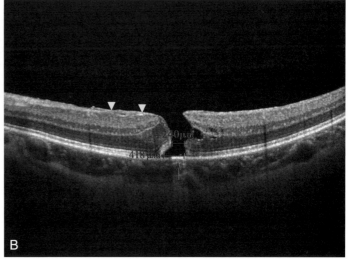

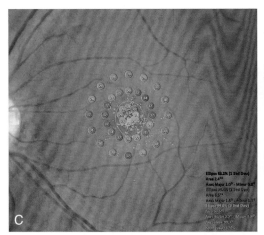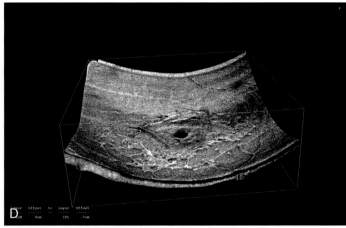

图 2-1-3　病例 2 患者左眼术前微视野联合多模影像

A. 彩色眼底照相:黄斑可见界限清晰 1/5PD 大小圆形裂孔;

B. OCT:黄斑中心凹视网膜神经感觉层缺损,裂孔最小直径 240μm,裂孔两侧视网膜增厚,视网膜表面高反射条带(黄色三角),视网膜层间可见囊腔样改变,RPE 表面存在点状高反射(红色箭头);

C. 微视野数字图:10° 范围 MS 29.4dB,2° 范围 MS 26.9dB,中心固视,固视稳定;

D. en face:视网膜前不规则片状高反射(白色箭头)

　　治疗:玻璃体切除联合 ILM 剥除加气液交换术,术后复查:裂孔闭合,中心凹形态部分恢复,视网膜内囊腔逐渐消失,外界膜(external limiting membrane,ELM)、椭圆体带(ellipsoid zone,EZ)反射连续性逐渐修复;BCVA 提高至 1.0,术后 17 个月视物变形度恢复正常,见图 2-1-4。

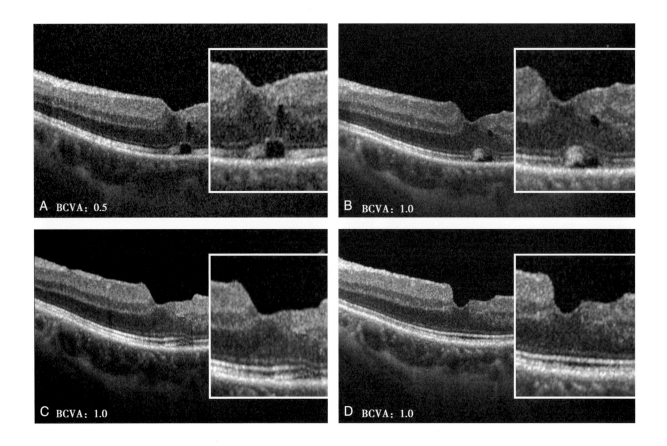

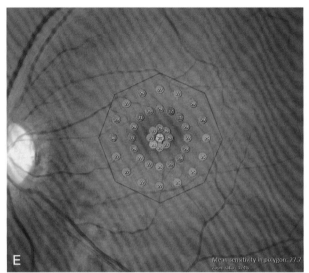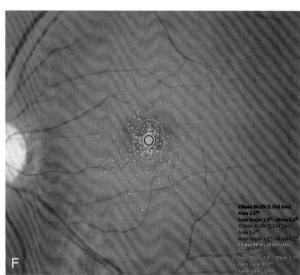

图 2-1-4　该患者术后随访 OCT 与微视野

A、B、C、D. OCT（术后第 4 天、1 个月、3.5 个月、17 个月）：黄斑裂孔闭合，中心凹形态形成，在随访中内层视网膜囊腔逐渐消失，ELM 和 EZ 反射连续性逐渐恢复；

E、F. 微视野数字图、固视图（术后 1 个月）：10° 范围 MS 27.7dB；2° 范围 MS 26.3dB，中心固视，固视稳定

病例 3　Ⅱ 期特发性黄斑裂孔，行玻璃体切除联合内界膜剥除（二）

患者女，45 岁。

主诉：左眼视物不清 10 天余。

裸眼视力：OD 0.1，OS 0.2。

最佳矫正视力：OD−9.00DS=0.30，OS−8.50DS/−1.00DC×165=0.20。

眼轴：OD 27.04mm，OS 26.70mm。

视物变形度：OS 水平、垂直均为 0.7°。

主要诊断：左眼 Ⅱ 期 IMH（Gass 分期），IVTS 分级为伴 VMT 的中 MH。

术前微视野联合眼底多模影像检查，见图 2-1-5。

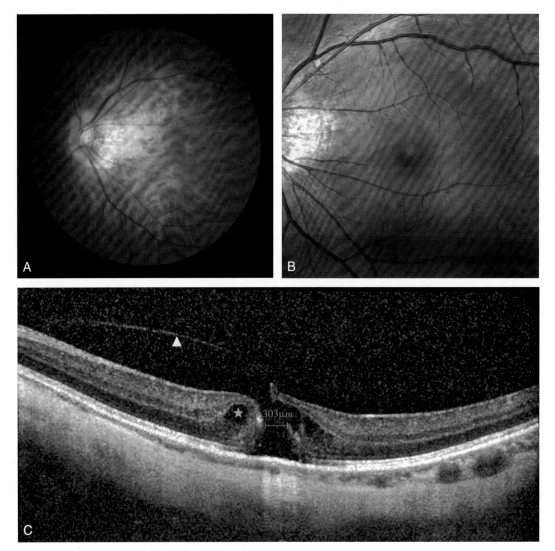

图 2-1-5　病例 3 患者左眼术前多模影像

A. 彩色眼底照相：豹纹状眼底改变，黄斑结构改变不明显；

B. 炫彩激光眼底成像：黄斑中心凹红色圆形裂孔显示清晰，大小约 1/4PD；

C. OCT：中心凹视网膜神经感觉层全层缺损，裂孔最小直径 303μm，可见玻璃体后皮质（黄色三角）牵拉
形成孔盖，两侧孔缘内可见低反射囊腔（绿色五星）

　　治疗：玻璃体切除联合 ILM 剥除加气液交换术，术后复查：裂孔闭合，ELM、EZ 连续性逐渐修
复；术后 8 个月时最佳矫正视力提高至 0.9，10° 范围 MS 增加至 30.8dB，视物变形度降至 0.2°，见
图 2-1-6。

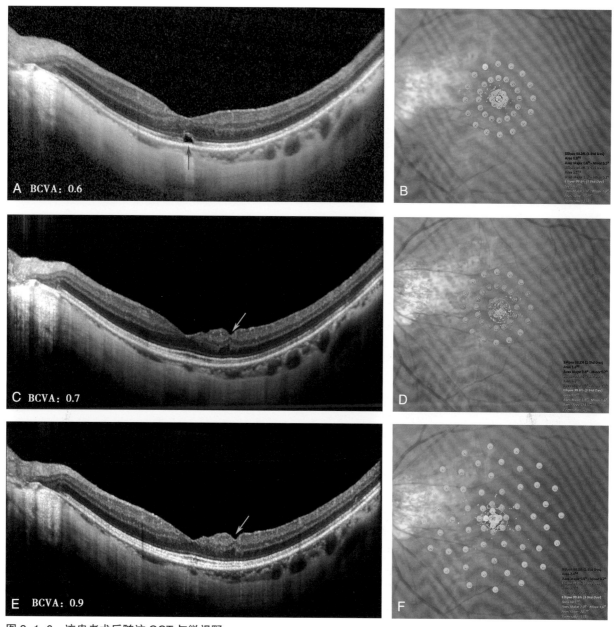

图 2-1-6　该患者术后随访 OCT 与微视野

A、C、E. OCT（术后 2 周、4 个月、8 个月）：裂孔闭合，术后 2 周 ELM 及 EZ 连续性中断（红色箭头），随访中连续性逐渐修复，中心凹颞侧神经纤维层可见一处小凹陷（绿色箭头）（此现象考虑与 ILM 剥除有关，相关知识点见 P140）；

B、D、F. 微视野数字图（术后 2 周、4 个月、8 个月）：10° 范围 MS 逐渐增加（25.1dB 至 30.8dB），中心固视，固视稳定

诊疗策略

根据 OCT 中裂孔最小直径,病例 2、病例 3 均为 Gass Ⅱ期 IMH,但 IVTS 分级则分别为小、中 MH。2 例微视野检查中均表现为术前黄斑中心 2° 范围 MS 轻度下降,未见绝对暗点,可能因裂孔直径小而致微视野检测点未与之完全对应,或因 OCT 不同扫描线上裂孔形态不一致,检测位点处的外层视网膜结构正常。2 例术后随访均展示了较典型的 Ⅱ期 IMH 术后恢复过程:术后早期(第 4 天)裂孔即可闭合,胶原细胞增生在裂孔上方建立起桥样连接,逐渐填充视网膜内的囊样空隙,ELM、EZ、嵌合体区(interdigitation zone,IZ)依次从内向外修复,外层视网膜结构修复常历时数个月甚至更长,同时视功能逐渐改善。

病例 3 中普通眼底彩照中豹纹状眼底易导致 MH 漏诊,炫彩激光眼底成像中裂孔清晰,OCT 可诊断并量化评估。此外,术后 4 个月 OCT 观察到的中心凹颞侧神经上皮层小凹陷,考虑为内界膜剥除后的并发症,即视网膜神经纤维层分离(dissociated optic nerve fiber layer,DONFL),仅见于剥除 ILM 术式后,发生率达 50%(详见第三章第三节 P140)。

病例 4   Ⅲ期特发性黄斑裂孔,行玻璃体切除联合内界膜剥除

患者女,62 岁。
主诉:左眼视物不清 3 年。
裸眼视力:OD 0.4,OS 0.12。
最佳矫正视力:OD +2.00DS/−0.25DC×100=1.0,OS 无提高。
眼轴:OD:23.50mm,OS:23.58mm。
视物变形度:OS 水平 0.8°,垂直 0.6°。
主要诊断:左眼 Ⅲ期 IMH(Gass 分期),IVTS 分级为伴 VMT 的大 MH。

术前微视野联合多模影像检查,见图 2-1-7。

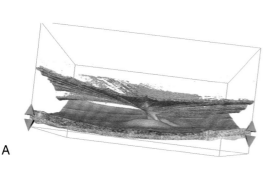

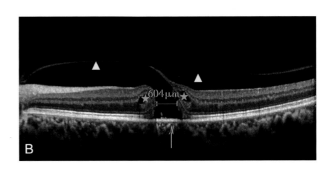

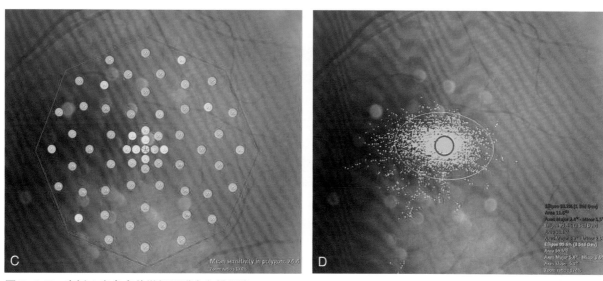

图 2-1-7　病例 4 患者术前微视野联合多模影像

A. OCT（3D 模式）：黄斑区视网膜表面与玻璃体后皮质之间条带状连接，视网膜表面隆起；

B. OCT：黄斑中心凹形态消失，可见玻璃体腔条带状高反射（黄色三角），中心凹视网膜神经感觉层缺损，裂孔最小直径 604μm，裂孔两侧视网膜内低反射囊腔（绿色五星），RPE 表面见点状高反射（红色箭头）；

C、D. 微视野数字图、固视图：20° 范围 MS 24.4dB，2° 范围 MS 15.4dB，中心固视，固视不稳定

　　治疗：玻璃体切除联合 ILM 剥除加气液交换术，术后复查：裂孔闭合，中心凹形态恢复，两侧孔缘内囊腔消失，外层视网膜结构逐渐修复；术后 8 个月最佳矫正视力提高至 0.9，视物变形度降至垂直、水平均 0.3°，黄斑中心 20° 及 2° 范围 MS 提高，固视稳定性改善，见图 2-1-8。

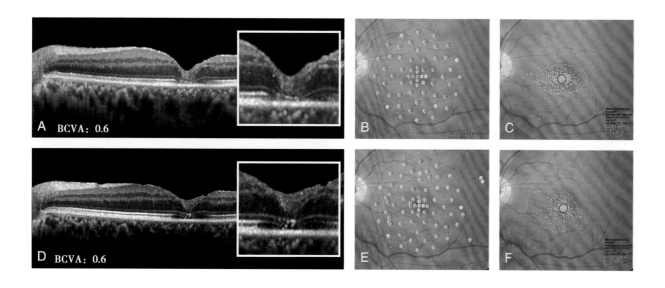

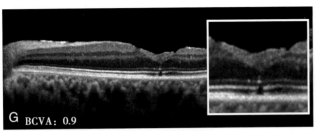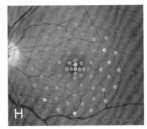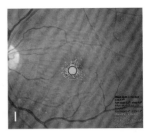

图 2-1-8　该患者术后随访 OCT 与微视野

A、D、G. OCT(术后 1、3、8 个月):黄斑裂孔闭合,中心凹形态形成,内层结构部分紊乱,外层视网膜断裂处反射逐渐恢复;8 个月时 ELM 连续,仅存中心凹下 EZ、IZ 点状缺损;

B、E、H. 微视野数字图(术后 1、3、8 个月):20° 及 2° 范围 MS 增加(22.4dB 至 25.4dB、15.4dB 至 22.6dB);

C、F、I. 微视野固视图(术后 1、3、8 个月):中心固视,固视由不稳定过渡为相对不稳定,稳定性有所改善[68.2% 双曲椭圆面积(bivariate contour ellipse area,BCEA):21.1$^{°2}$ 至 3.2$^{°2}$]

病例 5　IV 期特发性黄斑裂孔,行玻璃体切除联合内界膜剥除(一)

患者女,57 岁。

主诉:左眼视物模糊逐渐加重伴视物变形 3 个月。

裸眼视力:OD 0.8,OS 0.1。

最佳矫正视力:OD PL/−0.50DC×65=1.0,OS +0.75DS/−1.00DC×110=0.1。

眼轴:OD:23.04mm,OS:22.95mm。

视物变形度:OS 水平、垂直均为 0.5°。

主要诊断:左眼 IV 期 IMH(Gass 分期),IVTS 分级为不伴 VMT 的大 MH。

术前影像检查,见图 2-1-9。

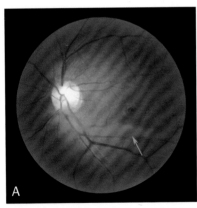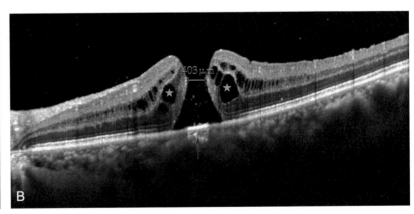

图 2-1-9　病例 5 患者左眼术前多模影像

A. 彩色眼底照相:黄斑可见圆形裂孔,黄斑下方可见条形玻璃体混浊(绿色箭头);

B. OCT:黄斑中心凹视网膜神经感觉层缺损,裂孔最小直径 403μm,裂孔旁内层视网膜多个低反射囊腔(绿色五星),RPE 表面短簇状高反射(红色箭头)

　　治疗:玻璃体切除联合 ILM 剥除加气液交换术,术后复查:裂孔闭合,中心凹形态部分恢复,裂孔两侧视网膜内囊腔消失,随访中局限性隆起的 EZ 和 IZ 逐渐平伏;BCVA 提高至 1.0,中心固视,固视稳定,视物变形度恢复至 0°,见图 2-1-10。

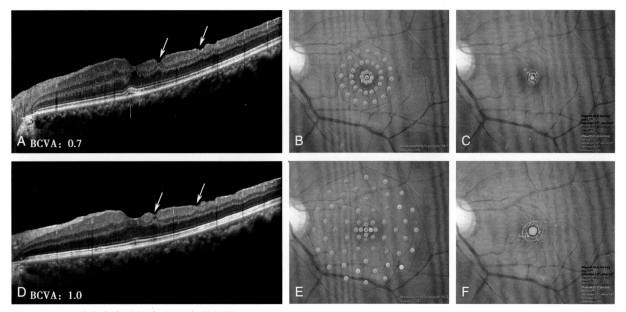

图 2-1-10　该患者术后随访 OCT 与微视野

A、D. OCT(术后 10、14 个月):黄斑中心凹形态形成,EZ、IZ 局限性隆起(红色箭头),随访中逐渐平伏;黄斑颞侧可见两处神经纤维层凹陷(白色箭头);

B、C、E、F. 微视野数字图、固视图(术后 10、14 个月):10° 范围 MS 轻度下降(28.3dB 至 25.3dB),中心固视,固视稳定

病例 6　Ⅳ期特发性黄斑裂孔 , 行玻璃体切除联合内界膜剥除 (二)

　　患者女,57 岁。

　　主诉·左眼视物模糊伴中心暗点 2 年,加重半年。

　　裸眼视力:OD 0.4,OS FC/50cm。

　　最佳矫正视力:OD−0.75DS/−1.00DC×55=1.0,OS 矫正无提高。

　　眼轴:OD 23.70mm,OS 23.77mm。

　　视物变形度:OS 水平、垂直均为 1.0°。

　　主要诊断:左眼Ⅳ期 IMH (Gass 分期),IVTS 分级为不伴 VMT 大 MH。

　　术前微视野联合多模影像检查,见图 2-1-11。

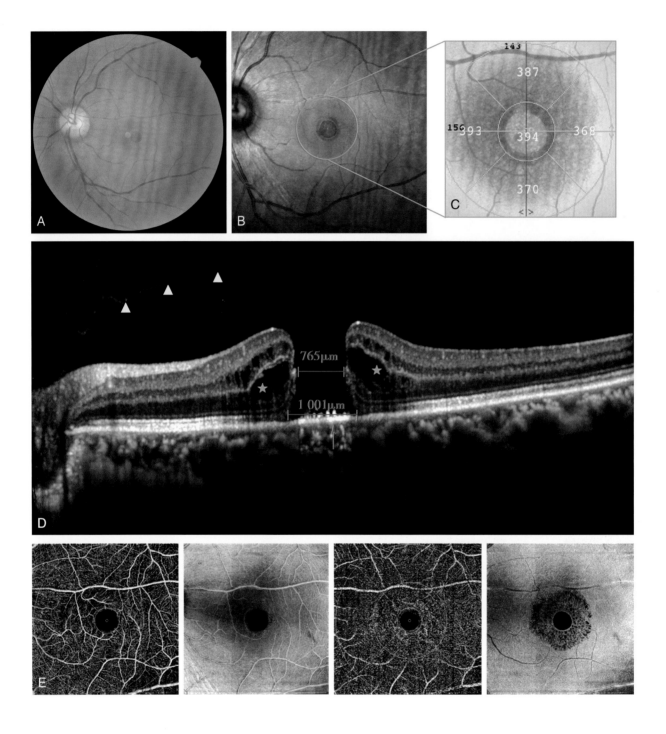

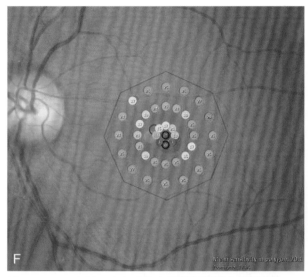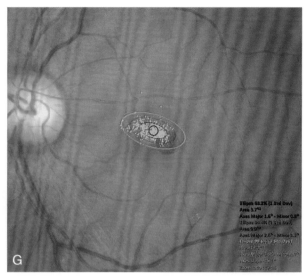

图 2-1-11　病例 6 患者术前左眼微视野联合多模影像

A. 彩色眼底照相:黄斑可见界限清晰 1/3PD 大小圆形红色病灶;

B. 炫彩激光眼底成像:黄斑裂孔显示清晰,孔周视网膜增厚呈现浅绿色环形外观(绿色圆圈);

C. OCTA 视网膜厚度图:对应裂孔周围视网膜厚度增加;

D. OCT:玻璃体后脱离(黄色三角),黄斑中心凹形态消失,中心凹视网膜神经感觉层全层缺损,裂孔最小直径 765μm,裂孔两侧视网膜内层可见囊腔样低反射(绿色五星),RPE 层可见颗粒状高反射(红色箭头);

E. OCTA:视网膜浅层及深层毛细血管层 FAZ 直径扩大;深层毛细血管层 En face 显示裂孔周围点状低反射与 OCT 视网膜层间囊腔样改变相对应;

F、G. 微视野数字图、固视图:10° 范围 MS 20.1dB,中央可见绝对暗点;固视点偏移至黄斑裂孔鼻上方,固视相对不稳定

　　治疗:玻璃体切除联合 ILM 剥除加气液交换术,术后复查:裂孔闭合,中心凹形态恢复,但外层视网膜结构修复缓慢;视力提高至 0.3,中心暗点消失,2° 范围 MS 明显改善,恢复中心固视,固视稳定性略有改善,视物变形度下降至 0.5°,见图 2-1-12。

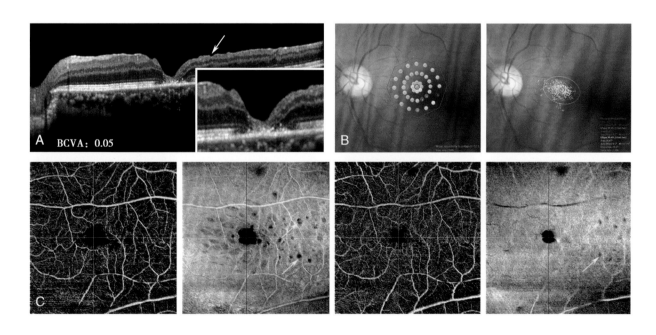

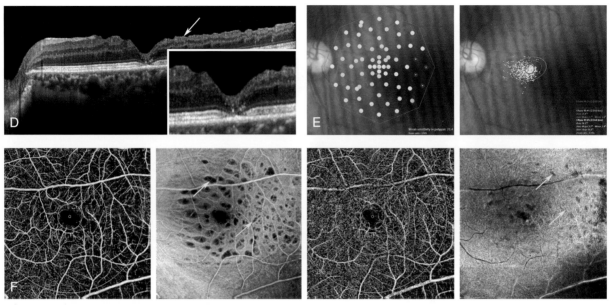

图 2-1-12　该患者术后随访微视野与多模影像

A、D. OCT（术后 1.5、14 个月）：黄斑中心凹形态形成，颞侧神经纤维层表面欠光滑（白色箭头），中心凹下 ELM-IZ 反射不连续范围逐渐减小，RPE 层可见颗粒状高反射；

C、F. OCTA（术后 1.5、14 个月）：视网膜浅层毛细血管层 FAZ 不规则，En face 中心凹旁点状不规则低反射，随访中增加（黄色箭头）（DONFL）；

B、E. 微视野数字图、固视图（术后 1.5、14 个月）：2° 范围 MS 显著增加（24.1dB、19dB），中心凹绝对暗点消失，20° 范围微视野检测中颞下方新增绝对暗点；恢复中心固视，固视相对不稳定，但略有改善（68.2%BCEA：7.1^{O2} 至 5.5^{O2}）

诊疗策略

　　病例 4、病例 5、病例 6 在 IVTS 分级上均属于大 MH（裂孔最小直径分别为 604μm、403μm、765μm），术后均观察到裂孔闭合，中心凹形态恢复，但术后视网膜结构与视功能恢复在不同病例中情况不相同。病例 4、病例 5 术后视力恢复较好（BCVA 分别提高至 0.9 与 1.0），病例 6 仅提高至 0.3，其原因可能是病程较长，表现为孔径大，裂孔底部 RPE 表面色素增生等，术后中心凹外层视网膜反射连续性中断未完全修复，导致中心视力提高有限。剥除 ILM 后发生视网膜神经纤维层分离（DONFL）并发症，也会影响视网膜光敏感度的恢复。

　　IMH 视力预后与多种因素有关：普遍认为裂孔越大，病程持续时间越长，发病年龄越大及基线视力越差，视力预后也越差，所以对 MH 主张尽早手术治疗，并且强调微创手术的理念；从术式方面看，联合 ILM 剥除有利于提高裂孔的闭合率，但易发生视网膜神经纤维层分离并发症，其对术后视功能的影响应予关注；另外，外层视网膜结构修复情况也与视力预后密切相关。

二、外伤性黄斑裂孔

病例 7　外伤性黄斑裂孔，自愈

患者男，69 岁。
主诉：右眼外伤后视物模糊 1 个月余。
裸眼视力：OD 0.6，OS 0.8。
最佳矫正视力：OD +1.25DS/−1.00DC×75=0.8，OS +2.00DS/−0.75DC×140=1.0。
主要诊断：右眼外伤性 MH。

右眼初诊 OCT 检查，见图 2-1-13。

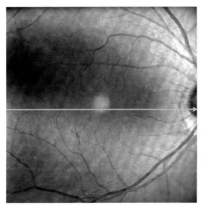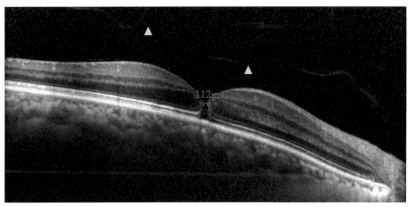

图 2-1-13　病例 7 初诊右眼 OCT
黄斑中心凹神经上皮层全层缺损，裂孔最小直径 112μm，玻璃体腔见条带状高反射（见黄色三角）

治疗：随访，6 周后复查 OCT，裂孔闭合，视网膜各层次反射清晰、连续，BCVA 恢复至 1.0，见图 2-1-14。

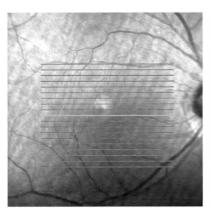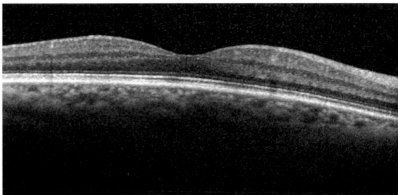

图 2-1-14　该患者随访 6 周后 OCT
OCT：黄斑裂孔闭合，中心凹形态基本恢复，视网膜各层反射连续

病例 8　外伤性黄斑裂孔,行玻璃体切除联合内界膜剥除

患者男,17 岁。

主诉:右眼被橡皮筋弹伤后视物模糊 1 个月余。

裸眼视力:OD 0.12,OS 1.0。

最佳矫正视力:OD 矫正无提高,OS-0.50DS=1.0。

眼轴:OD 22.79mm,OS 22.66mm。

主要诊断:右眼外伤性 MH。

术前多模影像检查,见图 2-1-15。

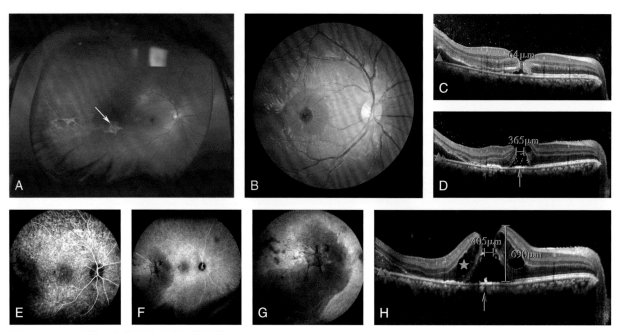

图 2-1-15　病例 8 患者右眼术前多模影像

A. 超广角眼底成像:黄斑颞侧可见白色片状病灶(白色箭头),颞侧周边视网膜可见不规则白色病灶及出血(红色箭头);

B. 彩色眼底照相:黄斑中心凹见约 1/4PD 裂孔,孔周视网膜呈灰白色约 2PD;

C、D、H. 术前 1 个月、2 周、1 天 OCT:黄斑中心凹形态消失,中心凹处视网膜神经感觉层缺损,裂孔直径逐步增大(64μm、365μm、405μm),黄斑区颞侧可见神经上皮层脱离(蓝色三角),其下中高反射;术前 1 天裂孔缘视网膜内囊腔样低反射增大(绿色五星),孔高增加至 690μm;RPE 层可见点状高反射(红色箭头);

E、F、G. ICGA:早期、晚期像可见黄斑颞侧片状弱荧光,其中可见脉络膜裂伤(绿色箭头)

治疗:玻璃体切除联合 ILM 剥除加气液交换术,术后复查:裂孔闭合,中心凹形态恢复,孔缘视网膜层间囊腔消失,见图 2-1-16。

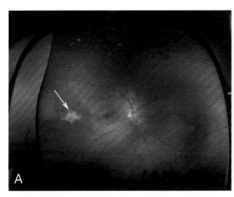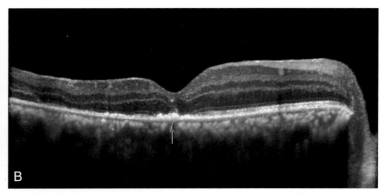

图 2-1-16　该患者术后 2 周多模影像

A. 超广角眼底成像:视网膜平伏,黄斑颞侧白色病灶(白色箭头);

B. OCT:裂孔闭合,中心凹形态基本恢复,中心凹下外层视网膜各层反射不连续,并见 RPE 不规则高反射(红色箭头)

诊疗策略

　　病例 7、病例 8 均为较小的外伤性 MH,其发生原因不同于 IMH,目前推测系致伤时外力冲击引起中心凹视网膜组织瞬间撕裂,随后扩大成圆孔。外伤性 MH 很可能在伤后 6 个月内自愈,因此对于小裂孔应随访观察,临床上对此已形成共识。病例 7 随访 6 周后复查裂孔已自发闭合,视力改善;病例 8 则在随访中出现裂孔扩大,孔缘抬高,裂孔两侧出现视网膜水肿且逐渐加重,因此给予手术治疗,术后裂孔闭合 2 周后最佳矫正视力提高至 0.2(此后失访)。玻璃体切除联合 ILM 剥除对外伤性 MH 同样有较好的疗效,对于小裂孔随访中出现裂孔扩大,或大裂孔,或有眼后段外伤手术适应证时,应采取手术治疗。

三、板层黄斑裂孔

病例 9　板层黄斑裂孔无手术指征,随访(一)

　　患者女,56 岁。

　　主诉:左眼视物模糊半年余。

　　裸眼视力:OD:0.05,OS:0.02。

　　最佳矫正视力:OD-10.25DS/-2.50DC×85=0.70,OS-16.00DS/-1.75DC×90=0.80。

　　视物变形度:OU 垂直、水平均为 0°。

　　主要诊断:左眼板层黄斑裂孔(lamellar macular hole,LMH),视网膜前膜

　　双眼微视野联合多模影像检查见图 2-1-17。

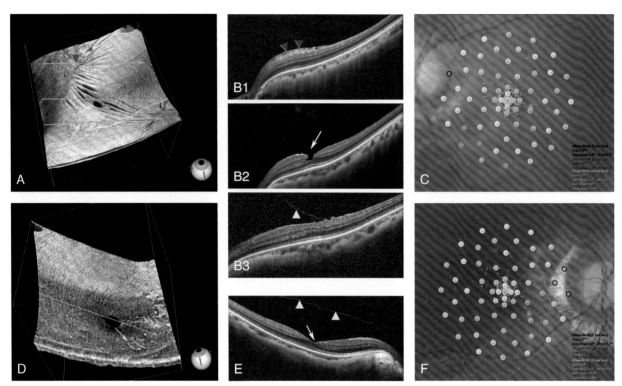

图 2-1-17　病例 9 患者双眼微视野联合多模影像

A~C 为左眼;D~F 为右眼

A. en face(左眼):视网膜表面可见黄斑旁切线方向皱褶,中心凹鼻上方疑似视网膜前膜(红色三角),与 B1 图对应,中心凹鼻下方玻璃体后皮质黏附(黄色箭头),与 B3 对应;

B1~B3. OCT(左眼):上方扫描线(B1)可见视网膜前高反射条带(红色三角),中心凹扫描线(B2)中心凹形态改变,鼻侧内层视网膜可见小裂痕(白色箭头),下方扫描线(B3)可见不完全 PVD(黄色三角);

C. 微视野数字图(左眼):20° 范围 MS 为 18.5dB,2° 范围 MS 为 20.2dB,中心未见暗点,视盘萎缩弧处绝对暗点,中心固视,固视稳定;

D. en face(右眼):内层视网膜表面可见小片状反射考虑玻璃体皮质残留(黄色箭头);

E. OCT(右眼):中心凹扫描线可见完全 PVD(黄色三角),中心凹形态轻度变形(白色箭头);

F. 微视野数字图(右眼):20° 范围 MS 20.5dB,视盘萎缩弧处绝对暗点,2° 范围 MS 为 15.4dB,中心固视,固视稳定。

治疗:随访。

病例 10　板层黄斑裂孔无手术指征,随访(二)

患者女,65 岁。

主诉:右眼视物模糊半个月余。

裸眼视力:OD:0.3,OS:0.5。

最佳矫正视力:OD +2.00DS/−1.00DC×50=0.8,OS +1.50DS/−0.75DC×140=0.9。

视物变形度:OD 垂直、水平均为 0°。

眼轴:OD:22.69mm,OS:22.72mm。

主要诊断:右眼 LMH。

右眼微视野联合多模影像检查,见图 2-1-18。

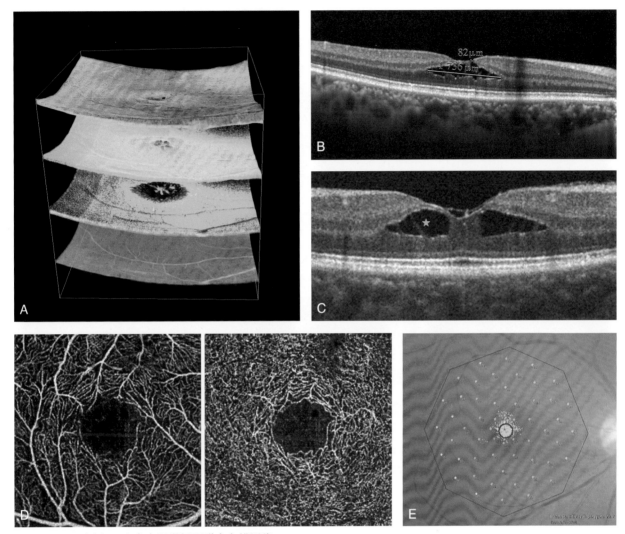

图 2-1-18   病例 10 患者右眼微视野联合多模影像

A. OCTA 3D (4 layers):内层视网膜不同分层可见黄斑中心凹类似花瓣状改变;

B、C. OCT:水平扫描视网膜层间劈裂,外核层(outer nuclear layer,ONL)与外丛状层(outer plexiform layer,OPL)分离,直径 1 736μm;垂直扫描中心凹形态存在,见低反射囊腔(绿色五星),外层视网膜结构完整;

D. OCTA:视网膜浅层、深层毛细血管层 FAZ 面积增大;

E. 微视野数字图:20° 范围 MS 22.7dB,2° 范围 MS 23.3dB,中心固视,固视稳定

治疗:随访。

病例 11 板层黄斑裂孔，行玻璃体切除联合内界膜剥除

患者女，46 岁。

主诉：左眼视物变形 1 年余，加重 2 个月余。

裸眼视力：OD 0.1，OS 0.1。

最佳矫正视力：OD-3.50DS=1.0，OS-3.00DS/-0.50DC×90=0.80。

眼轴：OD 25.62mm，OS 25.88mm。

视物变形度：OS 水平、垂直均为 0.5°。

主要诊断：左眼 LMH。

术前微视野联合多模影像检查，见图 2-1-19。

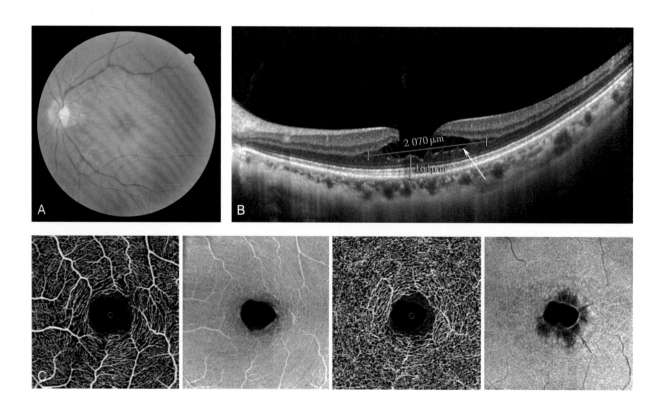

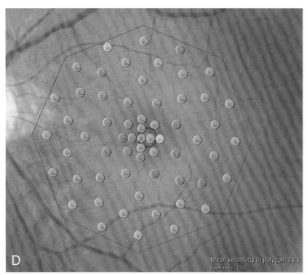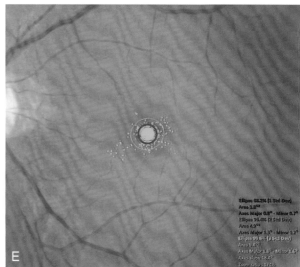

图 2-1-19　病例 11 患者左眼术前微视野联合多模影像

A. 彩色眼底照相:黄斑可见椭圆形红色病灶约 1/5PD;

B. OCT:黄斑中心凹边界抬高,ONL 与 OPL 分离呈现桥接样高反射外观(白色箭头),直径 2 070μm;

C. OCTA:FAZ 面积增加,深层毛细血管层 en face 图像可见不规则低反射环(红色箭头);

D、E. 微视野数字图及固视图:20° 范围 MS 28.3dB,2° 范围 MS 27.2dB;中心固视,固视稳定

　　治疗:玻璃体切除联合 ILM 剥除,术后复查:中心凹形态逐渐恢复,ONL、OPL 中的低反射空腔逐渐缩小;BCVA 略有提高至 0.9,视物变形度下降至水平、垂直均 0.2°,见图 2-1-20。

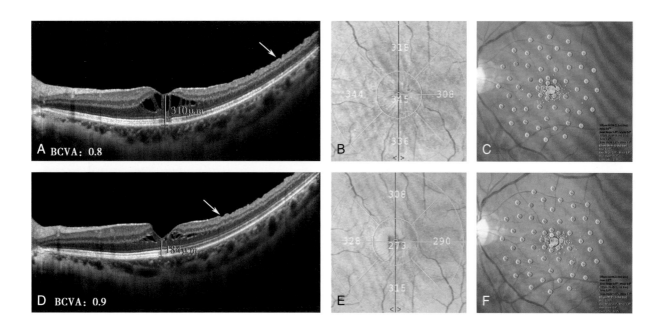

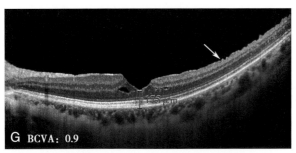
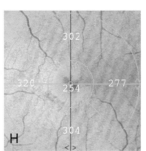
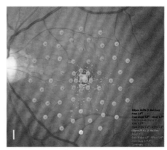

图 2-1-20　该患者术后随访微视野联合多模影像

A、D、G. OCT(术后 1、3、7 个月):黄斑中心凹形态形成,OPL 与 ONL 间的低反射空间及高反射桥接逐渐减低,颞侧视网膜神经纤维层表面不规则(白色箭头)(考虑为 DONFL);

B、E、H. OCTA(术后 1、3、7 个月):CFT 减低(345μm 至 254μm);

C、F、I. 微视野数字图(术后 1、3、7 个月):20° 范围 MS 稳定(27.5dB 至 26.6dB),中心固视,固视稳定

诊疗策略

根据裂孔形态,病例 9、病例 10、病例 11 均为 LMH。在病例 9 中,中心凹鼻上方的视网膜前膜增殖、收缩产生的切线牵拉力导致附近视网膜形成皱襞,同时这种黄斑区切线牵拉是导致本例 LMH 的最可能原因;对侧眼中黄斑区也观察到小片状残留玻璃体后皮质附着,不排除今后进一步增殖的可能性。自 OCT 引入黄斑部疾病诊断后,类似于病例 10 中的 LMH 就很容易与假性黄斑裂孔鉴别了,而且 3D-OCTA 图像与结构 OCT 图像结合分析,可迅速在脑海中构建出黄斑区较大范围视网膜劈裂的立体画面。

根据 OCT 影像学特点,LMH 可分为牵拉型和退行型,部分病例兼具两型特点。牵拉型的特点是中心凹处 ONL 与 OPL 分离,EZ 常完整,常伴有视网膜前膜或玻璃体牵拉;退行型以中心凹处视网膜内层低反射性空腔,EZ 缺损常见,相对牵拉型孔径较大,基底部较薄等为特点。病例 9 为发病早期,病例 10、病例 11 均为较典型的牵拉型 LMH。

LMH 是否需要手术干预存在争议,尤其是退行型 LMH。如果出现视力下降、视物变形加重,OCT 中 LMH 孔径扩大、黄斑中心视网膜厚度下降等征象,可选择手术治疗。目前最常采用手术方式是玻璃体切除联合 ILM 剥除,但填充物选择上仍有争议。3 例 LMH 中仅病例 11 在随访 1 年多后自觉视物变形加重,影响工作、生活,才采取手术治疗,术后中心凹形态恢复,劈裂复位,视力在较好的基础上仍略有改善,视物变形度检查结果改善,患者视觉症状术后缓解。

四、复发性黄斑裂孔

病例12　复发性黄斑裂孔,坐位气液交换复位

患者女,55岁。

主诉:右眼突发视力下降伴视物变形1个半月。

既往史:4年前因"右眼MH"行"玻璃体切除术联合剥膜术","双眼白内障术后"。

裸眼视力:OD 0.1,OS 0.25。

最佳矫正视力:OD−3.00DS/−0.75DC×175=0.15,OS−3.25DS/−1.00DC×120=0.80。

视物变形度:OD垂直、水平均为0.4°。

眼轴:OD 30.39mm,OS 30.73mm。

右眼术前OCT检查,见图2-1-21。

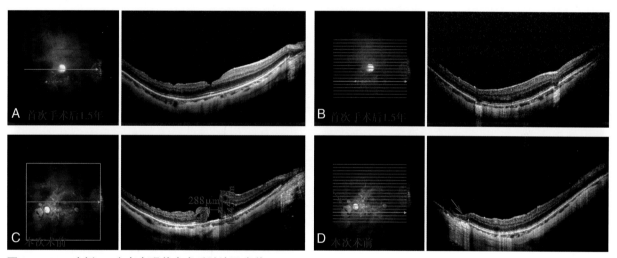

图2-1-21　病例12患者右眼首次术后随访及术前OCT

A、B. 第一次MH手术后1.5年,OCT:黄斑中心凹形态可;

C、D. 本次术前OCT(第一次MH手术后4年);黄斑全层裂孔直径288μm,裂孔边缘可见低反射囊腔,(下方扫描线)IR圆形高反射对应B-scan可见ELM-EZ层萎缩,视网膜神经上皮变薄(红色箭头)

治疗:右眼气液交换术

术后随访:裂孔闭合,中心凹形态恢复,外层视网膜反射恢复连续,见图2-1-22。

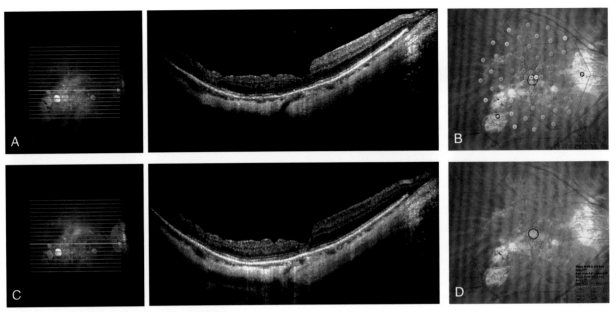

图 2-1-22　该患者术后随访 OCT 及微视野

A、C. OCT（术后 5 天、1.5 个月）：黄斑中心凹形态恢复，外层视网膜反射连续；

B、D. 微视野数字图、固视图（术后 5 天）：20° 范围 MS 23.3dB，中心固视，固视稳定

诊疗策略

本例为复发性 MH，于首次玻璃体手术后第 4 年复发，原因可能与患者的高度近视进展有关。考虑到患者为"水眼"且术前检查黄斑区无牵拉存在，选择坐位气液交换术。术后 5 天裂孔即闭合，且外层视网膜反射恢复连续，术后 1.5 个月视力提高至 0.6。

Tips

坐位气液交换术适用于：各种类型 MH 玻璃体切除术后未闭合、复发性 MH 及黄斑裂孔性视网膜脱离（macular hole retinal detachment，MHRD）；此外，PDR 手术后再出血、空气填充吸收快需要再补气等情形同样适用。选择本术式的前提是前次手术中玻璃体切除较完全，无玻璃体后皮质或视网膜前膜残余，无术后玻璃体视网膜增生性病变。本术式的优点在于操作简单、快捷、经济安全。操作要点：①取坐位，常规消毒铺巾。使用 5ml 注射器抽取无菌空气约 5ml，将 5ml 注射器针头更换成注气针头，距下方角膜缘 3.5 或 4mm 睫状体平坦部进针；②缓慢推注空气约 0.5ml 后，回抽玻璃体液约 0.5ml；③重复上述操作，直到置换出大部分玻璃体液，玻璃体液变少时，针头稍往外退，患者头位稍前倾。最后置换出玻璃体腔内液体近 5ml，变为气体填充状态。见示意图 2-1-23。

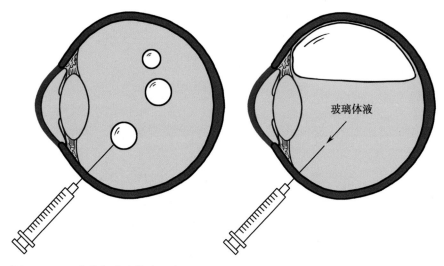

图 2-1-23　坐位气液交换术示意图

操作注意点：①确保注入空气无菌：滤芯过滤空气，或酒精灯烧烤注射器针头的管道部位（抽取的空气流经其中加热消毒）；②操作过程中避免眼压过度的波动；③适时调整头位和眼位，使得气液交换更充分。

第二节　黄斑前膜

视网膜前膜（epiretinal membranes，ERM）可发生于视网膜任何部位，位于黄斑及其附近的称为黄斑前膜。根据病因常分为特发性黄斑前膜（idiopathic epiretinal membrane，iERM）和继发性黄斑前膜。特发性黄斑前膜的确切发病原因和形成机制目前仍然不清，目前多数认为玻璃体后脱离引起的视网膜内界膜损伤导致来自其下方的视网膜胶质细胞和其他细胞迁移并在内界膜上增殖形成黄斑前膜。特发性黄斑前膜多见于 50 岁以上人群，随年龄增长发病率逐渐升高。早期视力影响不明显，随病变加重可出现视力下降、视物变形，OCT 是诊断金标准，通过玻璃体手术剥除黄斑前膜是有效的治疗手段，联合 ILM 剥除可能减少黄斑前膜复发率，但具体的手术指征尚无定论。

临床上基于 OCT 黄斑区形态特点对黄斑前膜分级或分类的方法较多，用于指导诊疗，但目前临床上尚未有共识，我们参考 Andrea 等的分期方法进行分期：1 期：黄斑前膜较薄且轻，黄斑中心凹存在；2 期：黄斑前膜伴外核层增宽，黄斑中心凹形态消失；3 期：黄斑前膜伴中心凹处内层视网膜结构异常；4 期：黄斑前膜较厚，中心凹处视网膜显著增厚，内层视网膜结构无法辨认，见图 2-2-1。

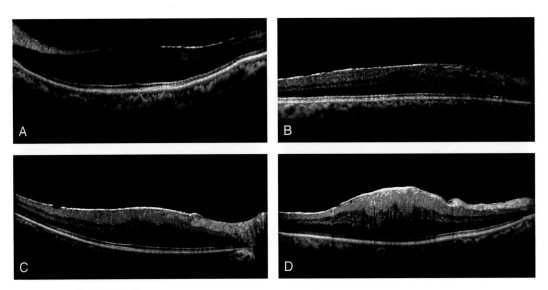

图 2-2-1　黄斑前膜分期
A、B、C、D 分别代表 1、2、3、4 期

一、特发性黄斑前膜

病例 13　特发性黄斑前膜 (2 期), 行玻璃体切除术联合剥膜

患者女, 67 岁。

主诉: 双眼视物不清 1 年。

裸眼视力: OD 0.15, OS 0.25。

最佳矫正视力: OD +2.50DS 插片无提高, OS +2.25DS/−2.00DC×115=0.50。

眼轴: OD 23.59mm, OS 23.42mm。

视物变形度: OD 水平 0.5°, 垂直 0.7°。

主要诊断: 右眼 iERM (2 期)。

术前微视野联合多模影像检查, 见图 2-2-2。

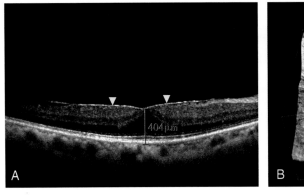
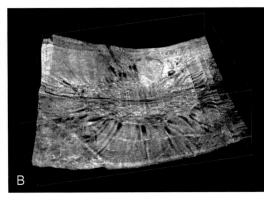

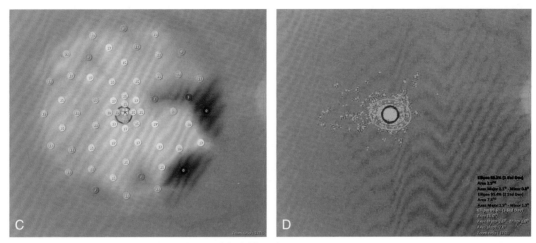

图 2-2-2　病例 13 患者右眼术前微视野联合多模影像

A. OCT：黄斑中心凹形态消失，黄斑区视网膜表面可见均一高反射条带（黄色三角），CFT 404μm，ONL 轻度增厚，外层视网膜反射连续；

B. en face：3D（layer1）成像显示视网膜表面可见圆形片状高反射，向心性皱缩；

C、D. 微视野数字图、固视图：20° 范围 MS 14.1dB；中心固视，固视稳定

　　治疗：玻璃体切除术联合剥膜，术后复查：中心凹形态开始出现，视网膜层间结构变清晰；视力提高至 0.8，20° 范围 MS 提高，固视稳定性改善，视物变形度降至垂直、水平均 0.3°，见图 2-2-3。

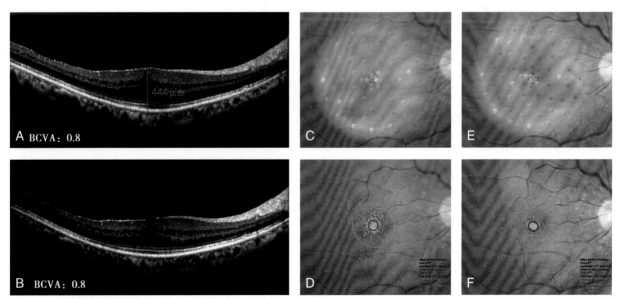

图 2-2-3　该患者术后随访 OCT 与微视野

A、B. OCT（术后 2、8 个月）：中心凹形态逐渐形成，层间结构清晰；

C、D、E、F. 微视野地形图、固视图（术后 2、8 个月）：20° 范围 MS 较前改善，有波动（23.4dB 至 21.8dB），中心固视，术后 2 个月固视相对不稳定，术后 8 个月恢复稳定

病例 14   特发性黄斑前膜(3 期),行玻璃体切除术联合剥膜

患者女,69 岁。

主诉:右眼视物不清伴视物变形 1 年。

裸眼视力:OD 0.2,OS 0.6。

最佳矫正视力:OD +1.50DS/−1.25DC×90=0.20,OS +3.00DS/−2.50DC×90=0.80。

眼轴:OD 22.41mm,OS 22.23mm。

视物变形度:OD 垂直 1.0°,水平 0.8°。

主要诊断:右眼 iERM(3 期)。

术前微视野联合多模影像检查,见图 2-2-4。

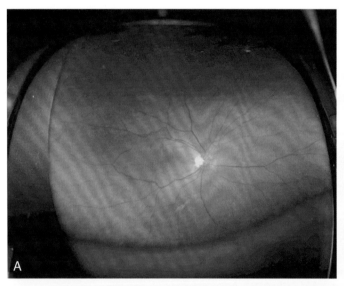
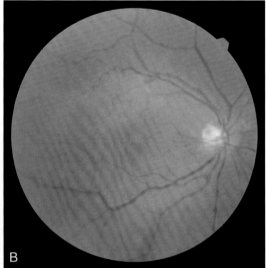
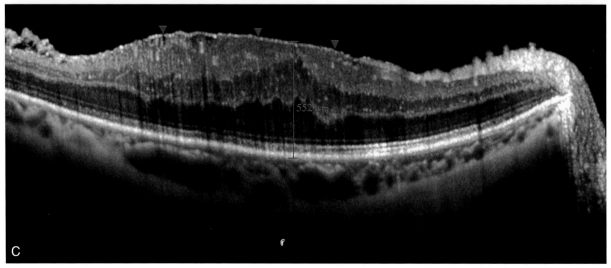

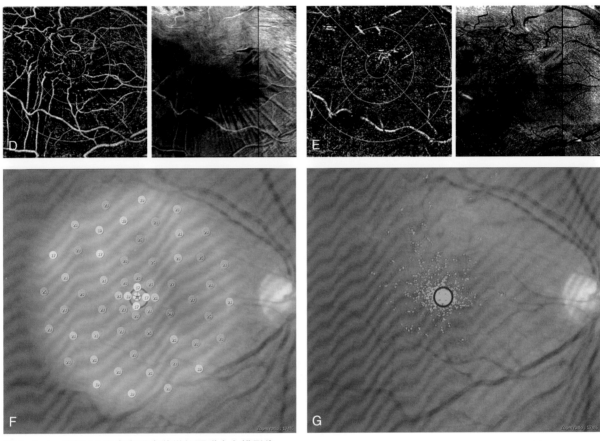

图 2-2-4 病例 14 患者右眼术前微视野联合多模影像

A. 超广角眼底成像:周边视网膜未见明显异常;

B. 彩色眼底照相:黄斑区可见灰白色前膜,形状不规则,黄斑区小血管向心收缩;

C. OCT:黄斑中心凹形态消失,黄斑区视网膜表面可见均一高反射条带(红色三角),内层视网膜增厚,部分内层结构不清,CFT 552μm;

D、E. OCTA:视网膜浅层毛细血管层 FAZ 明显减小,中心凹旁血管迂曲,en face 图像可见视网膜皱褶形成;

F、G. 微视野地形图、固视图:20° 范围 MS 21.9dB,2° 范围 MS 17.4dB,中心固视,固视稳定

　　治疗:玻璃体切除术联合剥膜,术后复查:中心凹处内层视网膜厚度下降、变形减轻,层间结构渐变清晰;BCVA 逐渐提高至 0.8,20° 及 2° 范围 MS 均有改善,视物变形度降至垂直、水平均 0.2°,见图 2-2-5。

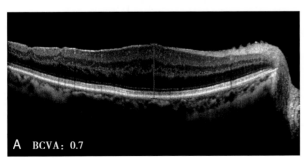
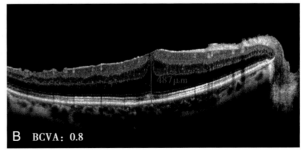

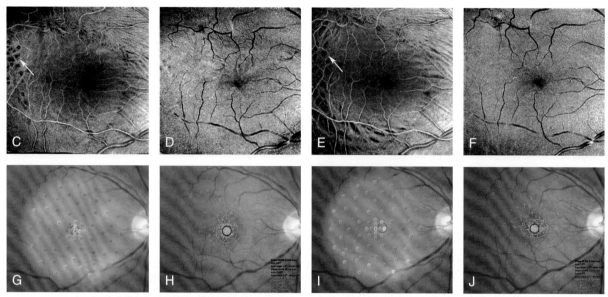

图 2-2-5　该患者术后随访微视野联合多模影像

A、B. OCT（术后 1、4 个月）：内层视网膜增厚及变形减轻，CFT 下降至 487μm；4 个月时，中心凹处视网膜内层结构较前清晰；

C、E. OCTA 浅层毛细血管层（术后 1、4 个月）：en face 图像可见颞侧点状低反射增加（白色箭头）（DONFL）；

D、F. OCTA 深层毛细血管层（术后 1、4 个月）：en face 无显著变化；

G、H、I、J. 微视野数字图、固视图（术后 1、6 个月）：20° 及 2° 范围 MS 提高（23.8dB 至 25.6dB、20.2dB 至 22.6dB），中心固视，固视稳定

病例 15　特发性黄斑前膜（4 期），行玻璃体切除术联合剥膜

患者女，43 岁。

主诉：左眼视物不清伴视物变形 3 年余

裸眼视力：OD 指数 /50cm，OS 指数 /10cm

最佳矫正视力：OD−7.75DS/−2.25 DC×15=1.0，OS−6.75DS/−2.00 DC×165=0.05

眼轴：OD 26.53mm，OS 26.02mm

视物变形度：OS 水平 1.5°，垂直 1.3°

主要诊断：左眼 iERM（4 期）

术前微视野联合多模影像检查，见图 2-2-6。

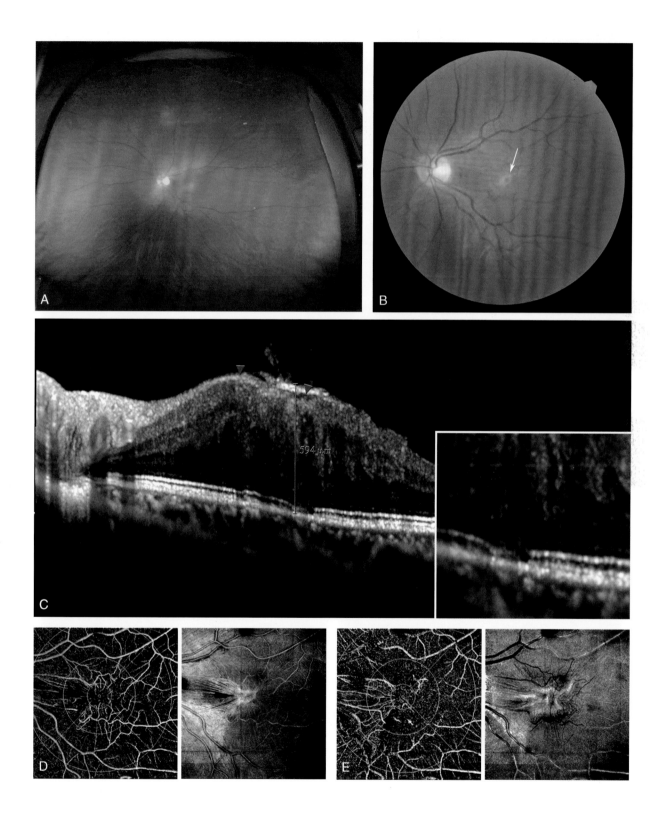

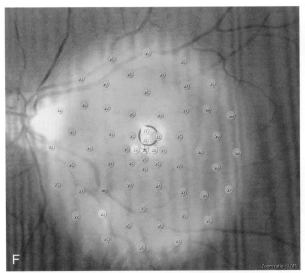
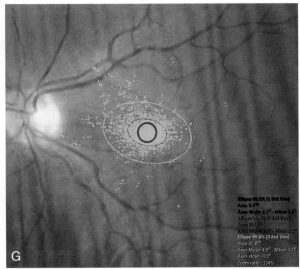

图 2-2-6　病例 15 患者左眼术前微视野联合多模影像

A、B. 超广角眼底成像、彩色眼底照相:黄斑区可见白色病灶(白色箭头)形状不规则,黄斑区血管扭曲;

C. OCT:黄斑区视网膜表面可见均一高反射条带(红色三角),CFT 594μm;视网膜内层结构紊乱、分辨不清,ELM、EZ 扭曲变形,IZ 中断(见放大框);

D、E. OCTA:视网膜浅层、深层毛细血管层 FAZ 范围缩小,中心凹旁血管迂曲;en face 图像可见视网膜皱褶形成;

F、G. 微视野地形图、固视图:20° 范围 MS 24.5dB,2° 范围 MS 19.0dB,固视点偏移至中心凹上方,固视不稳定

　　治疗:玻璃体切除术联合剥膜,术后复查:CFT 下降,但内层结构依然不清晰,ELM、EZ 扭曲变形仍存在,IZ 局限性缺失;BCVA 提高至 0.2,病灶区 MS 改善不明显,视物变形度无变化:水平 1.2°,垂直 1.0°,见图 2-2-7。

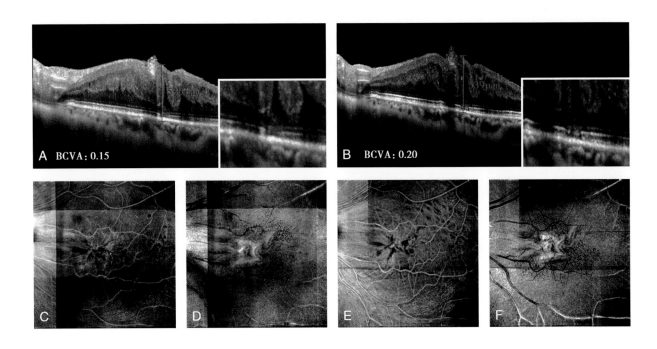

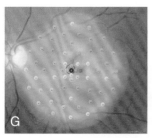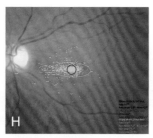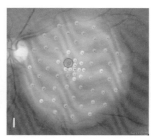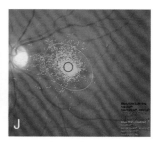

图 2-2-7　该患者术后随访视野联合多模影像

A、B. OCT（术后 1、6 个月）：CFT 轻度减低（530μm、539μm），内层视网膜皱褶，ELM 连续、EZ 扭曲变形，IZ 中断；

C、E. OCTA 浅层毛细血管层（术后 1、6 个月）：en face 图像可见视网膜皱褶改善，黄斑颞侧可见点状低反射（DONFL）；

D、F. OCTA 深层毛细血管层（术后 1、6 个月）：en face 图像显示不规则视网膜皱褶无明显改善；

G、H、I、J. 微视野地形图、固视图（术后 1、6 个月）：20° 范围 MS 增加（19.8dB 至 22.0dB），2° 范围 MS 增加显著（9.0dB 至 17.0dB），术后 1 个月时恢复中心固视，固视稳定性较术前改善，但术后 6 个月时固视再次不稳定（68.2%BCEA：4.0^{O2} 至 21.0^{O2}）

二、继发性黄斑前膜

病例 16　继发性黄斑前膜，行玻璃体切除术联合剥膜

患者女，53 岁

主诉："左眼视网膜裂孔"激光治疗 3 个月后视力模糊、视物变形。

裸眼视力：OD 0.8，OS 0.25。

最佳矫正视力：OD +0.50DS/−1.50DC×80=1.0，OS+0.75DS/1.25 DC×110=0.4。

眼轴：OD 23.70mm，OS 23.37mm。

视物变形度：OS 水平 0.8°，垂直 0.6°。

主要诊断：左眼继发性黄斑前膜。

术前微视野联合多模影像检查，见图 2-2-8。

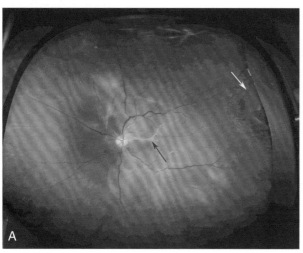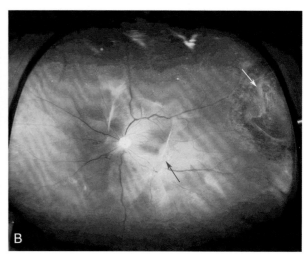

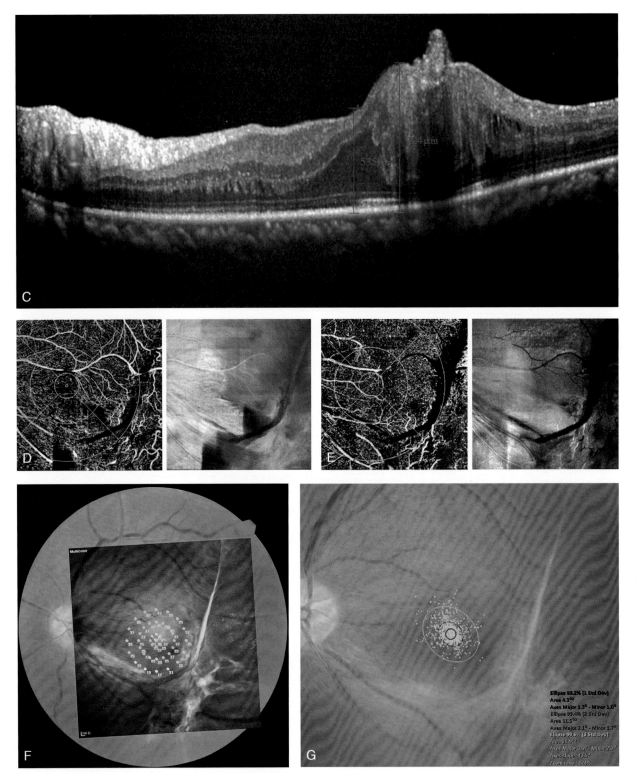

图 2-2-8　病例 16 患者左眼术前微视野联合多模影像

A、B. 超广角眼底成像(裂孔激光光凝后 8、12 周):黄斑区可见大片视网膜前膜,并成条状皱缩(红色箭头),血管迂曲,颞上方周边见大马蹄孔,裂孔后缘可见陈旧激光斑(白色箭头);

C. OCT:黄斑中心凹形态消失,黄斑颞侧视网膜表面可见高反射条带,内层结构紊乱、分辨不清,CFT 535μm,中心凹下外层视网膜尚完整,黄斑前膜所在位置视网膜厚度为 724μm;

D、E. OCTA:视网膜浅、深层毛细血管层中心凹上方血流信号呈现迂曲改变,下方伪影;en face 图像视网膜前膜皱褶形成,呈嵴样;

F、G. 微视野 overlay 图(微视野数字图 + 炫彩激光眼底成像)、固视图:10° 范围 MS 24.9dB,2° 范围 MS 25.0dB,中心凹下方光敏感度低于平均;中心固视,固视相对不稳定

　　治疗：玻璃体切除术联合剥膜，术后复查：中心凹视网膜厚度下降，内层视网膜结构较前清晰，OCTA 中视网膜浅、深层毛细血管层血流信号迂曲明显改善，en face 图像中原视网膜皱褶处平复；视力提高至 1.0，黄斑区 MS 改善，视物变形度下降为水平 0.2°，垂直 0.1°，见图 2-2-9。

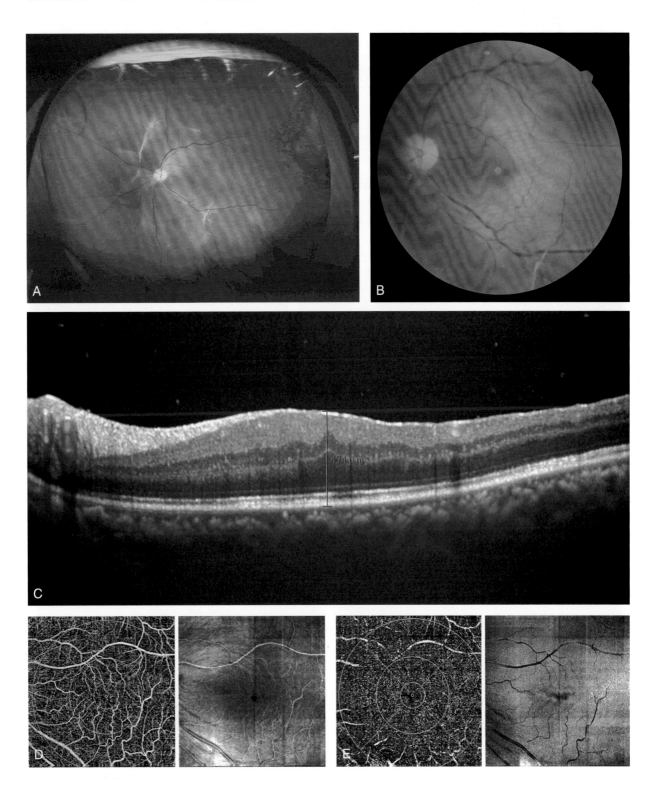

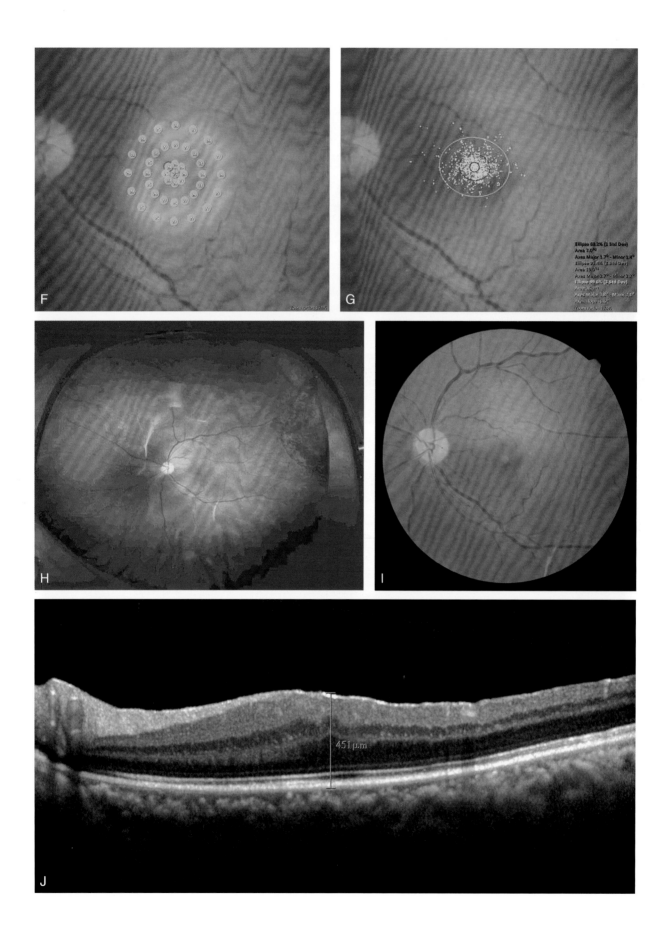

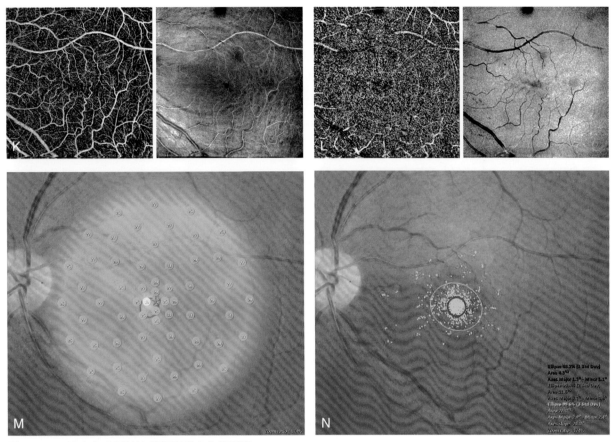

图 2-2-9 该患者术后随访微视野联合多模影像

A、H.超广角眼底成像(术后 1、3 个月):左眼周边视网膜平伏,视盘鼻上及颞下可见视网膜小皱褶;

B、I.彩色眼底照相(术后 1、3 个月):后极部视网膜平伏,颞下分支血管处可见小片视网膜皱褶;

C、J.OCT(术后 1、3 个月):较术前好转,中心凹颞侧视网膜恢复良好;

D、E、K、L.OCTA(术后 1、3 个月):视网膜浅、深层毛细血管层血流信号迂曲状态明显改善,en face 图像可见视网膜皱褶平伏;

F、G、M、N.微视野地形图、固视图(术后 1、3 个月):10°、20° 范围 MS 及 2° 范围中心 MS 均较术前改善(23.8dB 至 27.2dB,20.2dB 至 25.8dB),固视点位于黄斑中心凹,固视相对不稳定,随访中逐渐改善(68.2%BCEA:7.0$^{°2}$ 至 4.3$^{°2}$)

诊疗策略

　　黄斑前膜可从 1 期发展到 4 期,但通常发展较慢。病例 13、病例 14、病例 15 按照分期分别属于 2、3、4 期。对于 1 期,通常视力较好,视物变形不明显,建议观察;2 期如出现视力下降、视物变形影响工作、生活,建议手术治疗,消除或减轻黄斑前膜收缩、牵拉引起的黄斑水肿和血管扭曲,预防对光感受器细胞的进一步损害;3 期建议尽早手术治疗,仍可能取得较明显的视功能改善;4 期纤维组织增殖明显,长期牵拉导致黄斑区内层视网膜结构紊乱、甚至外层出现异常改变,术后外层视网膜结构通常难以完全修复,视力预后较差。

　　病例 16 属于继发性黄斑前膜,是视网膜脱离手术后继发增殖性玻璃体视网膜病变时的一种表现,尽早手术治疗可避免发生黄斑皱褶、裂孔及复发性视网膜脱离等严重并发症。

另外,我们观察到少数黄斑前膜患者随访中,随着术后视力明显改善反而诉视物变形更明显,而其视物变形度检查结果是好转的,影像学检查未见任何支持视物变形加重的诱因与因素,我们推测可能是因为较好的视力对视物变形更敏感所致,此情况术前谈话中有必要告诉患者及家属。随着随访时间延长,这种主诉慢慢消失。

第三节　玻璃体黄斑牵拉综合征

玻璃体黄斑牵拉综合征(vitreomacular traction syndrome,VMTS)好发于 60 岁以上老年人,绝经后女性多见,约 40% 的病例双眼受累。OCT 是诊断本病的金标准。少数病例可发生完全性 PVD 而自发松解,除此之外,玻璃体切除术是能够解除玻璃体黄斑牵拉的有效方法。近年药物性玻璃体溶解术也被用于临床治疗。

VMTS 分型无统一标准。有学者提出按附着范围分型,玻璃体黄斑牵拉(vitreomacular traction,VMT)附着范围最大直径 ≤ 1 500μm 归类为局灶性 VMT,而 >1 500μm 者归类为广泛 VMT;也有根据中心凹处玻璃体后皮质附着形态分型,分为 U、V、J 型。

部分 VMTS 可密切随访,一旦随访中观察到黄斑区结构形态与功能的新发异常或原有异常恶化,应积极手术治疗,松解牵拉,保护或恢复视功能。

一、局灶性玻璃体黄斑牵拉综合征

病例 17　局灶性玻璃体黄斑牵拉综合征,自发松解

患者女,45 岁。
主诉:左眼视物变形 2 天。
裸眼视力:OD 0.6,OS 1.0。
最佳矫正视力:OD +1.00DS/−1.75DC × 55=0.8,OS PL=1.0。
视物变形度:OS 垂直、水平均为 0.2°。
主要诊断:左眼 VMT。

治疗:随访,避免剧烈眼位改变。9 天后复查,点状粘连处玻璃体后皮质已脱离,形成 PVD,中心凹形态恢复正常,视网膜内囊腔消失,视物变形度恢复正常,初诊及复诊时左眼 OCT 检查,见图 2-3-1。

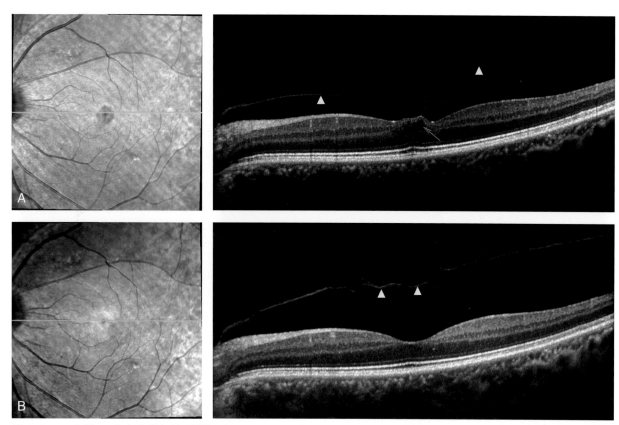

图 2-3-1　病例 17 患者左眼初诊、随访 OCT

A. OCT（初诊）：IR 可见黄斑中心圆形低反射区；B-scan 示黄斑中心凹玻璃体黄斑牵拉（黄色三角），中心凹形态改变，视网膜内圆形囊腔状低反射（见红色箭头）；

B. OCT（9 天后复诊）：IR 未见明显异常；B-scan 中心凹形态正常，囊腔样改变消失，玻璃体腔可见条带状高反射（黄色三角），玻璃体完全后脱离

病例 18　局灶性玻璃体黄斑牵拉综合征，行玻璃体切除联合内界膜剥除

患者女，46 岁。

主诉：右眼视物变形 1 年，加重 2 个月余。

裸眼视力：OD 0.08，OS 0.04。

最佳矫正视力：OD −1.75DS/−2.00DC×75=0.3，OS −2.50DS/−2.25DC×90=1.0。

眼轴：OD 24.47mm，OS 26.56mm。

视物变形度：OD 水平、垂直均为 0.8°。

主要诊断：右眼 VMTS，继发 LMH。

术前微视野联合多模影像检查，见图 2-3-2。

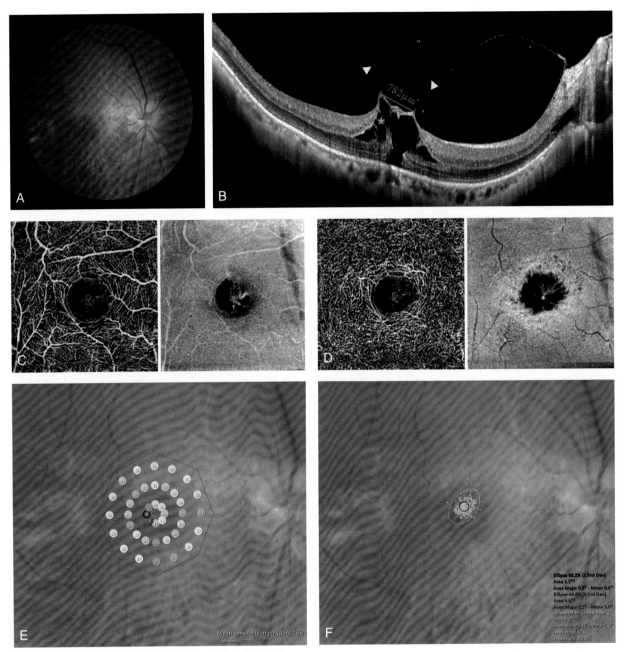

图 2-3-2 病例 18 患者右眼术前微视野联合多模影像

A. 彩色眼底照相：黄斑区可见圆形红色病灶，约 1/2PD；

B. OCT：玻璃体部分后脱离（黄色三角）玻璃体黄斑附着长度为 782μm，ONL 和 OPL 之间可见低反射囊腔（绿色五星），中心凹下外层视网膜反射不连续；

C、D. OCTA：视网膜浅层、深层毛细血管层 FAZ 面积增加，en face 可见孔周低反射，中心凹区见受牵拉的膜状结构，FAZ 区可见不规则反射带；

E、F. 微视野数字图、固视图：10° 范围 MS 约 16.7dB，2° 范围 MS 约 10dB，中心凹存在绝对暗点；中心固视，固视稳定

治疗：玻璃体切除联合 ILM 剥除，术后复查：玻璃体牵拉解除，黄斑中心凹形态恢复，中心凹外层视网膜结构逐渐修复；BCVA 提高至 0.6，10° 及 2° 范围 MS 均有明显改善，视物变形度恢复至垂直、水平均为 0°，见图 2-3-3。

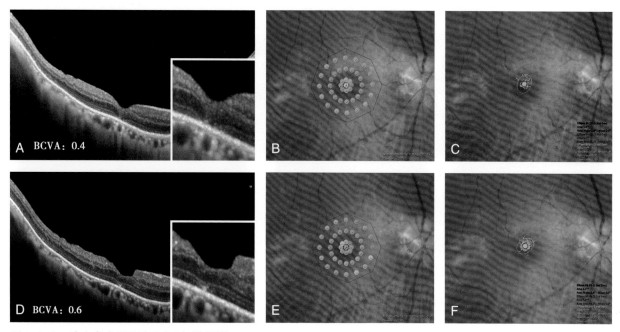

图 2-3-3　该患者术后随访 OCT 与微视野

A、D. OCT（术后 1、3 个月）：玻璃体牵拉解除，黄斑中心凹形态基本恢复，术后 1 个月时中心凹下外层视网膜反射尚不连续；3 个月时明显好转；

B、C、E、F. 微视野数字图、固视图（术后 1、3 个月）：10°、2° 范围 MS 均较术前增加（16.7dB 至 24.3dB，10dB 至 24.1dB），中心固视，固视稳定

二、广泛性玻璃体黄斑牵拉综合征

病例 19　广泛性玻璃体黄斑牵拉综合征，行玻璃体切除联合内界膜剥除

患者女，69 岁。

主诉：右眼视物变形 1 年余。

裸眼视力：OD 0.3，OS 0.5。

最佳矫正视力：OD 矫正无提高，OS +1.50DS/−0.50DC × 120=0.8。

眼轴：OD 22.66mm，OS 22.58mm。

视物变形度：OD 水平、垂直均 0.3°。

主要诊断：右眼 VMTS。

术前微视野联合多模影像检查，见图 2-3-4。

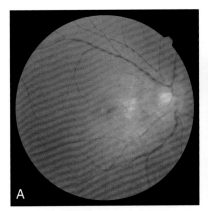
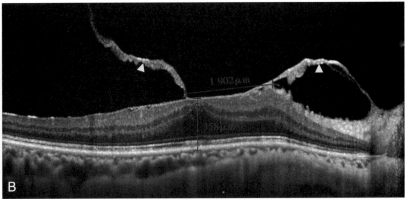
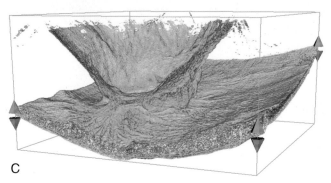
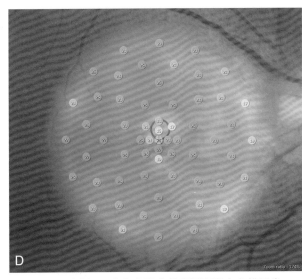
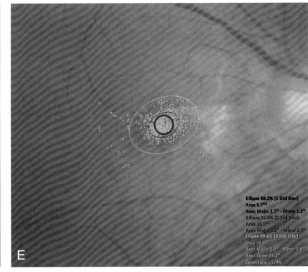

图 2-3-4　病例 19 患者右眼术前微视野联合多模影像

A. 彩色眼底照相:黄斑中心凹鼻侧隐约可见黄白色病灶;

B. OCT:视网膜表面可见条带状高反射(黄色三角),黄斑中心凹形态消失,玻璃体黄斑附着长度为 1 902μm,CFT 增加至 358μm,鼻侧内界膜部分损伤,被牵拉抬高,外层视网膜连续;

C. OCT(3D):视网膜玻璃体界面呈现皇冠状;

D、E. 微视野数字图、固视图:20° 及 2° 范围 MS 分别为 22.8dB、21.4dB;中心固视,固视相对不稳定

　　治疗:玻璃体切除术联合 ILM 剥除,术后复查:中心凹形态尚可,中心凹视网膜厚度下降,OCTA 中血管迂曲改善;BCVA 提高至 0.8,固视稳定性改善,视物变形度恢复至垂直及水平均为 0°,见图 2-3-5。

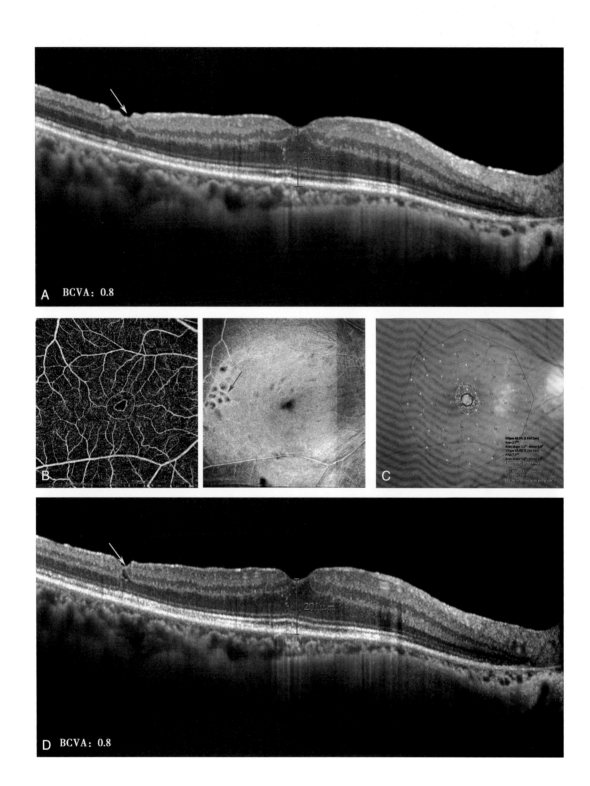

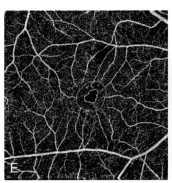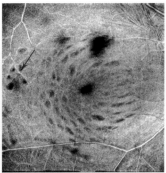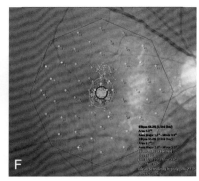

图 2-3-5　该患者术后随访微视野联合多模影像

A、D. OCT(术后 1、3 个月):黄斑中心凹形态出现,术后 1 个月,CFT 逐渐减低至 281μm,术后 3 个月,CFT 减低至 201μm,黄斑颞侧视网膜表面可见一小凹陷(黄色箭头);

B、E. OCTA(术后 1、3 个月):FAZ 不规则,中心凹旁血管迂曲改善,en face 可见黄斑旁点状低反射,逐渐增加(DONFL);

C、F. 微视野数字图(术后 1、3 个月):20° 及 2° 范围 MS 变化不明显(23.3dB 至 22.9dB;21.4dB 至 20.2dB),中心固视,固视于术后 3 个月稳定

诊疗策略

不完全 PVD 是 VMTS 发生的关键,局部玻璃体黄斑粘连(vitreomacular adhesion,VMA)为 PVD 发展过程中一过性阶段,本身无症状,也不引起可被识别的视网膜结构改变,但若粘连不随 PVD 发展而松解,便可引起一系列继发病变,形成 VMT。

临床报道 VMTS 自发缓解的发生率不高(约 20%),有报道粘连范围与自发缓解负相关;V 型 VMTS 更容易自发缓解;粘连角度(玻璃体后皮质界面与色素上皮层界面的夹角)与自发缓解正相关等。

病例 17 在起病后 11 天便观察到 VMT 自发缓解,可能与 VMT 呈 V 型并且仅点状粘连等有关,对于这类病例,可以密切随访,随访中如果粘连角度变大,更容易自发缓解。病例 18 中粘连长度为 782μm,病例 19 中更是达到 1 902μm,即便在手术中分离粘连也十分困难,根据我们以往的经验,这种病人自发缓解的可能性很小,应积极手术治疗。

第四节　黄斑劈裂

黄斑劈裂多见于高度近视黄斑劈裂(myopic foveoschisis,MF),还可见于先天性视网膜劈裂、视盘小凹、退行性视网膜劈裂等疾病,MF 有时需要与之鉴别。黄斑劈裂的 OCT 特点:视网膜神经上皮层间的裂隙样光学空间,其间有垂直或斜行的桥状或柱状光带。OCT 是诊断黄斑劈裂的金标准。

高度近视黄斑劈裂指近视引起黄斑中心凹视网膜劈裂,是高度近视视力损伤的主要原因之一。高度近视人群中的患病率可达 9%~20%。高度近视黄斑劈裂可以发生于视网膜多层次:外丛状层、内丛状层、神经节细胞层和神经纤维层。目前 MF 缺乏基于形态、功能特点的统一的分类标准,各种分类方法很多,本节中基于 OCT 特点将 MF 分为两种类型:A 型为单纯视网膜劈裂,不伴视网膜脱离,B 型伴中心凹视网膜局限或广泛脱离,A 型可进展至 B 型。

治疗包括后巩膜加固术,长效气体眼内填充及玻璃体手术等,其中玻璃体切除术联合 ILM 剥除是目前临床上应用最多的有效方法,但在手术时机、是否剥除 ILM、是否长效气体填充等方面都仍有不同意见。

一、高度近视黄斑劈裂

病例 20　高度近视黄斑劈裂 A 型,随访

患者女,45 岁。
主诉:双眼视物疲劳半年。
裸眼视力:OD 0.1,OS 0.05。
最佳矫正视力:OD−7.50DS/−1.75DC×80=1.0,OS:−9.00DS/−1.50DC×95=0.80。
眼轴:OD 27.13mm,OS:28.33mm。
主要诊断:右眼 MF。

右眼微视野联合多模影像检查,见图 2-4-1。

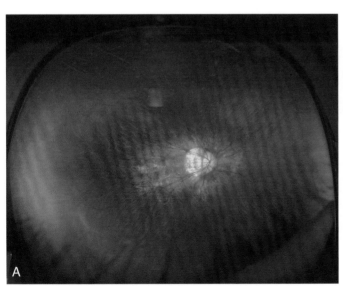
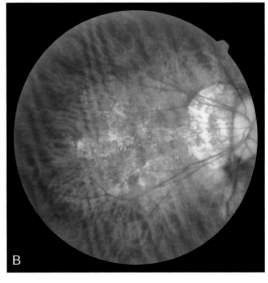

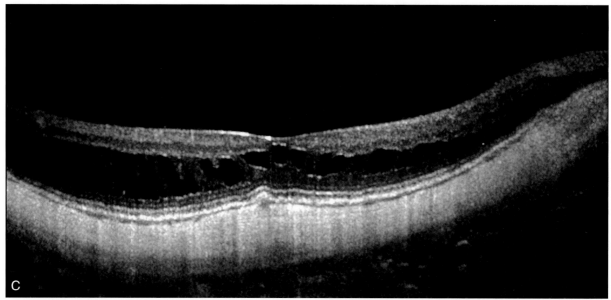

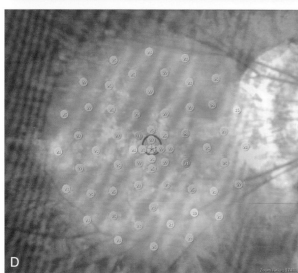
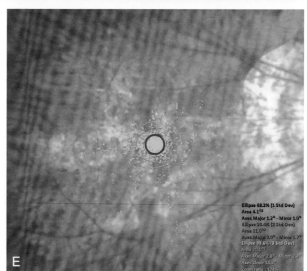

图 2-4-1　病例 20 患者右眼微视野联合多模影像

A. 超广角眼底成像：视网膜平伏，后极部后巩膜葡萄肿；

B. 彩色眼底照相：豹纹状眼底，视盘颞侧可见半月形脉络膜萎缩；

C. OCT：中心凹形态消失，ONL 与 OPL 分离，两层之间桥接样高反射条带；

D、E. 微视野地形图、固视图：20° 范围 MS 24.7dB，中心固视，固视相对不稳定

治疗：随访。

病例 21　高度近视黄斑劈裂 A 型伴视网膜前膜，行玻璃体切除术联合内界膜剥除

患者女，60 岁。

主诉：左眼视物不清半年。

裸眼视力：OD 指数 /20cm，OS 指数 /10cm。

最佳矫正视力：OD–13.50DS/+2.50DC×60=0.4，OS–15.00DS/–1.00DC×15=0.1。

眼轴：OD 27.97mm，OS 28.67mm。

主要诊断：左眼 MF 伴 ERM。

术前微视野联合多模影像检查，见图 2-4-2。

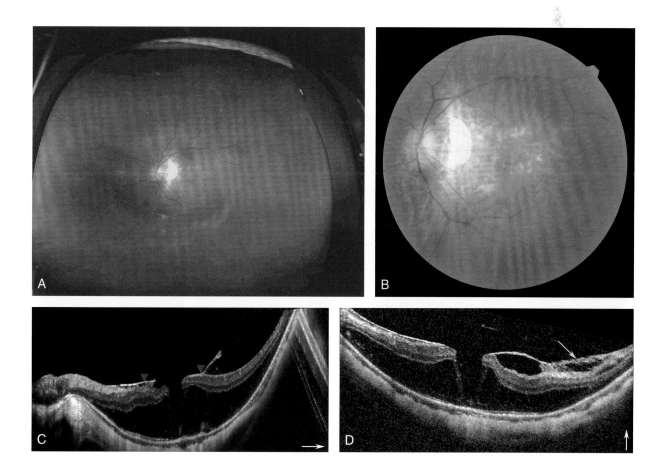

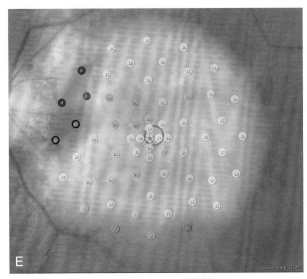
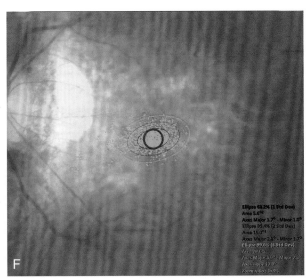

图 2-4-2　病例 21 患者左眼术前微视野联合多模影像

A. 超广角眼底成像:玻璃体下方混浊,视网膜平伏;

B. 彩色眼底照相:豹纹状眼底,视盘颞侧可见半月形视网膜脉络膜萎缩;

C、D. OCT:中心凹形态消失,视网膜表面可见高反射条带(红色三角),ONL 与 OPL 分离,可见桥接状高反射;D 图为垂直扫描线,视网膜表面存在玻璃体牵引,神经纤维层层间劈裂(黄色箭头),黄斑中心凹处视网膜及脉络膜变薄;

E、F. 微视野地形图、固视图:视盘萎缩弧处表现为绝对暗点,20° 范围 MS 为 16.5dB,2° 范围 MS 为 19.5dB,中心固视,固视相对不稳定

　　治疗:玻璃体切除术联合 ERM、ILM 剥除,术后复查:黄斑中心凹部分恢复,中心凹处劈裂复位,其余范围劈裂腔较前明显减小;视力提高至 0.3,20° 范围 MS 略有提高,见图 2-4-3。

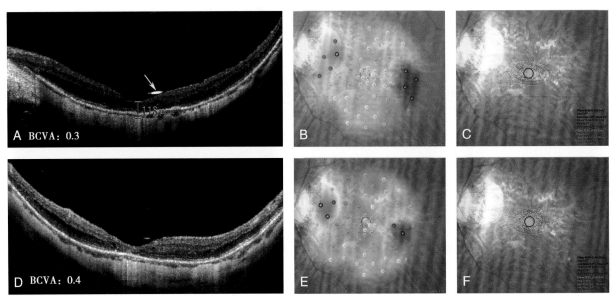

图 2-4-3　该患者术后随访 OCT 与微视野

A、D. OCT(术后 6、10 个月):中心凹形成,劈裂消失,视网膜表面可见硅油界面高反射(黄色箭头),中心凹下外层视网膜不连续;

B、C、E、F. 微视野地形图、固视图(术后 6、10 个月):20° 范围 MS 增加(14.3dB 至 18.1dB),视盘周萎缩弧处及黄斑颞侧表现为绝对暗点,随访期间颞侧暗点减小,中心固视,固视相对不稳定

诊疗策略

　　病例 20、病例 21 均为 MF（A 型），为单纯黄斑劈裂不伴视网膜脱离，临床上多见，A 型多数为稳定型，长期随访无进展，视力无明显变化，手术干预意义不大，随访应是最佳选择。但一旦观察到眼底结构或功能趋向恶化的征象，仍应尽早手术治疗。病例 21 伴 ERM，有报道 MF 并发 ERM 后视力通常会进行性下降，因此可以考虑手术治疗。

病例 22　高度近视黄斑劈裂 B 型，行玻璃体切除术联合内界膜剥除

　　患者女，69 岁。
　　主诉：左眼视物模糊 4 年。
　　裸眼视力：OD 0.06，OS FC/40cm。
　　最佳矫正视力：OD−4.75DS/−4.00DC×100=0.70，OS−10.00DS/−5.00DC×90=0.20。
　　眼轴：OD 27.86mm，OS 30.34mm。
　　主要诊断：左眼 MF B 型。

术前微视野联合多模影像检查，见图 2-4-4。

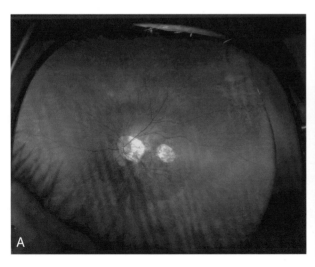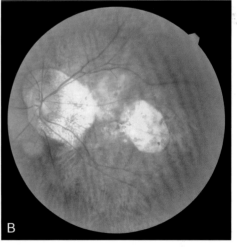

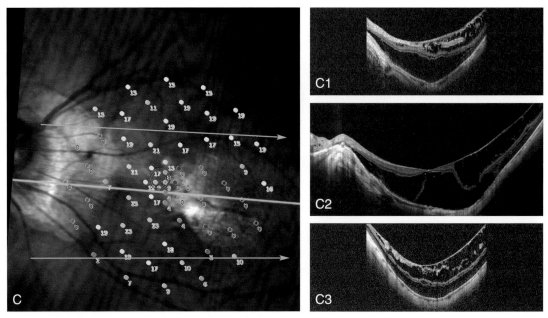

图 2-4-4　病例 22 患者左眼术前微视野联合多模影像

A. 超广角眼底成像:可见后巩膜葡萄肿,视网膜平伏;

B. 彩色眼底照相:黄斑、视盘周椭圆形视网膜脉络膜萎缩灶;

C. 微视野 overlay 图(微视野数字图 +OCT-IR):视网膜脉络膜萎缩区内显示绝对暗点,20° 范围为 10.1dB;

C1. 上方扫描线:视网膜脱离及内层视网膜劈裂;

C2. 中心凹扫描线:中心凹形态消失,中心凹下视网膜脱离,中心凹鼻侧外层视网膜劈裂,中心凹颞侧内层视网膜劈裂;

C3. 下方扫描线:内、外层视网膜劈裂

　　治疗:玻璃体切除术联合 ILM 剥除加气液交换,术后复查:中心凹复位,黄斑旁视网膜劈裂减轻;BCVA 仅提高 1 行至 0.3,20° 范围 MS 略有下降,中心固视,固视不稳定,见图 2-4-5。

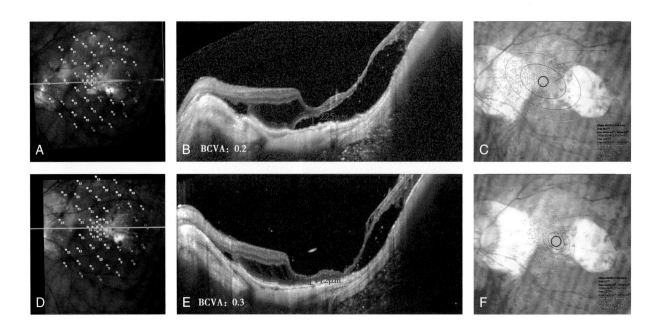

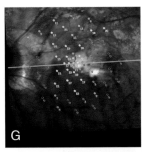 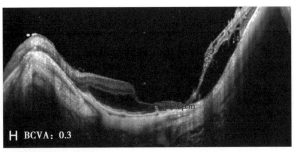 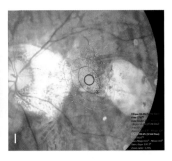

图2-4-5　该患者术后随访微视野联合多模影像

A、D、G. 微视野overlay图(微视野数字图+OCT-IR)(术后1、3、6月):20°范围MS轻度减低(10.8至8.1dB);

B、E、H. OCT(术后1、3、6个月):中心凹处视网膜薄,逐渐复位,层间结构不清;中心凹旁劈裂腔间距减小;

C、F、I. 微视野固视图(术后1、3、6个月):中心固视,固视不稳定但较术前改善(68.2% BCEA:46.2^{o2}至17.8^{o2})

病例23　高度近视黄斑劈裂B型,行玻璃体切除术联合保留中心凹内界膜剥除加硅油填充

患者女,28岁。

主诉:右眼视物变形2个月余;既往:10年前双眼近视激光手术史。

裸眼视力:OD 0.1,OS 0.1。

最佳矫正视力:OD-3.25DS=0.16,OS-3.00DS/-1.00DC×95=0.3。

视物变形度:OD水平、垂直均为1.0°。

眼轴:OD 30.02mm,OS 30.42mm。

主要诊断:右眼MF B型。

术前多模影像检查,见图2-4-6。

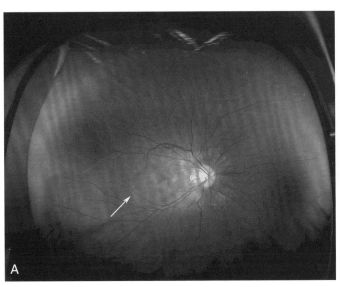 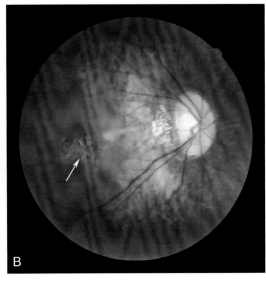

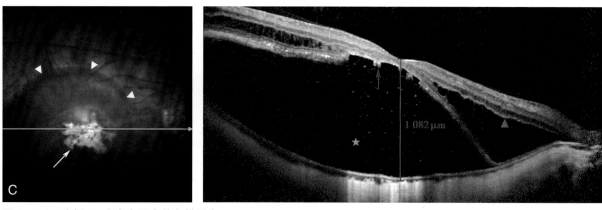

图 2-4-6　病例 23 患者右眼术前多模影像

A. 超广角眼底成像:周边视网膜平伏,后极部隐约可见局限性视网膜脱离(白色箭头);

B. 眼底彩色照相:豹纹状眼底,后极部血管弓范围内视网膜浅脱离,黄斑中心透见脉络膜,形似裂孔(白色箭头);

C. OCT:IR 显示边界清晰圆形低反射(白色三角),黄斑中心可见不规则片状高反射(白色箭头);B-scan 中心凹下神经上皮层脱离(绿色五星),脱离高度为 1 082μm,中心凹处神经上皮层后表面存在短簇状高反射(红色箭头),中心凹旁劈裂腔形成(蓝色三角)

　　治疗:玻璃体切除术联合保留中心凹 ILM 剥除加硅油填充,术后复查:后极部视网膜脱离及劈裂逐渐完全复位;20° 范围 MS 及固视稳定性术后随访中改善,术后 12 个月视物变形度下降至水平、垂直均 0.1°,见图 2-4-7。

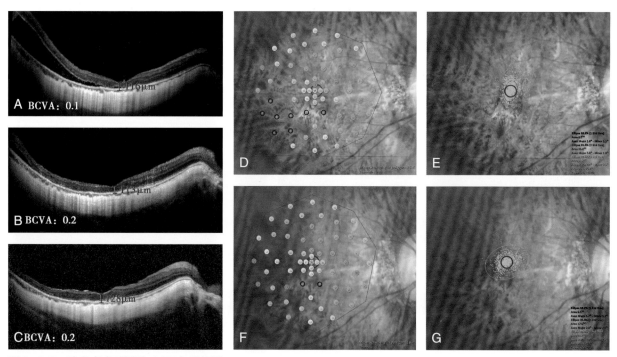

图 2-4-7　该患者术后随访 OCT 与微视野

A、B、C. OCT(术后 1、6、12 个月):黄斑中心凹复位,中心凹旁少量神经上皮层脱离逐渐复位;

D、E、F、G. 微视野数字图、固视图(术后 6、12 个月):20° 范围 MS 在术后 12 个月期间逐渐增加(16.4dB 至 18.9dB),中心固视,固视相对不稳定

诊疗策略

高度近视黄斑劈裂并发中心凹局部或广泛视网膜脱离时为 B 型，通常患者有明显的主观症状，如视力下降、视物模糊及视物变形等，如不治疗会影响患者的生活，且病情易恶化进展为黄斑裂孔性视网膜脱离。病例22、病例23均为 B 型患者，眼底有明显的高度近视萎缩性病变，眼轴长合并后葡萄肿，手术治疗可促使黄斑部视网膜复位，保持或提高中心视力。目前常规手术方法是玻璃体切除联合内界膜剥除，对黄斑中心凹视网膜菲薄的病例，可选择保留中心凹内界膜剥除的方法，减少医源性黄斑孔的发生率。对于病程长、视网膜比较僵硬、视网膜脱离广泛的患者，相对恢复时间久，可以选择硅油填充手术。目标主要是黄斑中心凹复位，对于眼轴长后葡萄肿明显的病例，位于血管弓或葡萄肿部位的视网膜劈裂，因牵拉力大，视网膜相对短缩，同时这个部位的玻璃体后皮质与视网膜粘连紧密不能完全分离，术后劈裂腔的复位需要漫长的时间，甚至不能彻底复位，但只要中心凹及附近的视网膜复位，治疗仍然是有意义的。

病例 24　高度近视黄斑劈裂并发黄斑裂孔，行玻璃体切除术联合内界膜剥除

患者女，55 岁。
主诉：左眼前黑影飘动 10 个月。
裸眼视力：OD FC/50cm，OS FC/40cm。
最佳矫正视力：OD−8.00DS/−3.00DC×85=0.16，OS−7.00DS/−3.00DC×90=0.16。
眼轴：OD 26.94mm，OS 26.78mm。
主要诊断：左眼 MF 并发 MH。

左眼术前多模影像检查，见图 2-4-8。

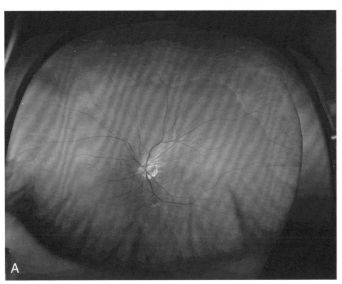
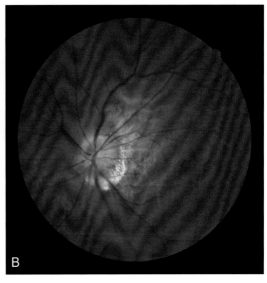

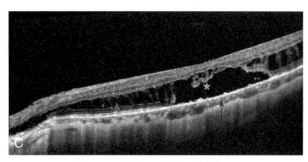
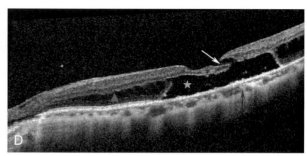

图 2-4-8　病例 24 患者左眼术前多模影像

A. 超广角眼底成像:周边视网膜平伏;

B. 彩色眼底照相:视盘颞下缘可见脉络膜萎缩弧,豹纹状眼底,视网膜平伏;

C. OCT(术前 4 个月):中心凹下神经上皮层局限性脱离(绿色五星),视网膜层间劈裂(蓝色三角),RPE 点状高反射(红色箭头);

D. OCT(术前):随访 4 个月,可见中心凹处内侧视网膜连续性中断,裂孔形成(白色箭头)

　　治疗:玻璃体切除术联合 ILM 剥除加气液交换,术后复查:裂孔闭合,中心凹视网膜下积液逐渐吸收,术后 12 个月中心凹完全复位,劈裂腔消失,见图 2-4-9;术后 BCVA 提高至 0.5,黄斑中心 MS 较术前改善,见图 2-4-10。

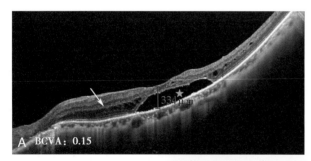
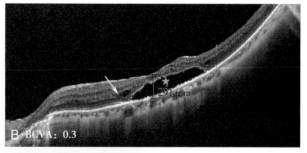
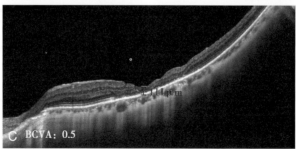

图 2-4-9　该患者术后随访 OCT

A、B、C. OCT(术后 1、3、12 个月):术后早期裂孔闭合,但仍存在中心凹下局限性神经上皮层脱离(绿色五星),中心凹旁少量视网膜劈裂(白色箭头),术后 12 个月视网膜完全复位,劈裂腔消失,但视网膜各层次反射仍不清,中心凹处外层视网膜萎缩

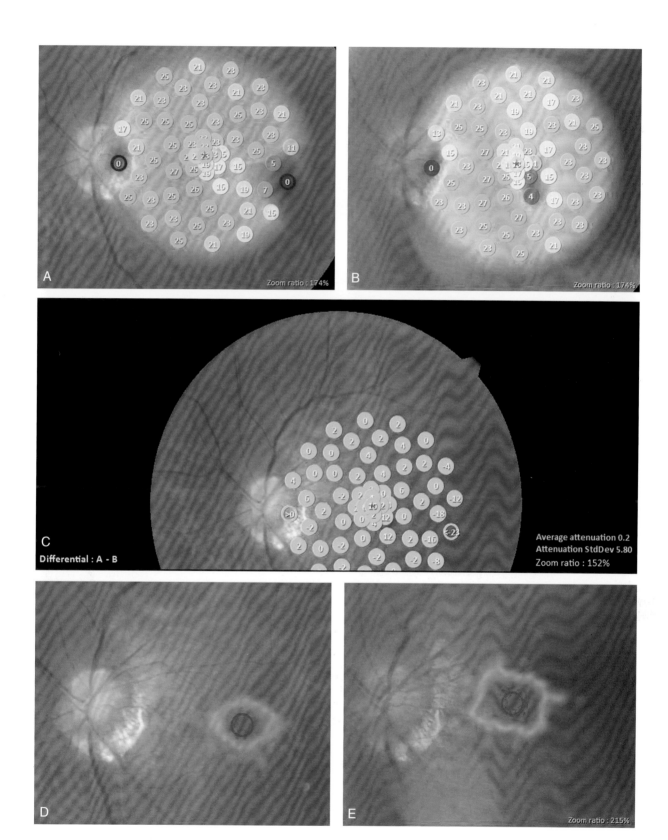

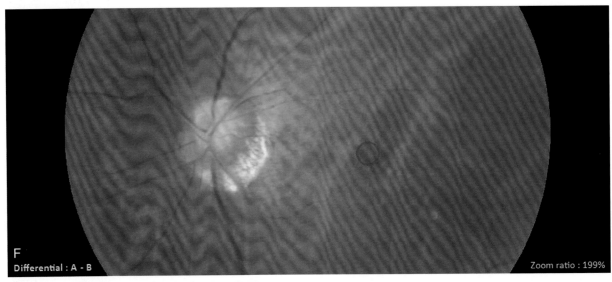

图 2-4-10　该患者术前、后微视野地形图、固视图

A、B. 微视野地形图(术后 1 年、术前),C. 两次光敏感度差值图:术后黄斑中心 20° 范围 MS 较术前明显改善,颞侧出现 1 处绝对暗点(可能与 ILM 剥除有关);

D、E. 微视野固视图(术后 1 年、术前):术后固视稳定性较术前改善;

F. 两次微视野检查固视位置:见红色圆圈

病例 25　高度近视黄斑劈裂并发黄斑裂孔,行玻璃体切除术联合内界膜翻转覆盖自血固定加硅油填充

患者女,50 岁。

主诉:右眼视物不清逐渐加重 6 年;既往曾行左眼白内障手术。

裸眼视力:OD FC/60cm,OS FC/20cm。

最佳矫正视力:OD−12.00DS/−2.00DC×5=0.05,OS +0.75DS/−1.50DC×150= FC/20cm。

眼轴:OD 28.10mm,OS 31.51mm。

主要诊断:右眼 MF 并发 MH。

右眼术前多模影像检查,见图 2-4-11。

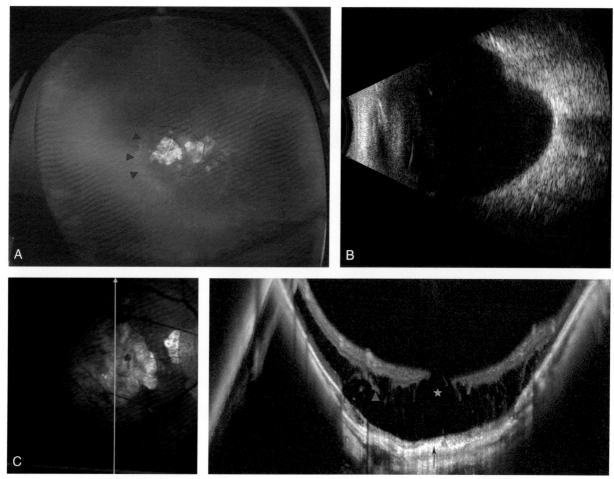

图 2-4-11　病例 25 患者右眼术前多模影像
A. 超广角眼底成像:可见后巩膜葡萄肿边界(红色三角),后极部大片视网膜脉络膜萎缩,巩膜露白;
B. B超:眼轴长、后巩膜葡萄肿;
C. OCT:IR 图像显示后极部片状高反射,B-scan 中心凹形态消失,中心凹下视网膜神经感觉层缺损(绿色五星),ONL 与 OPL 分离可见桥接高反射(蓝色三角),黄斑区广泛 RPE 层萎缩(红色箭头)

　　治疗:玻璃体切除术联合 ILM 翻转覆盖自血固定加硅油填充,术后复查:裂孔闭合,视网膜劈裂腔复位,黄斑区大片巩膜露白依旧存在;BCVA 提高至 0.1,后极部巩膜露白对应绝对暗点,固视点偏移,固视不稳定,见图 2-4-12。

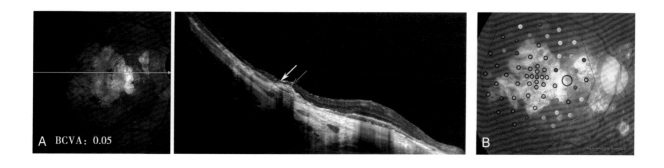

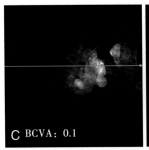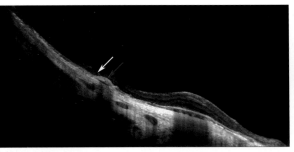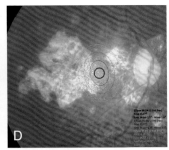

图2-4-12　该患者术后随访OCT与微视野

A、C. OCT(术后1、2.5个月)：IR图像显示后极部片状高反射，其中可见局灶低反射(红色箭头)；B-scan中心凹形态形成(白色箭头)，中心鼻侧视网膜下可见弧形高反射(红色箭头)与IR图像局灶低反射相对应(考虑色素沉积)，黄斑区广泛RPE、脉络膜萎缩，反射消失；

B、D. 微视野数字图、固视图(术后2.5个月)：20°范围MS仅3.7dB，后极部脉络膜、视网膜萎缩灶处均为绝对暗点，固视点移位至中心凹鼻侧，固视不稳定

诊疗策略

　　病例22、病例23、病例24、病例25均为MF(B型)，病例22伴中心凹视网膜局限脱离，病例23伴中心凹视网膜广泛脱离，病例24、病例25伴黄斑全层孔及中心凹视网膜局限脱离，也有学者按上述顺序对MF分期。目前多数学者认为一旦发生中心凹视网膜局限脱离，通常会进一步发展为黄斑裂孔和视网膜脱离，并伴有视功能损伤。病例24便是这种情况，初诊发现中心凹视网膜局限脱离，4个月后便发生了黄斑全层孔。病例24、病例25由于存在较广泛视网膜脱离和黄斑裂孔，具有手术治疗指征，这点上应无异议，但像病例22这种仅有局限脱离的是否需要手术临床上有不同意见。我们考虑到病例22这类病例病情快速发展的可能性，认同应该积极治疗干预，因此对MF(B型)及并发黄斑裂孔的病例，我们建议应积极手术治疗。

病例26　高度近视黄斑劈裂后巩膜加固术后，行玻璃体切除术联合内界膜剥除

　　患者女，61岁。

主诉：双眼视物不清5年，右眼加重1个月；既往：双眼后巩膜加固术后6个月。

裸眼视力：OD FC/30cm，OS FC/30cm。

最佳矫正视力：OD-17.00DS/-3.00DC×95=0.20，OS-19.00DS/-4.00DC×90=0.30。

眼轴：OD 32.02mm，OS 31.44mm。

主要诊断：右眼MF，后巩膜加固术后。

　　右眼术前多模影像检查，见图2-4-13。

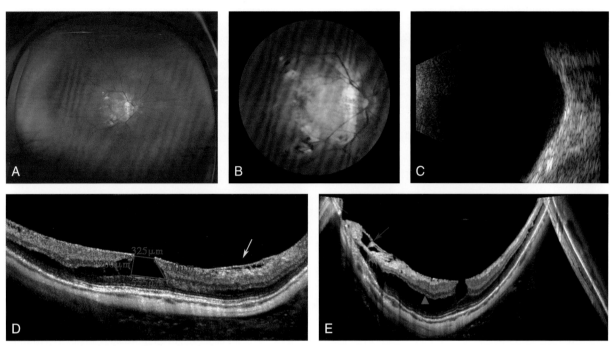

图 2-4-13　病例 26 患者右眼术前多模影像

A. 超广角眼底成像：周边视网膜平伏，后巩膜葡萄肿边界不清；

B. 彩色眼底照相：豹纹状眼底，后极部视网膜脉络膜萎缩变薄，黄斑颞侧上下血管弓处片状脉络膜萎缩灶，伴色素沉积；

C. B 超：玻璃体轻度混浊、后巩膜葡萄肿；

D、E. OCT：D 图为水平扫描，中心凹形态消失，视网膜前见高反射条带（黄色箭头），中心凹下 ELM 和 EZ 基本完整；E 图为垂直扫描可见黄斑下方视网膜前条状高反射（红色箭头），OPL 与 ONL 之间劈裂（蓝色三角）

治疗：玻璃体切除术联合 ILM 剥除，术后复查：术后 6 个月中心凹形态开始恢复，劈裂腔范围及高度均有减小；BCVA 逐步提高至 0.7，见图 2-4-14。

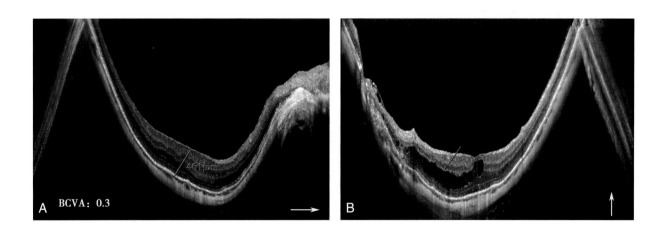

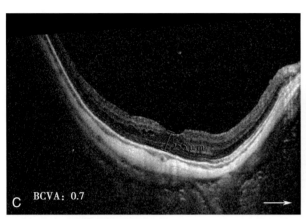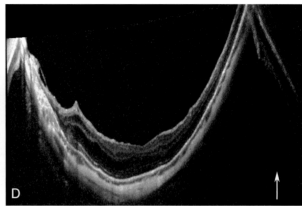

图 2-4-14　该患者术后随访 OCT

A、B. OCT（术后 1 个月）：A 图水平扫描中心凹处内层视网膜劈裂复位，B 图垂直扫描中心凹下方视网膜劈裂（红色箭头），ELM 和 EZ、IZ 反射基本完整；

C、D. OCT（术后 6 个月）：水平、垂直扫描图像中心凹形态形成，残留局限劈裂腔，CFT 减少至 255μm

诊疗策略

　　目前 MF 治疗缺乏统一标准，手术方式、时机及具体方案均取决于医生的主观判断。本例患者曾因 MF 于半年前做过后巩膜加固术，但效果不理想。MF 后巩膜加固术主要适用于合并后巩膜葡萄肿者，与玻璃体切除术式相比，外路术式可规避术中、术后眼内出血等内路术式的相关风险，有报道其有一定的复位率和较低的复发率。不过玻璃体切除术还是被公认为相对安全、更有效的治疗手段，且在临床上广泛开展。也有学者提出后巩膜加固联合玻璃体切除术，指出其对超长眼轴、后巩膜葡萄肿、劈裂腔较大及合并 MH、视网膜脱离等复杂 MF 者效果较好。本例特点为超长眼轴（32.02mm），存在后巩膜葡萄肿，劈裂腔较大，单独后巩膜加固术后 6 个月疗效不明显，经玻璃体切除联合内界膜剥除术后，在黄斑区形态与功能上均有明显改善并取得不错疗效。

二、先天性视网膜劈裂症

病例 27　先天性视网膜劈裂症，随访

　　患者男，7 岁。

　　主诉：自幼双眼视力低下。

　　裸眼视力：OD 0.16，OS 0.16。

　　最佳矫正视力：OD-1.00DS/-0.50DC×95=0.16，OS-1.00DS/-1.00DC×75=0.16。

　　眼球震颤：无。

　　主要诊断：先天性视网膜劈裂症。

　　双眼微视野联合多模影像检查，见图 2-4-15。

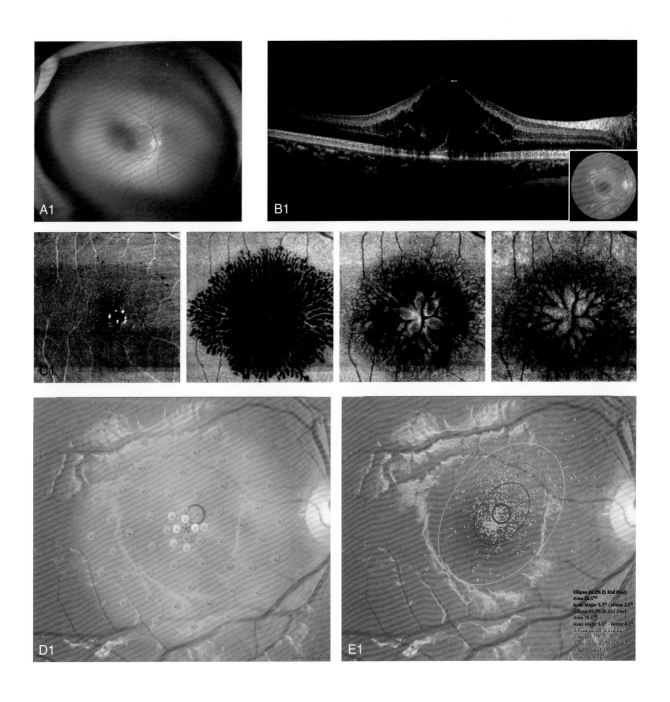

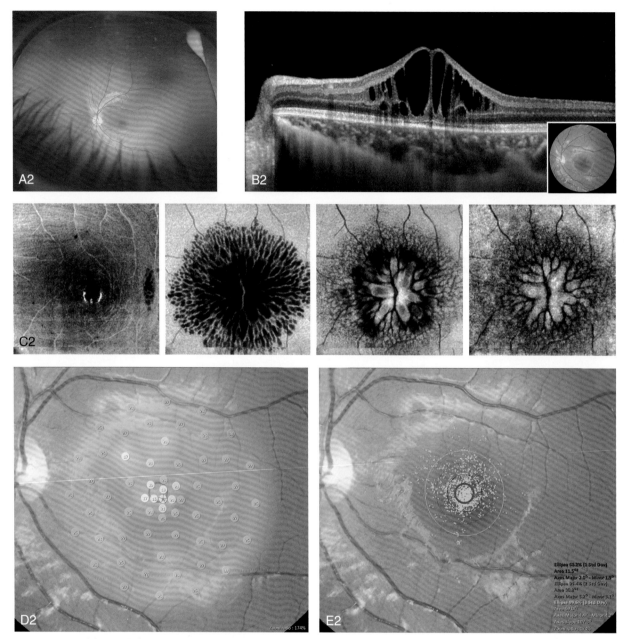

图 2-4-15　病例 27 患者双眼微视野联合多模影像

A1、A2. 右、左眼超广角眼底成像：周边视网膜平伏；

B1、B2. 右、左眼 OCT：中心凹形态消失，CFT 增加，存在多层次视网膜劈裂腔，外层视网膜反射连续；小图：右、左彩色眼底照相示黄斑区视网膜水肿，呈现红色圆形病灶约 1PD；

C1、C2. 右、左眼 en face：黄斑区视网膜全层出现轮辐状低反射囊腔；

D1、E1、D2、E2. 右、左眼微视野地形图、固视图：右、左眼 20° 范围 MS 分别为 25.0dB 及 24.3dB；中心固视，固视不稳定

治疗：随访。

病例 28　先天性视网膜劈裂症，行玻璃体切除术联合内界膜剥除

患者女,30 岁。

主诉:左眼视物模糊缓慢加重 2 年;自幼视力弱,4 年前外院因"右眼视网膜劈裂继发黄斑裂孔"行"右眼玻璃体切除手术"。

裸眼视力:OD:FC/ 眼前,OS:0.01。

最佳矫正视力:OD:矫正无提高,OS:-4.25DS=0.20。

眼轴:OD 24.36mm,OS 24.46mm。

主要诊断:双眼先天性视网膜劈裂症并发 MH,右眼玻璃体切除术后。

双眼术前多模影像检查,见图 2-4-16。

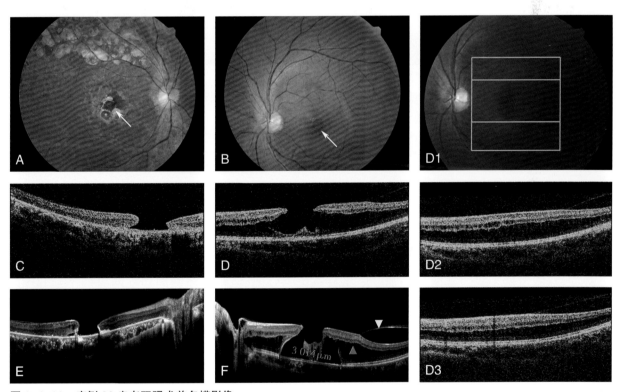

图 2-4-16　病例 28 患者双眼术前多模影像

A、B. 右、左眼彩色眼底照相(左眼术前 1 年):右眼:黄斑裂孔(白色箭头)约 1/3PD,裂孔周围及血管弓处视网膜可见陈旧性激光斑;左眼:黄斑部可见红色圆形病灶(白色箭头),约 1/2PD;

C、D. 右、左眼 OCT(左眼术前 1 年):右眼中心凹全层裂孔,左眼中心凹板层裂孔伴孔周劈裂;

D1~D3. 左眼 OCT(左眼术前 1 年)左眼黄斑上、下方扫描线,可见视网膜劈裂;

E、F. 右、左眼 OCT(左眼术前):右眼中心凹全层裂孔,左眼中心凹全层裂孔,孔周劈裂(蓝色三角),玻璃体牵引(黄色三角)

治疗:左眼玻璃体切除术联合 ILM 剥除加气液交换,术后复查:中心凹形态恢复,孔周劈裂腔消失,中心凹下外层视网膜结构异常未完全修复。术后 33 个月左眼 BCVA 提高至 0.6,黄斑区光敏感

度明显改善,中心暗点消失,见图 2-4-17。

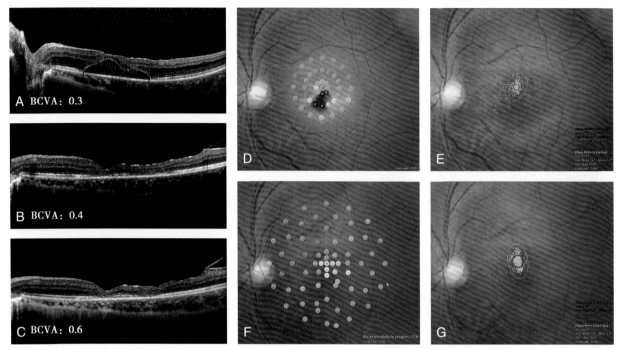

图 2-4-17　该患者左眼术后随访 OCT 与微视野

A、B、C. OCT(术后 1、12、33 个月):中心凹形态逐渐形成,神经上皮层脱离与孔周两侧劈裂腔复位,中心凹下外层视网膜反射连续性尚未完全恢复;

D、E、F、G. 微视野地形图、固视图(术后 18、33 个月):10° 范围 MS 及术后 33 个月 20° 范围 MS 分别为 23.4dB、27.0dB,中心暗点消失,固视点位于黄斑中心凹,固视稳定性略有波动

诊疗策略

先天性视网膜劈裂症为性连锁隐性遗传病,多于儿童时期因视力低下而发现,男性发病显著多于女性,双眼发病多见。本病几乎 100% 累及黄斑中心凹,但累及颞侧周边视网膜的不到 50%。OCT 是诊断金标准。本病大多进展缓慢,治疗主要针对进展期及并发症,如视网膜脱离、玻璃体积血等。

病例 27 年龄较小,黄斑区劈裂囊腔明显,有报道劈裂腔大小与年龄负相关,目前无治疗指征,随访。病例 28 以往病历资料缺失,本院初诊时右眼黄斑全层孔术后贴附闭合,孔周光凝斑包绕,劈裂腔解剖复位,中心视力改善已无可能,无进一步治疗指征;左眼表现为黄斑劈裂并发黄斑板层孔,BCVA 仍有 0.4,随访 1 年,板层孔逐渐发展为全层孔,孔缘抬高,出现 VMT,视力下降至 0.2,所以给予手术治疗,术后近 33 个月随访中,黄斑区结构形态和功能均有明显改善。无论哪种原因导致的黄斑劈裂,都有病情进展的可能,需密切随访,并给予及时适当的治疗。

第五节　高度近视黄斑裂孔及视网膜脱离

黄斑裂孔性视网膜脱离（macular hole retinal detachment，MHRD）是高度近视眼的严重并发症，一旦发生可引起严重视功能损害，需要及时治疗。玻璃体切除术联合 ILM 剥除是目前应用最广泛的术式，手术目的是解除视网膜牵拉、促进视网膜复位及 MH 闭合。其他报道的治疗方法包括黄斑扣带术、后巩膜加固术及脉络膜上腔填充等，但并不常用。

一、高度近视黄斑裂孔

病例 29　高度近视黄斑裂孔，行玻璃体切除联合内界膜剥除（一）

患者女，51 岁。
主诉：左眼视力下降伴视物变形半个月。
裸眼视力：OD 0.02，OS 0.02。
最佳矫正视力：OD−6.50DS/−1.00DC×180=0.9，OS−6.00DS/−0.75DC×60=0.2。
眼轴：OD 27.83mm，OS 27.17mm。
视物变形度：OS 垂直、水平均 0.6°。
主要诊断：左眼高度近视 MH，MF。

左眼术前微视野联合多模影像检查，见图 2−5−1。

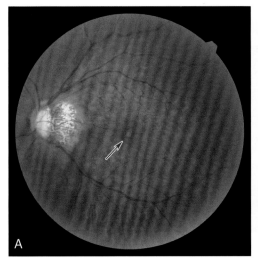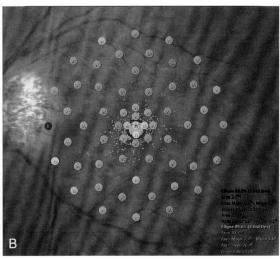

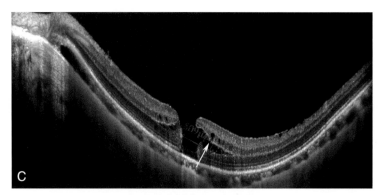

图 2-5-1　病例 29 患者术前左眼微视野联合多模影像

A. 彩色眼底照相:黄斑区可见 1/4PD 大小圆形病灶(红色箭头),视盘界清,色淡红,C/D 约 0.5 ;

B. 微视野数字图:20° 及 2° 范围 MS 分别为 23.7dB、19dB;中心固视,固视稳定;

C. OCT:黄斑中心凹神经感觉层缺失,裂孔最小直径为 509μm,裂孔颞侧视网膜层间劈裂(白色箭头)

　　治疗:左眼玻璃体切除联合 ILM 剥除加气液交换术,术后复查:裂孔闭合,中心凹形态逐渐恢复,劈裂腔复位;BCVA 提高至 1.0,20° 及 2° 范围 MS 均增加,视物变形度下降至垂直、水平 0.1°,见图 2-5-2。

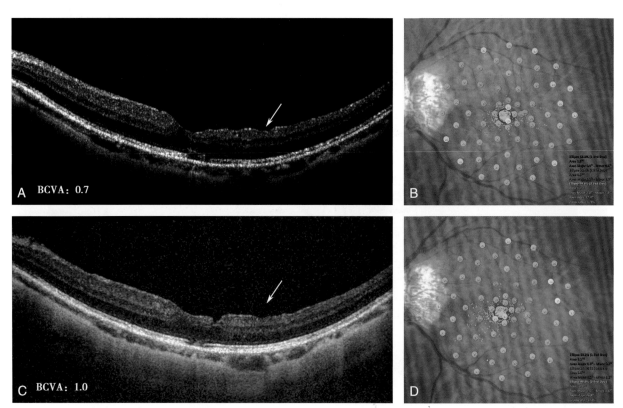

图 2-5-2　该患者术后随访 OCT 与微视野

A、C. OCT(术后 1、3 个月):黄斑裂孔闭合,中心凹 EZ、ELM 反射大部分连续,中心凹颞侧神经纤维层表面可见小凹陷(白色箭头);

B、D. 微视野数字图(术后 1、3 个月):20° 范围 MS(24.4、25.0dB)、2° 范围 MS(22.3dB、24.6dB)均较术前增加,中心固视,固视稳定

病例 30　高度近视黄斑裂孔，行玻璃体切除联合内界膜剥除（二）

患者女,48 岁。

主诉:左眼视物不清 4 个月。

裸眼视力:OD FC/50cm,OS FC/15cm。

最佳矫正视力:OD-24.00DS/-1.25DC×35=0.20,OS-23.00DS/-2.50DC×180=FC/1m。

眼轴:OD 31.67mm,OS 31.22mm。

主要诊断:左眼高度近视 MH,MF,VMT。

左眼术前多模影像检查,见图 2-5-3。

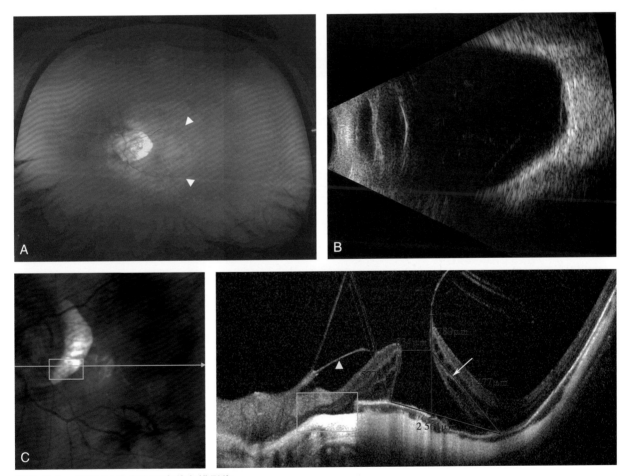

图 2-5-3　病例 30 患者左眼术前多模影像

A. 超广角眼底成像:周边视网膜平伏,后极部后巩膜葡萄肿(白色三角);

B. B 超:眼轴长,后巩膜葡萄肿,玻璃体不完全后脱离,黄斑部被牵拉抬高;

C. OCT:黄斑中心凹形态消失,表面可见条带状高反射(黄色三角),中心凹视网膜神经感觉层缺损,孔缘抬高(孔高 780μm),裂孔两侧可见劈裂腔形成(白色箭头),黄斑鼻侧可见 RPE 及脉络膜反射消失(绿色矩形),对应 IR 图像视盘颞侧可见局部高反射(绿色矩形)

　　治疗:玻璃体切除术联合 ILM 剥除加气液交换术,术后复查:裂孔闭合,中心凹形态逐渐恢复,劈裂腔复位;BCVA 提高至 0.2,见图 2-5-4。

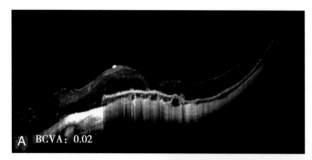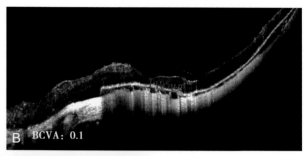

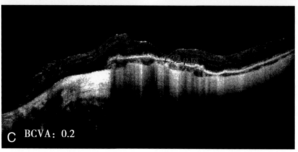

图 2-5-4　该患者术后随访 OCT

A、B、C. OCT(术后 1、3、12 个月):黄斑中心凹形态逐渐形成,术后 3 个月时裂孔闭合,视网膜层间劈裂复位,视网膜各层反射不清晰

二、高度近视黄斑裂孔性视网膜脱离

病例 31　高度近视黄斑裂孔性视网膜脱离,行玻璃体切除术联合内界膜剥除加硅油填充

患者女,66 岁。

主诉:右眼视物不清 5 年,眼前黑影遮挡 3 个月;既往:15 年前近视激光手术史。

裸眼视力:OD 0.02,OS 0.04。

最佳矫正视力:OD-0.50DS/-0.75DC×160=0.16,OS-6.75DS/-0.75DC×85=0.20。

眼轴:OD 30.30mm,OS 29.99mm。

主要诊断:右眼 MHRD,MF。

　　右眼术前多模影像检查,见图 2-5-5。

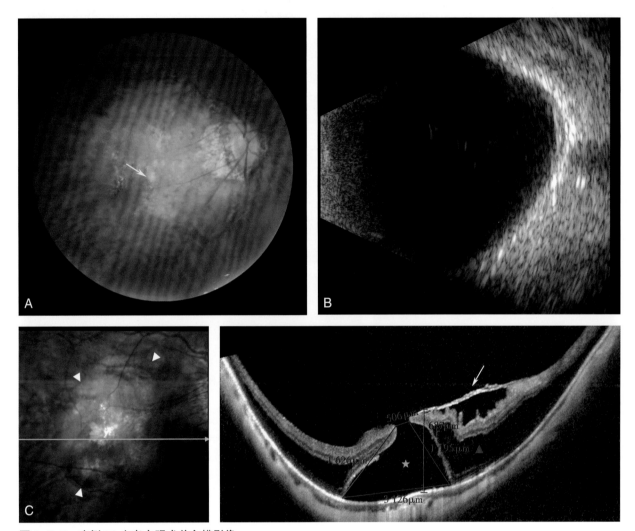

图 2-5-5　病例 31 患者右眼术前多模影像

A. 彩色眼底照相：豹纹状眼底，后极部大片视网膜脉络膜萎缩，黄斑区可疑裂孔，色素不均匀（黄色箭头），其周围视网膜色灰暗；

B. B 超：玻璃体轻度混浊，眼轴长，后巩膜葡萄肿，后极部视网膜浅脱离；

C. OCT：IR 图像显示劈裂范围（白色三角）；中心凹形态消失，视网膜神经感觉层缺损，裂孔处神经上皮层脱离（绿色五星），孔缘表面可见高反射条带（白色箭头）至视网膜内层皱缩及裂孔两侧可见 ONL 与 OPL 分离呈桥接状高反射（蓝色三角）

　　治疗：玻璃体切除术联合 ILM 剥除加硅油填充，术后复查：裂孔闭合，中心凹视网膜局限脱离随访中逐渐完全复位，外层劈裂腔明显减小；随访 12 个月 BCVA 提高至 0.2，见图 2-5-6。

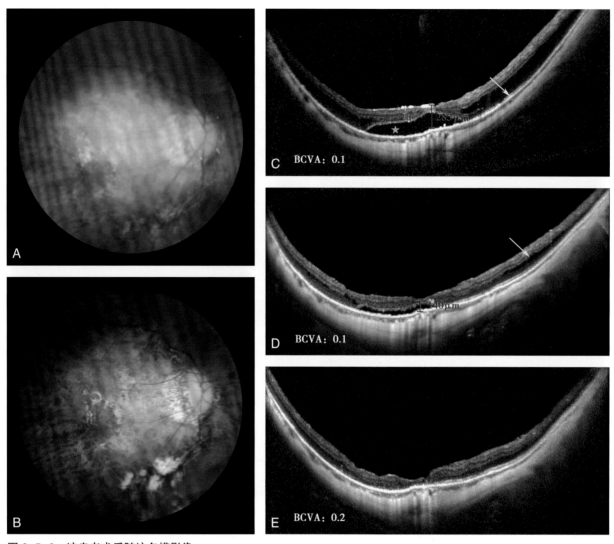

图 2-5-6　该患者术后随访多模影像

A、B. 彩色眼底照相(术后 1、12 个月)：豹纹状眼底,后极部斑片状视网膜脉络膜萎缩灶；

C、D、E. OCT(术后 1、6、12 个月)：中心凹形态形成,裂孔闭合,中心凹下局限性脱离(绿色五星)逐渐复位；中心凹旁劈裂腔复位(黄色箭头),中心凹下外层视网膜反射带不连续

病例 32　高度近视黄斑裂孔性视网膜脱离,行玻璃体切除术联合内界膜翻转覆盖自血固定加硅油填充

患者女,49 岁。

主诉：左眼视力下降 1 年,加重 2 个月。

裸眼视力：OD 指数 /20cm,OS 指数 /20cm。

最佳矫正视力：OD-26.00DS/-3.00DC×100 无提高,OS-24.00DS/-2.00DC×55=0.05。

眼轴：OD 32.52mm,OS 32.79mm。

主要诊断：左眼 MHRD,MF。

术前多模影像检查,见图 2-5-7。

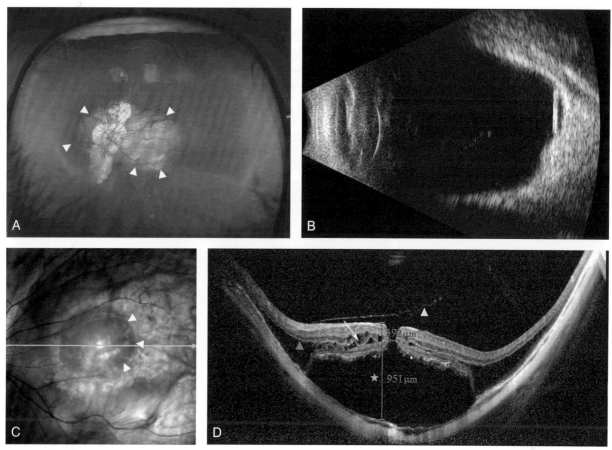

图 2-5-7　病例 32 患者左眼术前多模影像
A. 超广角眼底成像:可见后巩膜葡萄肿(白色三角),视网膜脉络膜萎缩明显;
B. B 超:眼轴长,后巩膜葡萄肿,后极部视网膜脱离;
C、D. OCT:IR 可见黄斑区边界清晰圆形低反射(白色三角),B-scan 中心凹形态消失,中心凹视网膜神经感觉层缺失,裂孔形成,高度 951μm,最小裂孔直径 192μm;视网膜前可见高反射条带(黄色三角),后极部神经上皮层脱离(绿色五星),脱离部位外侧 ONL 与 OPL 分离形成劈裂腔(蓝色三角)

治疗:玻璃体切除术联合 ILM 翻转覆盖自血固定加硅油填充,术后复查:裂孔贴附闭合,外层视网膜劈裂基本复位,视力提高至 0.1,见图 2-5-8。

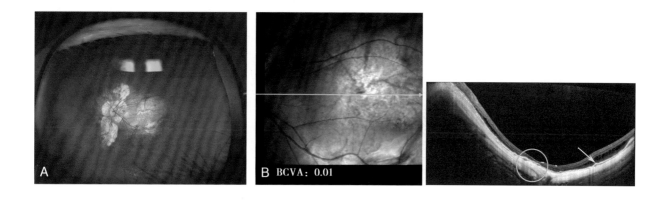

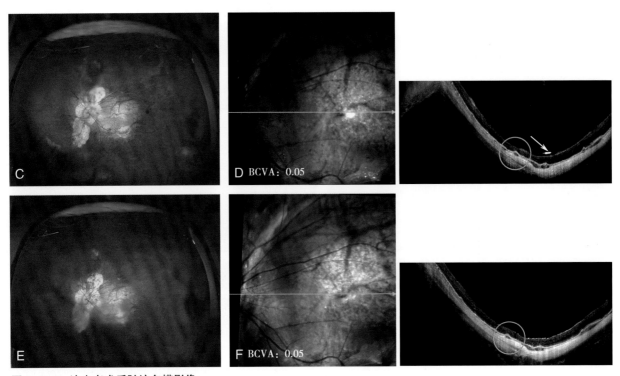

图 2-5-8　该患者术后随访多模影像

A、C、E. 超广角眼底成像(术后 1、7、11 个月):视网膜平伏,周边可见陈旧激光斑;

B、D、F. OCT(术后 1、7、11 个月):中心凹形态形成(绿色圆圈),视网膜脱离复位,裂孔闭合,旁中心凹可见少量劈裂(黄色箭头)逐渐复位,可见硅油液面高反射(白色箭头,手术 7 个月后取油)。裂孔贴附闭合

病例 33　高度近视黄斑裂孔性视网膜脱离,行玻璃体切除术联合内界膜翻转覆盖自血固定加视网膜下膜取出、硅油填充

患者女,66 岁。

主诉:左眼视力下降、眼前黑影遮挡感 1 周。

裸眼视力:OD 0.02,OS 指数 /40cm。

最佳矫正视力:OD-7.50DS/-1.50DC×150=0.05,OS-7.50DS 矫正无提高。

眼轴:OD 27.11mm,OS 28.04mm。

主要诊断:左眼 MHRD,MF。

术前多模影像检查,见图 2-5-9。

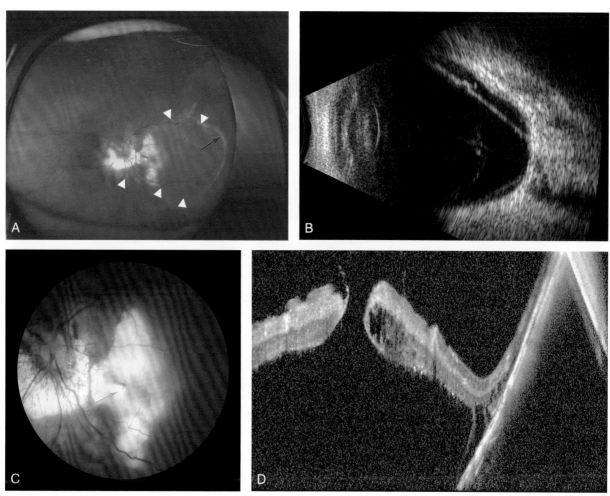

图 2-5-9　病例 33 患者左眼术前多模影像

A. 超广角眼底成像：左眼视盘下方及后极部可见视网膜脉络膜斑大片状萎缩，后极部及颞侧广泛视网膜脱离(白色三角)；颞侧赤道部见白色的视网膜下增殖条索，呈弧形(红色箭头)；

B. B 超：左眼视网膜脱离累及周边部，后巩膜葡萄肿；

C. 彩色眼底照相：视盘旁脉络膜萎缩弧，后极部大片视网膜脉络膜萎缩灶，血管弓内视网膜脱离向颞侧延续，黄斑区见一大小约 1/5PD 圆形裂孔(绿色箭头)；

D. OCT：黄斑中心凹视网膜神经感觉层缺损，裂孔颞侧视网膜外层劈裂，黄斑区神经上皮层脱离

　　治疗：玻璃体切除术联合 ILM 翻转覆盖自血固定，视网膜切开下膜取出，光凝封闭裂孔及格子样变性区，硅油填充。术后复查：裂孔闭合，视网膜复位，BCVA 提高至 0.08，见图 2-5-10。

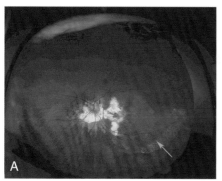
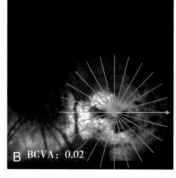
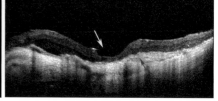

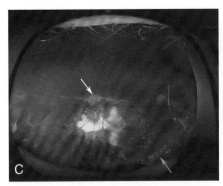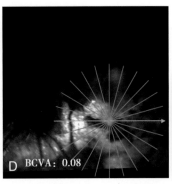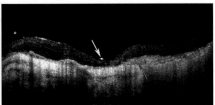

图 2-5-10　该患者术后随访多模影像

A、C. 超广角眼底成像(术后 1、3 个月):视网膜平伏,C 图中视盘上方不规则硅油小滴汇集成白色条带(白色箭头),颞下方视网膜可见带状分布激光斑(绿色箭头);

B、D. OCT(术后 1、3 个月):黄斑中心凹形态形成,裂孔闭合,中心凹前可见硅油界面(黄色箭头),旁中心可见斑块状色素沉积(红色箭头),后极部脉络膜萎缩显著。

三、高度近视脉络膜脱离型视网膜脱离

病例 34　高度近视脉络膜脱离型视网膜脱离,行玻璃体切除术联合内界膜剥除加硅油填充

患者女,65 岁。

主诉:右眼眼前黑影遮挡 2 个月,突然视物不清 1 周。

裸眼视力:OD 指数 /10cm,OS 1.0。

最佳矫正视力:OD 插片及 PH 视力无提高,OS +0.75DS/−0.75DC×105=1.0。

眼轴:OD 26.73mm,OS 23.17mm;(OD 术后眼轴 27.88mm)。

裂隙灯:右眼轻度睫状充血,角膜透明,后弹力层皱褶,前房深度可,房水闪辉(++),瞳孔不易散大,眼底窥不入。

眼压:OD 6.7mmHg,OS 13.4mmHg。

主要诊断:右眼 MHRD 伴脉络膜脱离,高度近视。

右眼术前 B 超检查,见图 2-5-11。

治疗:玻璃体切除术联合 ILM 剥除加硅油填充,术后复查:中心凹处较大的神经感觉层缺损,裂孔贴附闭合,BCVA 改善不明显:指数 /50cm,见图 2-5-12。玻璃体切除术后 14 个月取油,术后在当地随访,电话回访视力和眼压稳定。

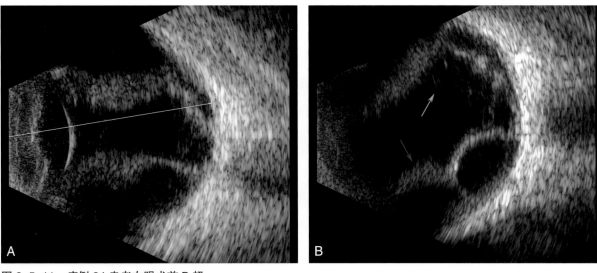

图 2-5-11　病例 34 患者右眼术前 B 超

A、B. 右眼视网膜脱离(绿色箭头)伴脉络膜脱离(红色箭头)

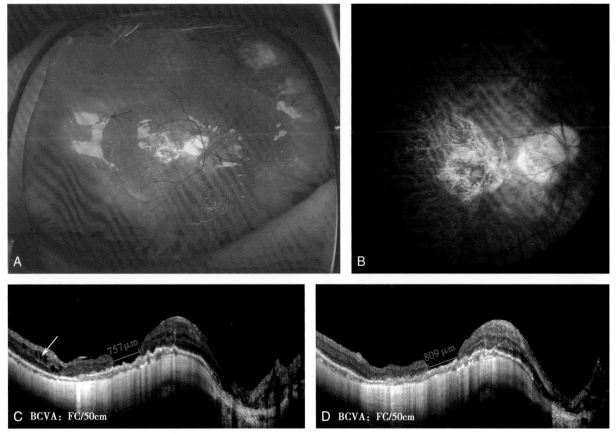

图 2-5-12　该患者术后随访多模影像

A. 超广角眼底成像(术后 14 个月):视网膜平伏,鼻侧、颞侧可见硅油小滴附着(红色箭头);

B. 彩色眼底照相(术后 9 个月):黄斑区及视盘颞侧可见视网膜脉络膜萎缩,黄斑区色素沉积;

C、D. OCT(术后 6、14 个月):黄斑中心凹视网膜神经感觉层缺损,裂孔两侧视网膜附着于 RPE,孔缘未见囊腔样反射,黄斑中心颞侧局限视网膜劈裂腔(白色箭头)逐渐复位

诊疗策略

高度近视 MH 究竟是原发或是由黄斑劈裂发展而来目前尚无定论,但多数研究认为如 VMT 持续存在,黄斑劈裂可以继发 MH,本节病例均有黄斑劈裂也说明其与 MH 的发生及 MHRD 关系密切。MHRD 早期可局限于后极部,随病程延长视网膜脱离向下方及颞侧发展,直至视网膜全脱离,病变进展的速度与年龄、裂孔大小、眼轴长度、玻璃体液化程度及是否存在 VMT 等多种因素有关。本节中病例按 MHRD 范围大小排序,从黄斑裂孔不伴视网膜脱离、裂孔周缘神经上皮层下少量液体进入,中心凹下视网膜局限或广泛脱离,直至视网膜全脱离,严重时甚至伴脉络膜脱离。

玻璃体切除术联合 ILM 剥除是目前公认的治疗 MHRD 的有效方法,该病一旦诊断应尽快手术治疗。但剥膜方式与范围、填充物选择上并无统一意见。ILM 剥除范围扩大甚至达血管弓或葡萄肿边缘,有利于松解黄斑牵拉。近来多采用 ILM 翻转覆盖术式,可明显提高裂孔的闭合率,本节中多个病例采用此术式。MHRD 患者的黄斑部视网膜脉络膜萎缩严重,术后裂孔不易闭合,劈裂腔复位也需要一定的时间,故一般选择硅油填充,且填充时间应适当延长,根据术后裂孔贴附、中心凹附近劈裂腔复位情况、眼压及硅油乳化等观察指标决定取油时间。即便如此,高度近视黄斑裂孔手术哪怕是后极部视网膜脉络膜严重萎缩的情形下,也不主张黄斑裂孔周围激光治疗,以免损伤仅剩的视功能,只要松解彻底,裂孔愈合的成功率还是很高的。目前多数研究报告玻璃体手术治疗有较好的解剖复位率,但功能改善常不如人意。本节中仅病例 29 因眼轴相对较短,后极部视网膜萎缩不严重,且病程短等,术后 BCVA 达到 1.0,其余病例术后末次随访视力没有 1 例达到 0.3,均在低视力范围,但较术前均有改善。由于高度近视通常双眼受累,对侧眼视力通常很差,甚至更差,这种并不起眼的视力改善可以帮助病人摆脱"盲",对保证患者生活质量而言仍有很大价值。病例 34 为脉络膜脱离型视网膜全脱离,术中证实为 MHRD,眼内炎症反应重,术后容易发生 PVR,术前可给予局部激素治疗。

第六节　儿童相关黄斑疾病手术病例

病例 35　儿童黄斑裂孔,行玻璃体切除术联合内界膜剥除

患者男,8 岁。
主诉:因体检发现右眼视力差诊为"黄斑裂孔"3 个月,否认外伤史。
裸眼视力:OD 0.12,OS 0.9。
最佳矫正视力:OD +0.75DS/−2.00DC×180=0.16,OS +0.75DS/−1.50DC×5=0.90。
眼轴:OD 22.53mm,OS 22.41mm。
主要诊断:右眼 MH(原因不明)。

术前多模影像检查,见图 2-6-1。

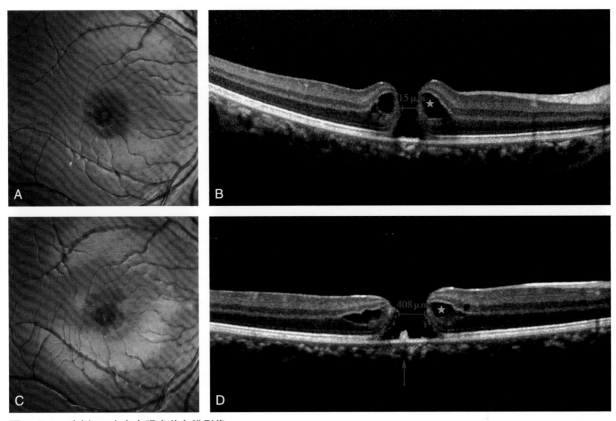

图 2-6-1　病例 35 患者右眼术前多模影像

A、B. 炫彩激光眼底成像 +OCT(术前 4 个月):黄斑区可见一约 1/6PD 大小红色病灶,中心凹处神经感觉层缺损,裂孔缘抬高并存在囊样低反射腔(绿色五星),裂孔最小直径 315μm;

C、D. 炫彩激光眼底成像 +OCT(术前)OCT:裂孔边缘隆起高度减低,裂孔直径增加至 408μm,孔底 RPE 表面见短簇状高反射(红色箭头)

　　治疗:玻璃体切除术联合 ILM 剥除加气液交换,术后复查:中心凹形态恢复,裂孔闭合,裂孔两侧视网膜内囊腔消失,随访中外层视网膜结构连续性修复,BCVA 逐步提高至 0.5,见图 2-6-2。

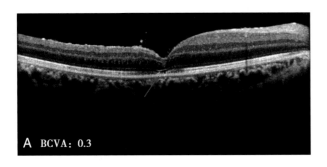
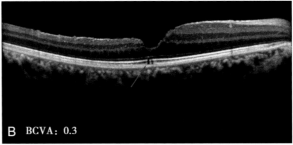

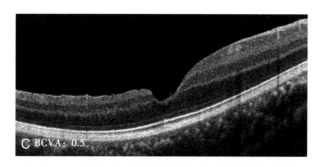

图 2-6-2　该患者术后随访 OCT
A、B、C. OCT(术后 1、6、18 个月):黄斑裂孔闭合,A、B 图中心凹形态恢复,中心凹下 ELM 反射恢复连续,但 EZ、IZ 不连续(红色箭头),图 C 中外层视网膜反射基本恢复连续

诊疗策略

儿童 MH 多见于钝挫伤后,也有报道继发于激光损伤,或继发于 Coats 病、Best 病、先天性视网膜劈裂症等眼病。本例患儿否认外伤史,对侧眼检查正常,患眼未见除 MH 外的其他眼部病变,根据眼轴长度可排除近视,特发性 MH 儿童发病以往未见报道,考虑儿童容易受伤,病史不全可靠,我们仍不能排除外伤性 MH 可能,予以密切观察,随访 4 个月裂孔有扩大趋势,选择手术治疗,术后黄斑中心凹形态与功能均恢复较好。

病例 36　家族性渗出性玻璃体视网膜病变,行玻璃体切除术联合眼内激光光凝

患者男,5 岁。
主诉:发现患儿斜视数日;自幼过敏体质,否认家族史,无早产史、吸氧史。
最佳矫正视力:OD PL/−2.00DC×175=0.1,OS +3.75DS/−2.00DC×20=0.05。
眼轴:OD 22.78mm,OS 23.17mm。
眼球震颤:双眼球水平震颤。
主要诊断:双眼家族性渗出性玻璃体视网膜病变(familial exudative vitreoretinopathy,FEVR)。

双眼初诊多模影像检查(建议 FFA 遭拒),拟诊 FEVR,见图 2-6-3。

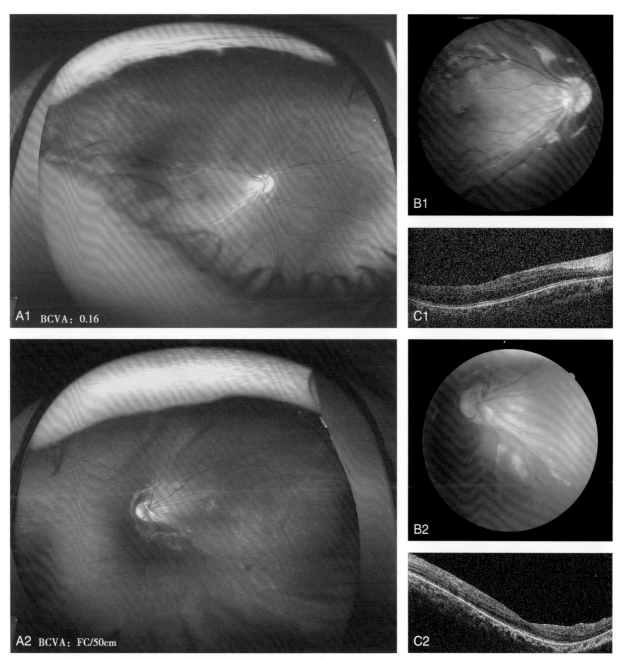

图 2-6-3　病例 36 患者双眼初诊多模影像

A1、A2. 双眼超广角眼底成像；

B1、B2. 双眼彩色眼底照相：双眼血管走行僵直，黄斑移位，血管弓夹角变小，周边视网膜未见明显渗出；

C1、C2. 双眼 OCT：双眼黄斑中心凹形态不清

2 个月后复诊，复诊时主诉：右眼突发视力下降 2 天。

裸眼视力：OD 手动 /20cm，OS 指数 /1m。

最佳矫正视力：OD 矫正无提高，OS-1.75DS/-1.75DC×20=0.05。

裂隙灯：右眼见玻璃体腔大量血性混浊，眼底窥不入。

复诊诊断：右眼玻璃体积血、双眼 FEVR？

B 超检查,见图 2-6-4。

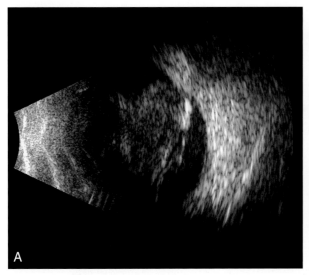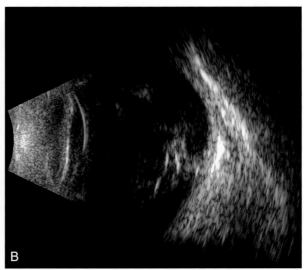

图 2-6-4　该患者复诊右眼 B 超
A、B. 右眼术前 B 超:玻璃体混浊

　　治疗:随访半个月后玻璃体积血并未减轻,行右眼玻璃体切除术联合眼内激光光凝,术后 10 天双眼超广角 FFA 后明确 FEVR 诊断,周边部血管渗漏区补充激光治疗,多模影像检查见图 2-6-5。双亲眼底检查发现母亲眼底也有同样的改变,病变程度轻。

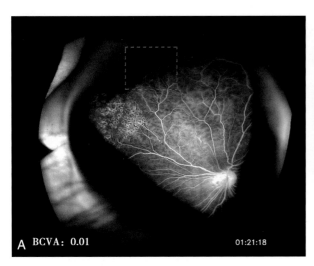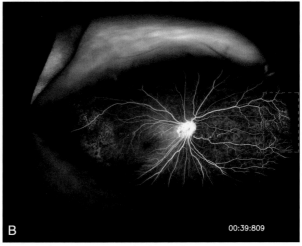

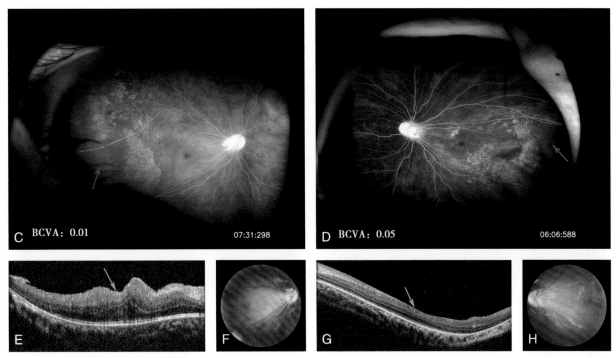

图 2-6-5　该患者术后 10 天多模影像

A、B. 右眼超广角荧光素眼底血管造影(术后10天):视网膜血管形态僵直,分支多,周边血管有异常交通和渗漏(红色虚框),激光斑呈点状强荧光;

C、D. 双眼超广角荧光素眼底血管造影(术后补充激光后):双眼颞侧视网膜见激光斑反应,以及无血管区显示片状弱荧光(红色箭头);

E、G. 双眼 OCT:中心凹形态存在(绿色箭头),E 图,右眼黄斑区视网膜皱褶,内层视网膜增厚;G 图,左眼黄斑中心凹发育不良;

F、H. 双眼彩色眼底照相:视网膜血管僵直,向颞侧牵拉,黄斑向颞侧异位

　　双眼随访过程中补充诊断:双眼继发性 ERM,见图 2-6-6。

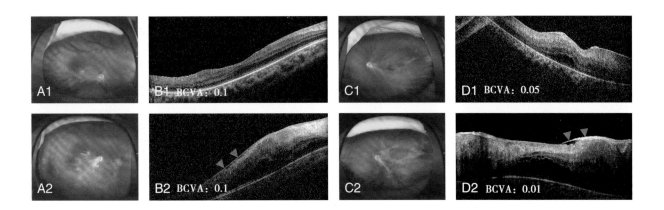

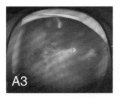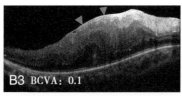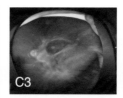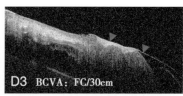

图 2-6-6　该患者术后随访多模影像

A1~A3. 右眼超广角眼底成像(术后 1、3、8 个月):随访期间后极部逐渐形成白色增殖膜,牵拉黄斑向颞下方,颞侧视网膜平伏,可见陈旧激光斑;

B1~B3. 右眼 OCT(术后 1、3、8 个月):中心凹形态逐渐消失,视网膜表面可见条带状高反射(蓝色三角),黄斑区内层视网膜逐渐增厚,扭曲;

C1~C3. 左眼超广角眼底成像(激光后 1、2、3 个月):随访期间后极部逐渐形成白色环形增殖膜,颞侧视网膜见陈旧激光斑;

D1~D3. 左眼 OCT(激光后 1、2、3 个月):中心凹形态消失,视网膜表面可见条带状高反射(蓝色三角),黄斑区内层视网膜增厚,扭曲

　　再次治疗:因双眼继发性 ERM,于右眼初次手术后 4、9 个月分别对左、右眼行玻璃体切除联合前膜剥除术。术后随访:术后视力改善,病情稳定,见图 2-6-7。

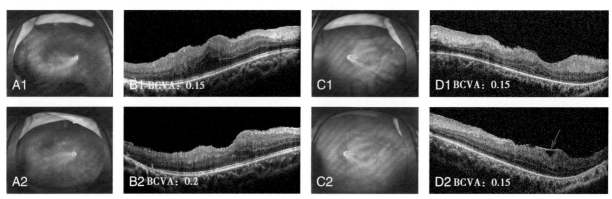

图 2-6-7　该患者再次治疗后随访多模影像

A1、A2. 右眼超广角眼底成像(第 2 次术后 1、6 个月):视网膜血管僵直向颞下方走行,视网膜平伏,颞侧视网膜可见陈旧激光斑;

B1、B2. 右眼 OCT(第 2 次术后 1、6 个月):中心凹形态形成,黄斑区内层视网膜增厚,外层视网膜完整;

C1、C2. 左眼超广角眼底成像(术后 1、6 个月):视网膜平伏,颞侧视网膜可见陈旧激光斑;

D1、D2. 左眼 OCT(术后 1、6 个月):中心凹形态形成,表面条带高反射(红色箭头),内层视网膜增厚,外层视网膜完整

诊疗策略

　　本例 5 岁患儿因发现斜视才就诊,无早产、低出生体重及吸氧史,双眼视力已严重受损,双眼视网膜血管走行僵直,左眼可见牵拉所致的黄斑偏位,右眼玻璃体手术清除致密出血后超广角 FFA 显示双眼周边视网膜无灌注区、周边血管分支多呈柳枝样分布、新生血管渗漏,检查双亲证实家族史,诊断 FEVR。

　　本病男性略高于女性,单眼或双眼发病均可,视网膜血管分支增多,周边无灌注区和新生血管形成为 FEVR 的主要特征,FFA 是诊断的金标准,但传统 FFA 单次摄像只能获得 30°~55° 眼底相,即便采用将 7 张不同角度 30° 眼底相组合也只能获得 75° 的眼底相,超广角 FFA 可观察到 200° 周边眼底,对累及周边部视网膜的眼底疾病包括 FEVR 的诊断、指导治疗及随访评估均有较大价值。

　　本病强调早期诊断,适当治疗,预防病变进展。非手术治疗主要是激光光凝和抗 VEGF 治疗,主要针对视网膜血管渗漏及新生血管。病情稳定时周边无血管区不需要激光光凝治疗。一般认为 3 岁以上、2 期以下患眼可观察。手术治疗包括巩膜扣带术和玻璃体手术 2 种方式,如果纤维增生、牵拉位于极周边且较局限,不伴有玻璃体积血或并发性白内障,可采用巩膜扣带术。对于合并玻璃体积血、并发白内障,纤维增生、牵拉位于后极部,或周边部纤维增生范围较大时,应选择玻璃体切除术。FEVR 是终身疾病,即便经治疗稳定后也可再次趋于活动,因此需密切随访,尤其是儿童,发病越早病情越重,发展也越快。

病例 37　　眼弓蛔虫病,行玻璃体切除术联合剥膜

患者男,6 岁。
主诉:发现左眼视力下降 2 个月余。
裸眼视力:OD 0.8,OS 指数 /50cm。
最佳矫正视力:OD +1.00DS/−0.25DC×35=1.0,OS 矫正无提高。
眼轴:OD 22.74mm,OS 21.91mm。
主要诊断:左眼弓蛔虫病。

左眼术前多模影像检查,见图 2-6-8。

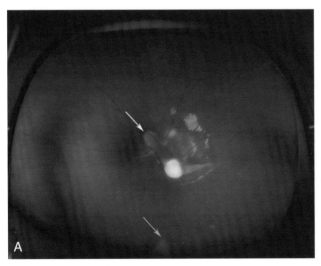
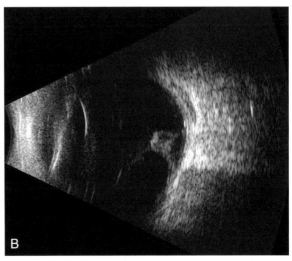

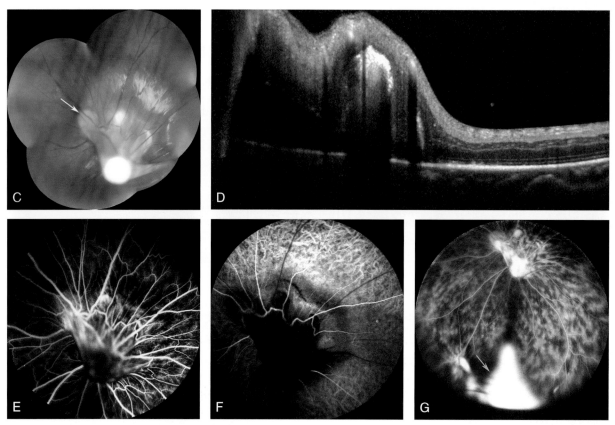

图 2-6-8　病例 37 患者左眼术前多模影像

A. 超广角眼底成像:隐约可见视盘(白色箭头),后极部黄斑区视网膜"伞状"高度隆起,伞顶处、后极部视网膜下、下方周边视网膜均可见白色病灶(绿色箭头);

B. B 超:玻璃体混浊,可见突入玻璃体腔高回声影;

C. 彩色眼底照相:视盘变形(白色箭头),后极部视网膜隆起,顶端可见白色圆形增殖灶;视盘颞侧可见两处视网膜下白色病灶;

D. OCT:中心凹形态消失,视网膜下团块状中高反射灶,视网膜隆起并皱褶;

E. FFA(早期):后极部血管走行异常,视网膜隆起顶端弱荧光;

F. ICGA:病灶区弱荧光,其周围脉络膜血管荧光呈环形弱荧光;

G. FFA(后期):后极部、下方视网膜团状强荧光,视网膜血管渗漏呈霜样改变

治疗:玻璃体切除术联合剥膜,术后黄斑区形态逐渐改善,视网膜皱褶减轻;随访 12 个月 BCVA 达到 0.06,见图 2-6-9。

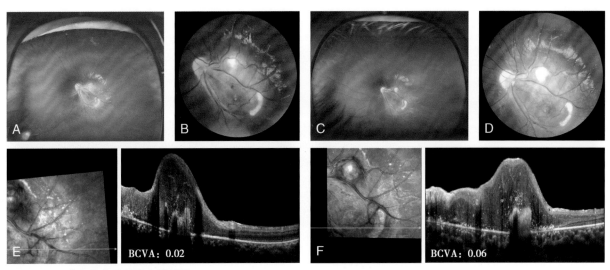

图 2-6-9　该患者术后随访多模影像

A、C. 超广角眼底成像(术后1、12个月),B、D、彩色眼底照相(术后1、12个月):视盘形态不规则,视网膜较前平伏,视盘颞侧及黄斑颞侧可见圆形和长条形隆起白色视网膜内病灶,黄斑向颞下移位,黄斑区色素沉积;

E、F. OCT(术后1、12个月):无明显黄斑中心凹形态,黄斑区视网膜增厚,颞侧可见视网膜内高反射,牵拉隆起的视网膜高度逐渐降低

诊疗策略

本例表现为单侧眼底后极部、下方周边出现白色隆起病灶,视网膜伞状高度隆起,B 超见突入玻璃体腔的高回声肿块,术中抽取眼内液及血清检查弓蛔虫抗体滴度均显著升高,术中剥除的黄斑区增殖膜病理检查提示炎性纤维组织增生,上述证据支持眼弓蛔虫病诊断。本病多见于儿童,因寄生虫毒素或异体蛋白引起的后极部或周边部肉芽肿、视网膜前膜及牵拉性视网膜脱离,玻璃体手术治疗目的主要是针对视网膜前膜和牵拉性视网膜脱离,尤其是病情进展或病变位于黄斑部严重影响视力者。

第三章 黄斑疾病剥膜技术及病例展示

近年来,黄斑疾病微创玻璃体手术的适应证,最常见的是玻璃体黄斑界面异常引起的病变,主要包括黄斑裂孔(MH)、黄斑前膜(MERM)、玻璃体黄斑牵拉综合征(VMTS)、高度近视黄斑劈裂(MF)、高度近视黄斑裂孔及视网膜脱离(MHRD)等。目前认为 ILM 及其表面附着或粘连紧密的玻璃体后皮质与增殖膜等产生的切线和纵向牵拉力是导致玻璃体黄斑界面疾病的主要原因。对具有手术治疗指征者,玻璃体切除联合黄斑部剥膜是目前的主流手术方法,关键在于清除黄斑区残余黏附的玻璃体后皮质、黄斑前膜及 ILM,这是一个需要经验与技巧的过程。本章就剥膜操作技巧、常规内界膜剥除术、改良内界膜剥除术式、内界膜剥除并发症的监测等进行介绍。

第一节 黄斑部剥膜技术

一、常规内界膜剥除技术

(一) ILM 染色

ILM 薄而透明,不染色剥膜难度大,目前临床上剥膜时染色剂被广泛采用,包括吲哚青绿(indocyanine green,ICG)、亮蓝等,其中 ICG 染色效果好,但可能存在一些毒副作用,亮蓝等其他染色剂的毒性尚不完全清楚。临床常使用 0.25%ICG 溶液染色,由于以往研究显示 ICG 的毒性与浓度和接触时长相关,建议对 ICG 染色做以下改进:①进一步配比稀释至 0.125%;②不在气液交换下染色,减少与视网膜的接触面积;③尽可能缩短着色时间,减少接触时长;④只有染色效果不佳者才重复染色。少数情形下 ICG 染色效果差,如高度近视脉络膜视网膜明显萎缩时,即使提高浓度及染色时长仍可能染色不佳(图 3-1-1)。正常染色见本章图 3-1-7、图 3-1-11。

染色剂眼内注射技巧包括:①切除核心区玻璃体、制造后极部玻璃体后脱离(posterior vitreous detachment,PVD)、切除玻璃体后皮质,再注入染色剂;②排空注射器中气泡,避免进入眼内干扰观察;③染色剂注入时应避开黄斑中心,贴近视网膜表面控制推注力度,将其"撒"入而非"射"入;④染色完成后切除周边部玻璃体,顺带清除玻璃体腔中多余染色剂。

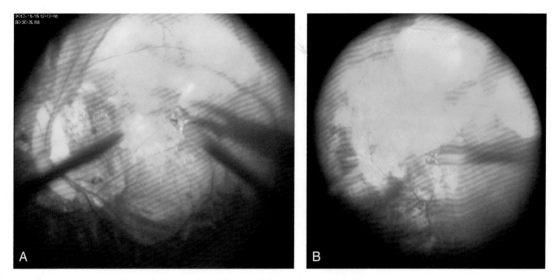

图 3-1-1　手术视频截图:高度近视视网膜脉络膜萎缩,染色效果不佳

染色剂特异性识别 ILM,若染色后呈颜色均匀一致的光滑面,表明 ILM 表面无玻璃体后皮质残余或 / 和黄斑前膜;若部分染色区域不着色或染色不佳,说明存在黄斑前膜或玻璃体后皮质(图 3-1-2A),有时黄斑区仍被大片的残余玻璃体后皮质覆盖,染色剂不着色,呈光滑反光的表面(图 3-1-2B)。

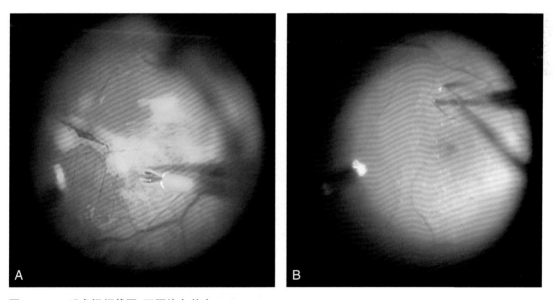

图 3-1-2　手术视频截图:不同染色状态
A. 染色区域颜色不均匀,说明黄斑区存在前膜;
B. 染色后,黄斑中心及下方表面光滑有反光、不着色,黄斑区仍被残余玻璃体后皮质覆盖

(二) ILM 剥除

ILM 剥除就是利用剥膜镊掀起膜瓣(起瓣),然后撕除膜的过程,如果撕膜过程中出现膜瓣断裂,需要再次起瓣,有时需多次起瓣,直至将指定区域的 ILM 完全剥除,以下几点需要注意。

1. 首次起瓣点的选择　避开中心凹,从其外围着色较明显处起瓣,一般尽量选择颞下方血管弓内着色较明显处,因为首次起瓣时最容易发生操作损伤,相比较而言,上方的视野损害对生活影响小。起瓣时需反复、多角度观察,确认只夹住了 ILM,不确定时可松开夹住膜瓣的镊子后观察,如有视网膜发白或出血,表示有误夹视网膜组织的可能。首次起瓣后视网膜可有以下几种表现,见图 3-1-3。

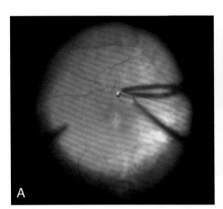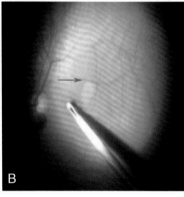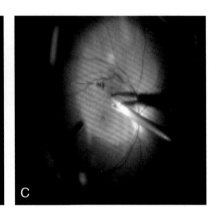

图 3-1-3　手术视频截图:首次起瓣时的几种表现
A. 首次起瓣顺利,起瓣点无明显肉眼可见损伤;
B. 起瓣点可见视网膜轻度发白改变;
C. 起瓣点可见视网膜点状出血

2. 撕膜　应夹住膜瓣根部,反折后沿切线方向用缓慢小恒力撕膜,如此操作不容易产生垂直牵拉,且易于保持膜瓣基底宽度及控制撕膜方向,膜瓣不易断裂,可减少起瓣次数。撕膜过程中应围绕黄斑中心凹,控制好力度做向心性方向的缓慢环形撕除。如遇到皱褶可顺着或垂直于皱褶撕膜。若撕膜中膜瓣断裂需再次起瓣,应选择中心凹外围已翘起的膜边缘起瓣。高度近视患者靠近血管弓处 ILM 与神经纤维层粘连紧密,不可强行撕膜。因易产生损伤,可使用玻切头贴近视网膜表面切断其粘连的玻璃体即可。

3. ILM 撕除范围　目标剥除范围是 MH 为 2~3PD,视裂孔大小和病程长短适当增减;MF 或 MHRD 伴有后巩膜葡萄肿时,应扩大剥除范围,尽量剥除至靠近血管弓或后巩膜葡萄肿内侧边缘(图 3-1-4)。

4. 术中剥膜并发症　内界膜剥除后的视网膜表面常见到点状出血(图 3-1-5),一般不需处理,或暂时提高灌注压止血,极少情况下出血量偏多影响术野观察时可使用笛针吸除。

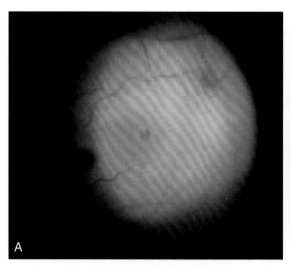 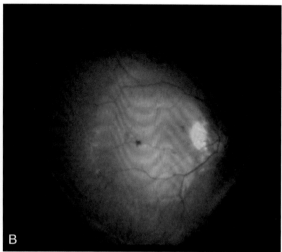

图 3-1-4　手术视频截图:内界膜剥除范围

A. IMH:ILM 剥除范围 2~3PD;

B. MF:ILM 剥除至上下血管弓

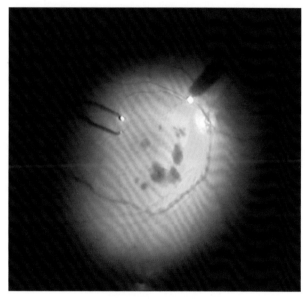

图 3-1-5　手术视频截图:ILM 剥除后视网膜表面出血点

病例 38　特发性黄斑裂孔,行玻璃体切除联合常规内界膜剥除术(一)

患者男,64 岁。

主诉:右眼视物不清 4 个月,加重 1 个月。

裸眼视力:OD:0.2,OS:0.6。

最佳矫正视力:OD:+0.75DS/−2.00DC×90=0.2,OS:+2.50DS/−1.75DC×90=0.9。

主要诊断:右眼 IMH。

术前微视野联合多模影像检查,见图 3-1-6。

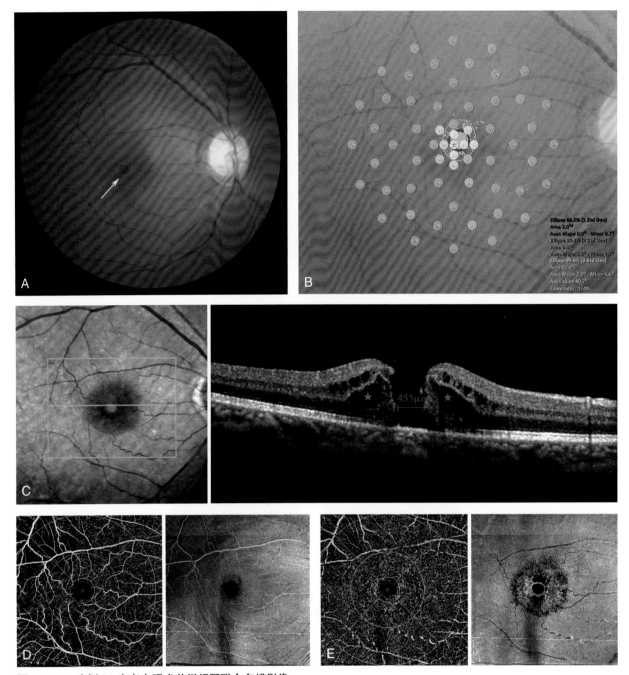

图 3-1-6　病例 38 患者右眼术前微视野联合多模影像

A. 彩色眼底照相:黄斑中央可见 1/5PD 大小圆形裂孔(黄色箭头);

B. 微视野数字图:20° 及 2° 范围 MS 分别为 25.3dB 和 17.4dB,中心固视,固视相对不稳定;

C. OCT:黄斑中心凹视网膜神经感觉层全层缺损,裂孔最小直径为 455μm,裂孔边缘见低反射囊腔(蓝色星号);

D、E. OCTA:视网膜浅层、深层毛细血管层 FAZ 面积增加,深层毛细血管层 en face 图像可见花瓣状低反射与 OCT B-scan 中低反射囊腔对应

治疗:玻璃体切除联合常规 ILM 剥除加气液交换术。常规 ILM 剥除手术录像截图见图 3-1-7。

术后 3 个月随访:视力提高至 0.6,OCT 提示裂孔闭合,ELM 层恢复连续,微视野提示黄斑中心光敏感度及固视稳定性改善,见图 3-1-8、图 3-1-9。

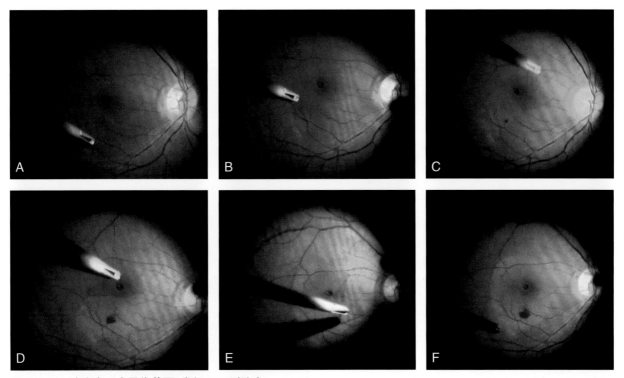

图 3-1-7　该患者手术录像截图:常规 ILM 剥除术

A. ICG 染色后见 ILM 表面染色较均匀;

B. 选择颞下方血管弓内着色处首次起瓣,起瓣点未见损伤;

C. 向着黄斑中心凹方向撕除内界膜;

D. 内界膜反折向黄斑中心方向撕除,内界膜剥除后见出血点;

E. 向心性方向缓慢撕除内界膜直到裂孔边缘,顺势展平黄斑孔边缘的卷曲或皱缩;

F. 撕除范围约 3PD

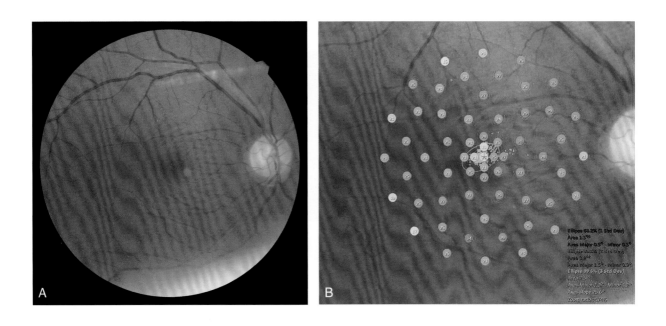

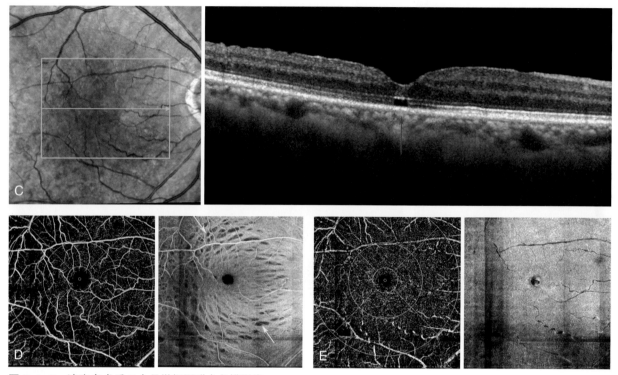

图 3-1-8 该患者术后 3 个月微视野联合多模影像

A. 彩色眼底照相:视盘同术前,视网膜平伏;

B. 微视野数字图:2° 范围 MS 较术前增加达到 21.3dB,中心固视,固视稳定;

C. OCT:中心凹形态恢复,裂孔闭合,ELM 层连续,EZ、IZ 尚欠连续(红色箭头);

D、E. OCTA:浅层毛细血管层 en face 图像示黄斑区散在点状不规则低反射(DONFL)(黄色箭头)。术前深层毛细血管层 en face 图像上的花瓣状低反射已消失

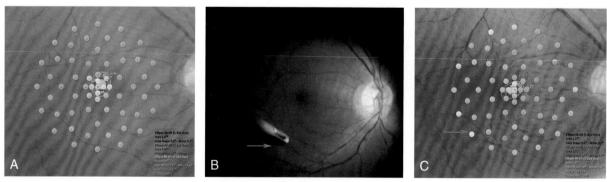

图 3-1-9 该患者术前、术后 3 个月微视野与术中起瓣点对应图

A. 微视野数字图(术前) B. 手术视频截图:术中起瓣点位置(蓝色箭头) C. 微视野数字图(术后 3 个月):黄斑中心凹的颞上及颞下(首次起瓣点附近)MS 轻度下降(28dB 至 17dB)(蓝色箭头)

病例 39　特发性黄斑裂孔,行玻璃体切除联合常规内界膜剥除术(二)

患者,女,45 岁。

主诉:左眼视物不清 10 余天。

裸眼视力:OD 0.1,OS 0.2。

最佳矫正视力:OD-9.00DS=0.5,OS-8.50DS 矫正无提高。

眼轴:OD:27.11mm,OS:26.66mm。

主要诊断:左眼 IMH 伴 VMT,双眼高度近视。

术前微视野联合多模影像见图 3-1-10。

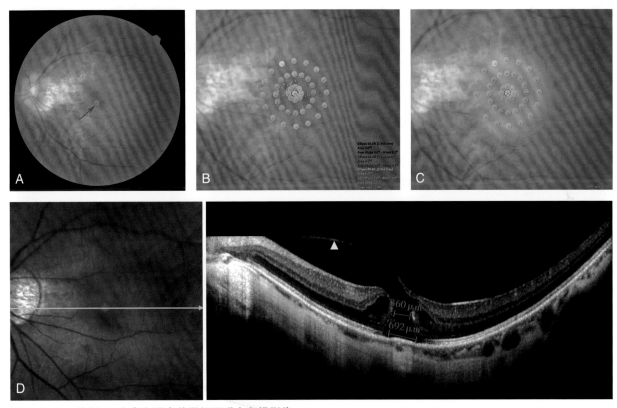

图 3-1-10　病例 39 患者左眼术前微视野联合多模影像

A. 彩色眼底照相:黄斑中央可见 1/5PD 大小圆形裂孔(红色箭头),视网膜豹纹状;

B、C. 微视野数字图、地形图:10° 及 2° 范围 MS 分别为 25.4dB 和 29.6dB,中心固视,固视稳定;

D. OCT:中心凹视网膜神经感觉层缺失伴有 VMT(黄色三角),最小裂孔直径 360μm

治疗:左眼玻璃体切除联合常规 ILM 剥除加气液交换术。常规 ILM 剥除手术录像截图见图 3-1-11。

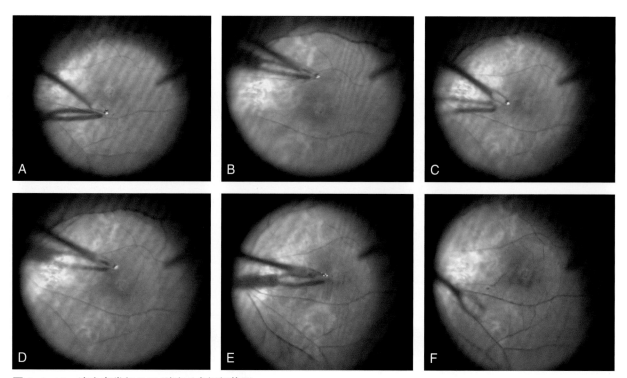

图 3-1-11 该患者常规 ILM 剥除手术视频截图

A. ICG 染色后见 ILM 表面染色较均匀,选择颞下方血管弓内安全处起瓣;

B. 控制好向心性力度缓慢环形撕膜,起瓣点未见损伤;

C. 反折 ILM,自颞侧向鼻侧向心性撕除 ILM 至黄斑孔缘;

D. 自鼻侧向颞侧向心性撕除 ILM 至黄斑孔缘;

E. 裂孔缘 ILM 均已剥离,仅剩黄斑孔的鼻上方内界膜还在位,一起撕除;

F. 黄斑区 ILM 已剥除,黄斑鼻侧内界膜剥除区见微小出血点

术后 6 个月随访:视力提高至 1.0,OCT 提示黄斑裂孔闭合,ELM、EZ 层恢复连续;2° 范围 MS 提高,黄斑区其余检测位点光敏感度正常。术后 6 个月微视野联合多模影像检查,见图 3-1-12。

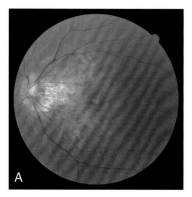
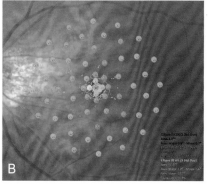
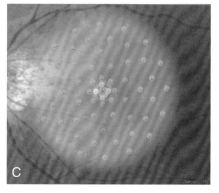

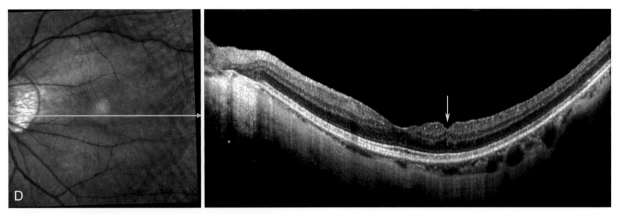

图 3-1-12　该患者术后 6 个月微视野联合多模影像
A. 彩色眼底照相:视盘同术前,视网膜平伏;
B、C. 微视野数字图、地形图:20° 及 2° 范围 MS 分别为 30.8dB 和 31.6dB,中心固视,固视稳定;
D. OCT:黄斑裂孔闭合,中心凹形态可,ELM、EZ 层连续,中心凹颞侧见一小凹陷(黄色箭头)

　　手术录像截图及术后 OCTA、微视野对比图见图 3-1-13。

诊疗策略

　　病例 38、病例 39 均为 IMH,均采用常规 ILM 剥除术式治疗后裂孔闭合,视力明显提高。回顾手术录像,彻底清除玻璃体后皮质后 ICG 染色,染色区域均匀着色,提示无残余玻璃体后皮质黏附,起瓣及撕除过程顺利,2 例完成常规 ILM 剥除后只见 1 处撕膜后出血点,术后微视野复查出血点对应的检测位点光敏感度均正常。但病例 38 术后 3 个月复查,OCTA 浅层 En face 图像显示内界膜剥除区域术后发生了视网膜神经纤维层分离(dissociated optic nerve fiber layer,DONFL)的并发症(详见本章第三节,P140),20° 范围内黄斑颞侧出现 5 ~ 6 个位点测量值较术前轻度下降,其中 2 点在

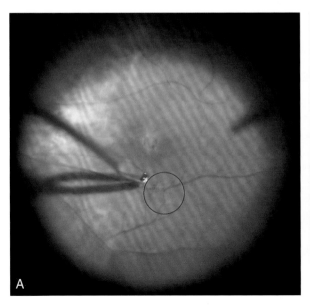

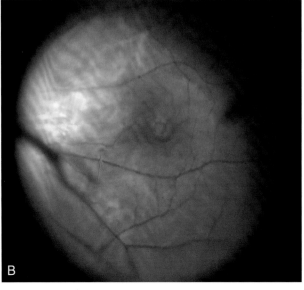

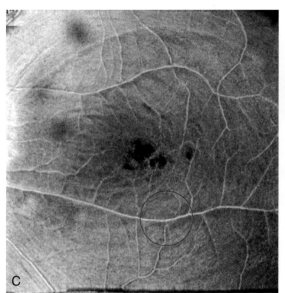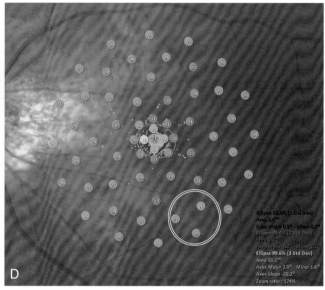

图 3-1-13　该患者手术录像截图及术后 OCTA、微视野对比

A. 手术录像截图:首次起瓣点处无明显肉眼可见的损伤(红色圆圈);

B. 手术录像截图:ILM 剥除已完成,仅见黄斑鼻侧少许剥膜后的点状出血(蓝色箭头);

C. OCTA(术后 6 个月):浅层毛细血管层 en face 图像显示中心凹旁少许点状低反射,起瓣区未见明显异常(红色圆圈);

D. 微视野数字图(术后 6 个月):起瓣点处(红色圆圈)及 ILM 剥除区域各检测位点光敏感度均正常

起瓣点附近,但几个位点的下降幅度相似,且术中起瓣点处无明显肉眼可见的损伤或出血,故判断病例 38 术后微视野中多个检测位点光敏感度下降的原因是内界膜剥除并发症 DONFL。

二、黄斑前膜剥除技术

1. 前膜剥除　当特发性黄斑前膜较厚、皱褶较明显,常与视网膜间存在间隙,粘连紧密程度不均匀,操作如同 ILM 剥除,前膜外围边缘处起瓣后反折撕除,反折角度越小,垂直牵拉越小(图 3-1-14);如黄斑前膜纤薄难以辨认边缘,常不易起瓣,可从 ILM 起瓣,ILM 连同黄斑前膜一并剥除(图 3-1-15);继发性黄斑前膜通常较厚,且与下方组织粘连紧密,如找不到合适的起瓣点,可用剥膜钩探寻出皱褶间的缝隙或在黄斑前膜边缘钝性分离找寻增殖膜与视网膜间的缝隙(图 3-1-16),起瓣后再用剥膜镊剥除;局部粘连紧密时可多头起瓣分离至无法分离处,最后黄斑前膜与视网膜仅剩一个粘连紧密的蒂相连,确实不能用剥膜镊撕除时,可换用玻切头在蒂根部切断(图 3-1-17),切忌强行撕除,以免造成医源性损伤。剥膜时应尽量确保完整,尤其是通过黄斑中心凹的黄斑前膜,避免残留。

2. 黄斑前膜和 ILM 的区分　黄斑前膜一般较粗糙,表面呈细颗粒状,韧性相对较好,不易破裂,剥下后呈纤维条状易皱缩,玻璃体后皮质则易卷曲成团;ILM 表面较光滑,厚薄均匀,有放射状条纹,易破裂,撕脱后呈透明的玻璃纸样,不易卷曲。

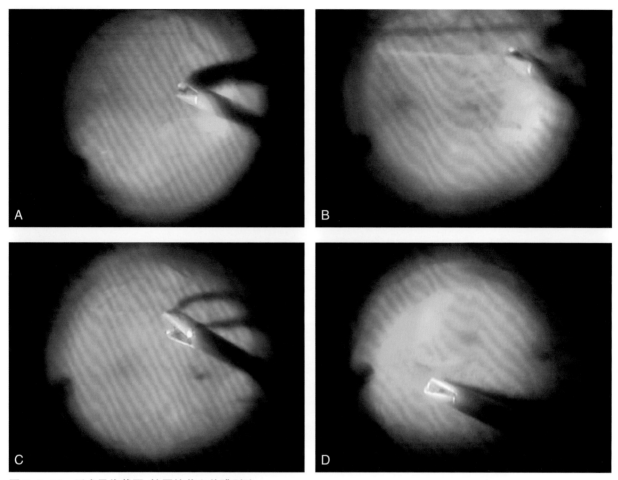

图 3-1-14　手术录像截图：较厚的黄斑前膜剥除

A. 染色后 ILM 表面粗糙不均匀，提示存在黄斑前膜或玻璃体后皮质；

B. 黄斑前膜边缘起瓣；

C. 黄斑前膜剥除后再次染色，见鼻侧部分 ILM 已部分缺失；再次起瓣剥除中心凹颞侧的内界膜；

D. 剥除范围约 2~3PD 大小

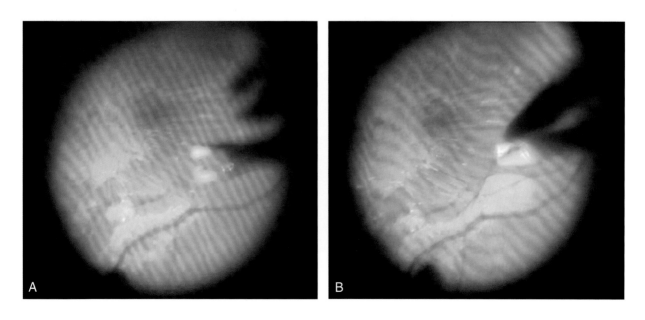

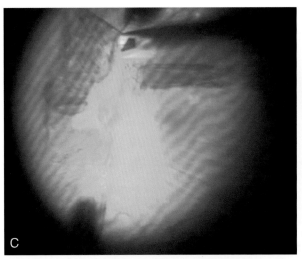
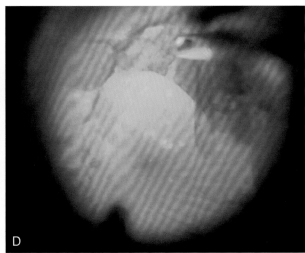

图 3-1-15　手术录像截图：纤薄的黄斑前膜剥除
A. 染色后黄斑前膜纤薄，边界不明显，染色不均匀；
B、C、D. 外围起瓣，ILM 连同黄斑前膜一并剥除

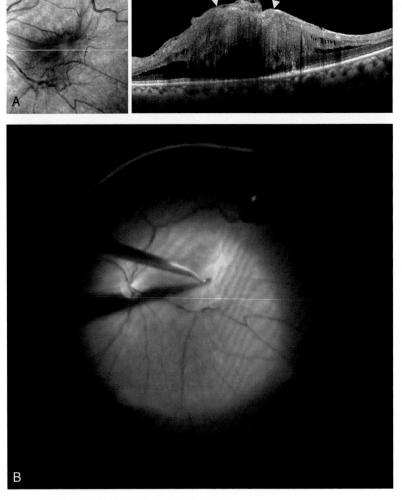

图 3-1-16　剥膜钩探寻皱褶间缝隙，便于起瓣剥除
A. 术前 OCT：IR 可见黄斑区小血管扭曲，视网膜皱褶；B-scan 黄斑区视网膜表面可见
高反射条带（黄色三角）；视网膜内层增厚、结构分辨不清，外层视网膜反射被伪影遮盖；
B. 手术录像截图：黄斑前膜粘连紧密并皱缩，用剥膜钩钝性分离寻找或制造空隙起瓣

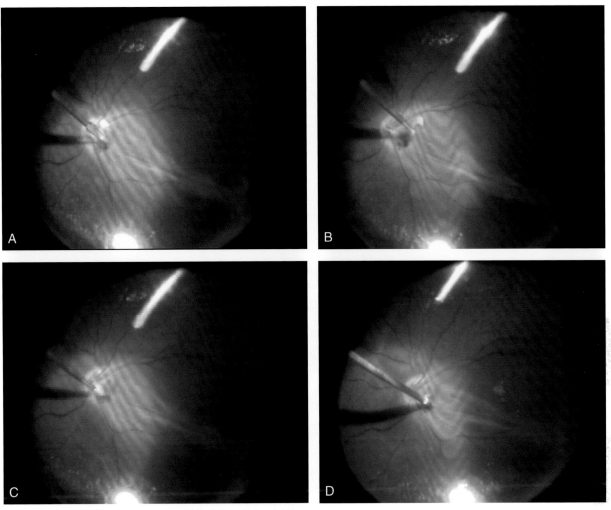

图 3-1-17　手术录像截图:继发性黄斑前膜(FEVR 病例)

A. 视盘旁纤维增殖膜与视网膜粘连紧密;

B、C. 尝试用剥膜镊不同方位起瓣、不同方向用力,最终无法彻底安全分离增殖膜与其下视网膜;

D. 使用玻切头从根部切断增殖膜,达到分离目的

病例 40　特发性黄斑前膜,行玻璃体切除联合黄斑前膜及内界膜剥除术

患者女,66 岁。

主诉:右眼视物不清 1 年。

裸眼视力:OD:0.1;OS:0.4。

最佳矫正视力:OD:-1.75DC×80=0.3,OS:+0.75DS/-2.25DC×35=0.9。

主要诊断:右眼黄斑前膜。

术前微视野联合多模影像检查,见图 3-1-18。

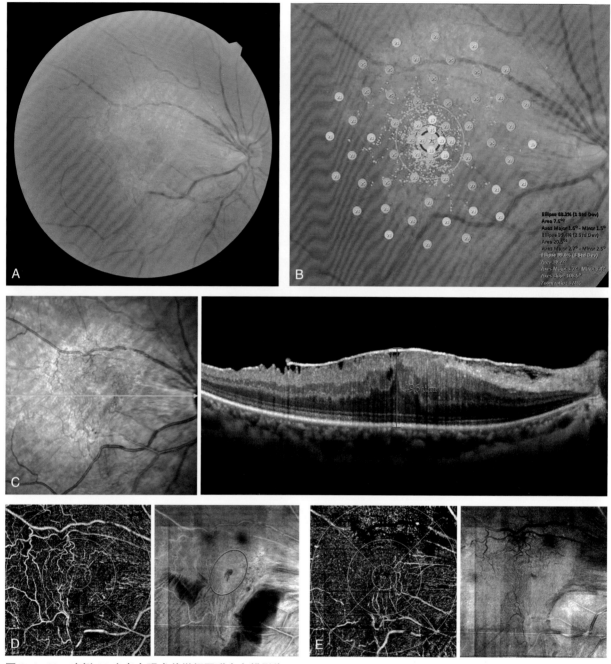

图 3-1-18　病例 40 患者右眼术前微视野联合多模影像

A. 彩色眼底照相：黄斑区视网膜表面可见灰白色膜样组织，后极部视网膜血管扭曲；

B. 微视野数字图：20° 及 2° 范围 MS 分别为 25.3dB 和 17.4dB，中心固视，固视相对不稳定；

C. OCT：黄斑中心凹形态消失，黄斑区视网膜表面可见均一高反射条带，内层视网膜增厚，部分内层结构分辨不清，CFT 为 496μm；

D、E. OCTA：浅层毛细血管层 FAZ 结构消失，中心凹旁血管迂曲，en face 图像可见视网膜皱褶（红色椭圆），深层毛细血管层可见浅层血流信号投影

治疗：右眼玻璃体切除术联合剥膜（黄斑前膜及 ILM），手术录像截图见 3-1-19。

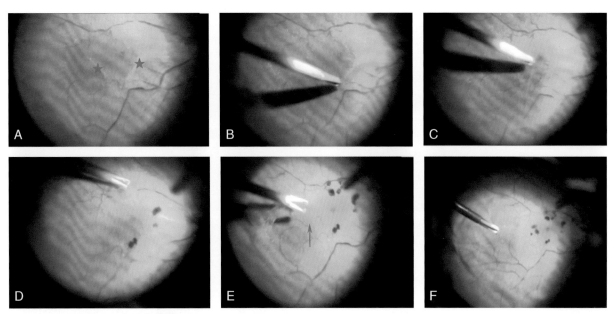

图 3-1-19　该患者手术录像截图

A. 后极部视网膜染色不均匀,黄斑前膜边界可见(蓝色星号);

B. 中心凹下方安全处,前膜边界起瓣;

C、D. 反折撕膜,完整撕除黄斑前膜;

E. 可见黄斑颞侧 ILM 边缘(蓝色箭头);

F. 清除血管弓内黄斑颞侧的残余玻璃体后皮质或黄斑前膜

　　术后 3 个月随访:BCVA 提高至 0.5,黄斑前膜剥除完整,CFT 降低,黄斑区中心 MS 提高,见图 3-1-20。

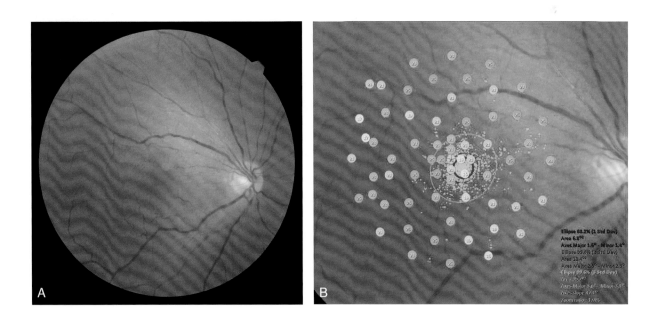

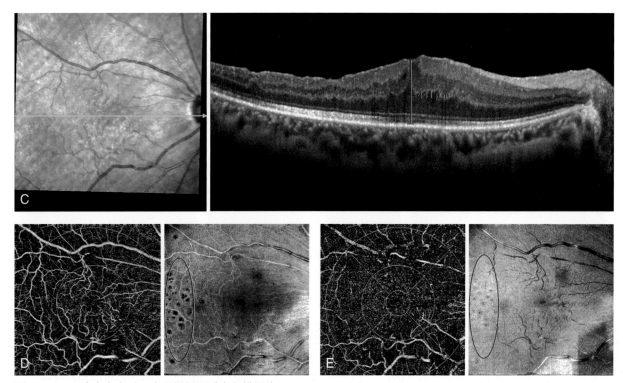

图 3-1-20　该患者术后 3 个月微视野联合多模影像

A. 彩色眼底照相：视网膜平伏，血管迂曲度改善；

B. 微视野数字图：20° 及 2° 范围 MS 分别为 25.5dB 和 21.4dB，中心固视，固视相对不稳定；

C. OCT：内层视网膜形态改善，CFT 下降至 441μm；

D、E. OCTA：浅层毛细血管层 FAZ 形成，血管迂曲；浅层、深层毛细血管层 en face 图像均见黄斑区颞侧散在点状不规则低反射（红色圆圈）

诊疗策略

　　本例为特发性黄斑前膜，术前 OCT 提示黄斑前膜较明显，与视网膜粘连较疏松，术中 ICG 染色后黄斑前膜边界清晰，从下方远离中心凹处的膜边界首次起瓣较安全，完整剥除黄斑前膜后，发现其下 ILM 已一并剥除，但黄斑区颞侧 ILM 未剥除的区域染色不均匀，提示存在残余的玻璃体后皮质或黄斑前膜，继续剥除前膜或后皮质。

病例 41　继发性黄斑前膜，行玻璃体切除联合前膜及内界膜剥除术

患者女，54 岁。

主诉：右眼视物不清 3 个月。

既往史：3 个月前因右眼视网膜裂孔于外院行右眼视网膜激光光凝术。

裸眼视力：OD 0.05，OS 0.12。

最佳矫正视力：OD-5.5DS/-1.50DC×170=0.4，OS-6.0DS/-1.0DC×175=1.0。

主要诊断：右眼黄斑前膜，右眼视网膜裂孔激光光凝术后。

术前微视野联合多模影像检查,见图 3-1-21。

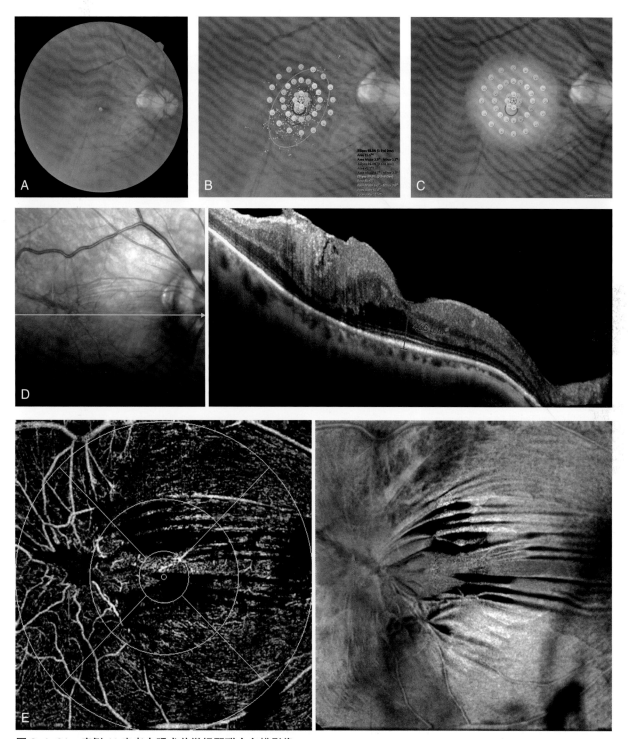

图 3-1-21　病例 41 患者右眼术前微视野联合多模影像

A. 彩色眼底照相:黄斑区可见玻璃纸样反光;

B、C. 微视野数字图、地形图:10° 及 2° 范围 MS 为 20.9dB 和 20.1dB,中心固视,固视不稳定;

D. OCT:中心凹形态可,中心凹颞侧视网膜表面高反射条带,颞侧末端略翘起(蓝色箭头),内层视网膜增厚并因膜牵拉形成皱褶,CFT 为 466μm;

E. OCTA:浅层毛细血管层黄斑小血管信号受牵引在中心凹颞侧汇聚(蓝色箭头);en face 图像见中心凹区域及鼻侧视网膜被牵拉形成横行条纹皱褶

治疗:右眼玻璃体切除术联合剥膜,术后 3 个月随访:BCVA 提高至 0.7,CFT 较术前下降,黄斑区 MS 提高,固视稳定性改善,见图 3-1-22。

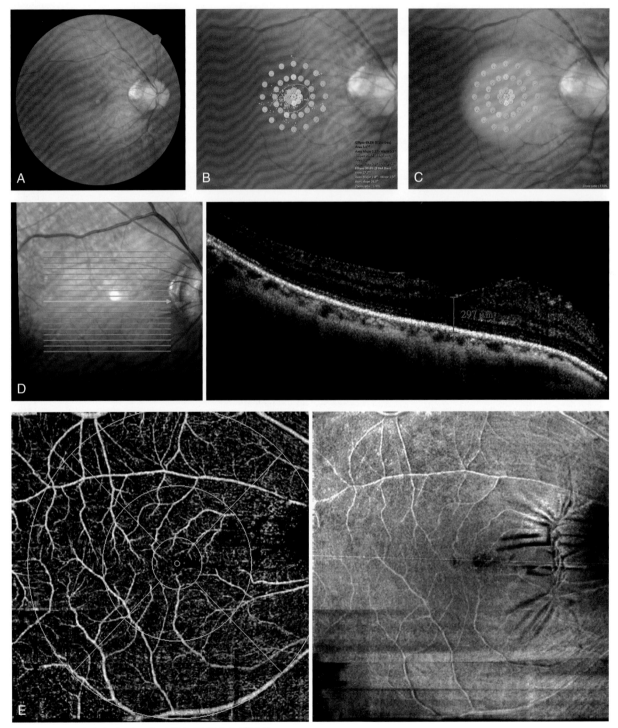

图 3-1-22　该患者术后 3 个月微视野联合多模影像

A. 彩色眼底照相:视盘同术前,视网膜平伏;

B、C. 微视野数字图、地形图:10° 及 2° 范围 MS 分别为 22.1dB 和 23.6dB,中心固视,固视相对不稳定;

D. OCT:中心凹形态可,中心凹鼻侧视网膜表面见 ILM 断端,CFT 降低为 297μm;

E. OCTA:浅层毛细血管层血流信号走形改善,FAZ 形成,en face 图像示中心凹鼻侧尚可见视网膜皱褶但较术前减轻术后 6 个月微视野、en face 图像对比、手术录像截图及解读见图 3-1-23。

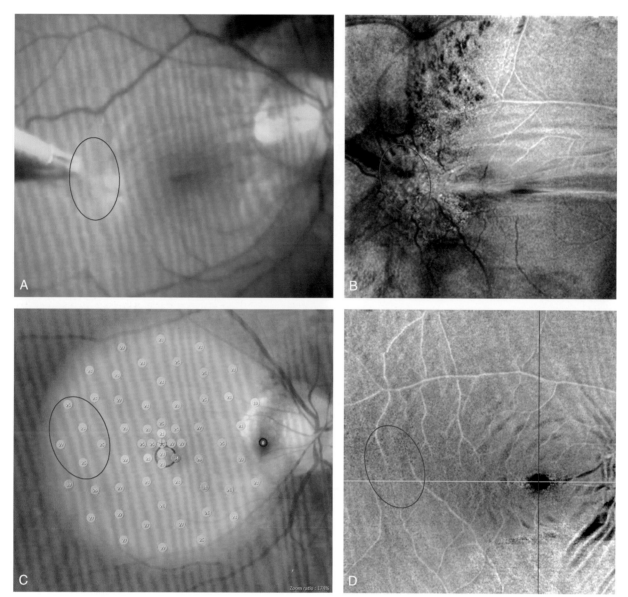

图 3-1-23 该患者术前、术中、术后 6 个月前膜病灶区改变

A. 手术录像截图：术中选择黄斑颞侧前膜边缘起瓣（红色圆圈），术中观察中心凹鼻侧至视盘区域视网膜表面光滑、染色均匀，表明此处无残余玻璃体后皮质或黄斑前膜，此处 ILM 未予剥除；

B. OCTA（术前）：浅层毛细血管层 en face 图像显示中心凹颞侧的视网膜皱襞及血管牵引（红色圆圈）；

C. 微视野地形图（术后 6 个月）：剥膜对应区域（红色圆圈）MS 无明显下降；

D. OCTA（术后 6 个月）：浅层毛细血管层 en face 图像显示中心凹颞侧的视网膜皱襞消失，视网膜恢复平整，血管走行正常（红色圆圈）；中心凹周围可见少许 DONFL；鼻侧视网膜仍见皱褶

诊疗策略

本例为视网膜裂孔激光光凝治疗后继发增生性玻璃体视网膜病变，表现为黄斑中心凹颞侧的黄斑前膜，术前 en face 图像清晰显示了 OCT B-Scan 中黄斑中心凹颞侧视网膜皱襞的冠状切面影

像,形似 FAZ。中心凹鼻侧至视盘存在多条水平走向的放射状皱襞,结合术前 OCT B-Scan 上黄斑中心凹鼻侧未见增殖膜和皱缩征象,术前判断其为颞侧的黄斑前膜收缩、牵拉所致。术中 ICG 染色后可见中心凹鼻侧表面光滑、着色均匀,证实了我们术前判断,此处无玻璃体后皮质黏附或视网膜前膜,术中剥除颞侧黄斑前膜及 ILM 后未剥除鼻侧的 ILM,术后 3、6 个月复查原颞侧的视网膜皱襞已平复,鼻侧放射状皱褶依然存在,但张力减轻,提示此处仍存在切线牵拉力,考虑牵拉力来自留存的 ILM。本例女性患者 54 岁,左眼存在近视(−5.50D,右眼 −6.00D),可能存在随年龄增长及玻璃体增生反应导致的 ILM 增厚、硬化,产生牵拉,但目前随访中鼻侧视网膜皱褶并无进展,微视野显示对应区域及术中剥膜区域的视功能无明显受损,继续随访观察。

三、黄斑中心凹玻璃体视网膜粘连的剥膜技术

玻璃体后皮质与黄斑中心凹局限或较大范围紧密粘连的情形可见于 MH、VMTS 及黄斑劈裂等黄斑部疾病,术中做 PVD 时应切忌对中心凹粘连部位附近的玻璃体直接施加较大的吸引力,尤其是吸住大片玻璃体后皮质造成的牵拉力更大,以免牵拉力通过粘连部位传递到中心凹视网膜,造成医源性黄斑损伤。推荐方法是在远离黄斑中心凹处制造 PVD,然后围绕黄斑区外围 360° 切除玻璃体后皮质,切断周边玻璃体与黄斑中心凹的联系,然后使用较小的向心性吸力小心制造黄斑区 PVD,如粘连紧密且呈片状不易分离,可直接剥除黄斑区 ILM,将与中心凹紧密粘连的玻璃体后皮质一并清除,见图 3-1-24。

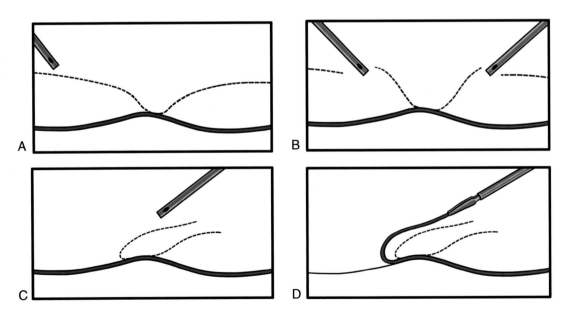

图 3-1-24 中心凹玻璃体视网膜紧密粘连时剥膜示意图

A. 玻璃体后皮质与黄斑中心凹紧密粘连,在黄斑区外围制造 PVD;B. 以玻切头 360° 切断黄斑区外围的玻璃体后皮质,操作中注意避免对黄斑中心凹产生牵拉力;C. 玻切头小负压吸引下,向心性缓慢制造黄斑部 PVD;D. 如黄斑部局部后脱离制作困难或存在医源性黄斑裂孔风险,可将 ILM 连同残余的玻璃体后皮质一起剥除

病例 42　玻璃体黄斑牵拉综合征,行玻璃体切除联合内界膜剥除术

患者女,69 岁。

主诉:右眼视力下降伴视物变形 1 年余。

裸眼视力:OD 0.3,OS 0.5。

最佳矫正视力:OD 插片未提高,OS +1.50DS/−0.50DC×120=0.8。

视物变形度:OD 水平、垂直均 0.3°。

主要诊断:右眼 VMTS。

术前微视野联合多模影像检查,见图 3-1-25。

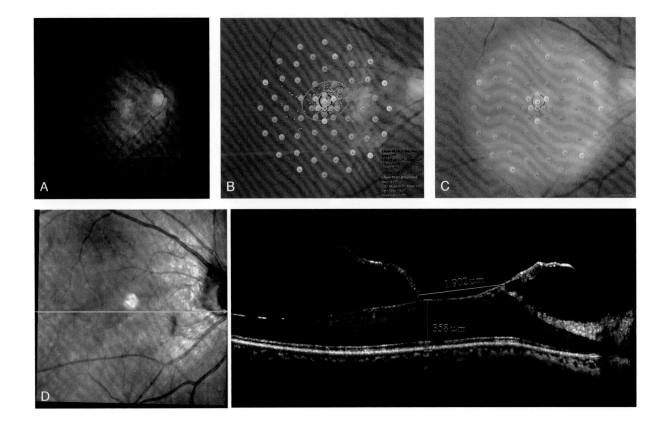

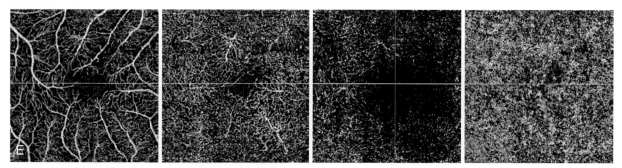

图 3-1-25 病例 42 患者右眼术前微视野联合多模影像

A. 彩色眼底照相:黄斑中心凹鼻侧隐约可见黄白色病灶;

B、C. 微视野数字图、地形图:20° 及 2° 范围 MS 分别为 21.4dB 和 22.8dB,中心固视,固视相对不稳定;

D. OCT:视网膜表面可见条带状高反射,黄斑中心凹形态消失,外层视网膜反射连续,玻璃体黄斑附着范围 1 902 μm,CFT:358 μm,鼻侧内界膜部分损伤,并被牵拉抬高;

E. OCTA:浅、深毛细血管层 FAZ 形态轻度改变,外层视网膜层及脉络膜毛细血管层未见异常血流信号

治疗:右眼玻璃体切除术联合剥膜,手术录像截图见 3-1-26。

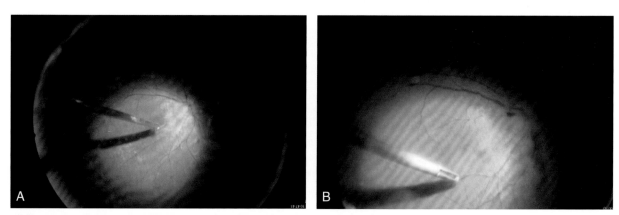

图 3-1-26 该患者手术录像截图

A. 360° 切除黄斑区周围玻璃体后皮质后,制造黄斑区粘连部位玻璃体后脱离;

B. PVD 后 ICG 染色,显示黄斑中心凹颞下方部分 ILM 已缺失,表明玻璃体后皮质与 ILM 粘连紧密,做 PVD 时 ILM 被一并带走,残余 ILM 边缘骑跨中心凹。从 ILM 破口外围边缘起瓣,完整剥除中心凹区域 ILM

术后 3 个月随访:BCVA 提高至 0.8,视物变形度恢复至垂直、水平均 0°;中心凹形态恢复,见图 3-1-27。

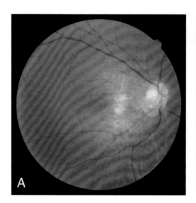
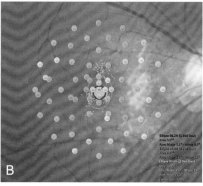
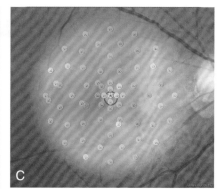

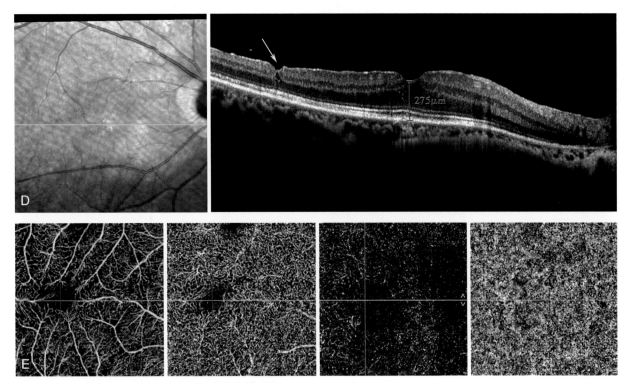

图 3-1-27　该患者术后 3 个月微视野联合多模影像

A. 彩色眼底照相:视网膜平伏;

B、C. 微视野数字图、地形图:20° 及 2° 范围 MS 分别为 23.3dB 及 21.4dB,中心固视,固视稳定;

D. OCT:黄斑中心凹形态出现,CFT 减低,黄斑颞侧视网膜表面可见一小凹陷(黄色箭头);

E. OCTA:视网膜浅层、深层毛细血管层血流信号未见明显异常,FAZ 形态轻度改变,外层视网膜层及脉络膜毛细血管层未见异常血流信号

　　术前、术后微视野及手术录像解读见图 3-1-28。

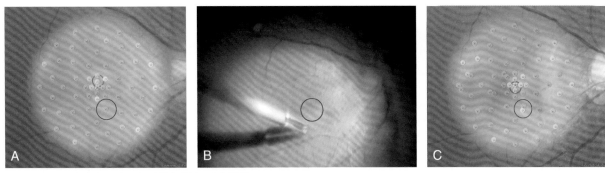

图 3-1-28　该患者术前、术后微视野及手术录像

A. 微视野地形图(术前):对应术中 ILM 破口区的光敏感度为 23dB(红色圆圈);

B. 手术录像截图:制造黄斑区 PVD 后染色,ILM 已存在破口(红色圆圈);

C. 微视野地形图(术后 3 个月):对应 ILM 破口区的光敏感度为 17dB(红色圆圈)

诊疗策略

　　本例术前 OCT 显示黄斑中心凹玻璃体视网膜粘连范围大,鼻侧分离处玻璃体皮质后表面可见

组织悬挂,其下视网膜表面粗糙,表明在自发分离时鼻侧局部 ILM 破裂,提示本例患眼中玻璃体黄斑粘连紧密,不易分离。术中采用图 3-1-24 剥膜方式,完成黄斑区 PVD 后染色发现颞下方紧密粘连处的 ILM 已随玻璃体后皮质剥除,证实其粘连十分紧密,无法分离,术后 3 个月该区域光敏感度较术前轻度下降(下降 6dB),说明当粘连紧密、范围较大时,即便小心操作仍可能带来视功能损伤。另外,本例的术前影像学资料对术中剥膜有重要指导意义。

第二节　改良内界膜剥除技术

一、保留中心凹内界膜剥除技术

虽然 MF 发病机制尚未阐明,但目前认为玻璃体后皮质的切线或前后方向牵引是主要原因,硬化的 ILM、视网膜血管牵拉、眼轴不断变长及后巩膜葡萄肿等因素可加重玻璃体后皮质的牵引,玻璃体切除术联合常规 ILM 剥除可缓解或消除引起 MF 的牵拉因素,目前是治疗 MF 的主要方法,但由于 MF 患者黄斑中心凹视网膜尤为菲薄,常规 ILM 剥除术式容易发生医源性黄斑裂孔,文献报道发生率 7.5%~20% 不等,因此保留中心凹 ILM 的剥除术式应运而生。作为一种折中的改良术式,保留中心凹 ILM 剥除术理论上既可消除或缓解黄斑区的切线牵引,又可减少剥膜对中心凹造成的结构与功能损伤,目前常被用于治疗 MF 和早期 IMH,但主要用于治疗 MF。手术操作步骤见图 3-2-1。目前文献显示本术式对 MF 短期疗效较好,但远期疗效及风险仍需进一步探究。

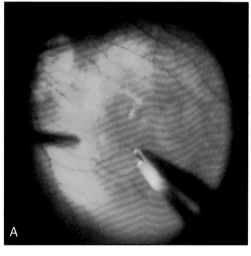
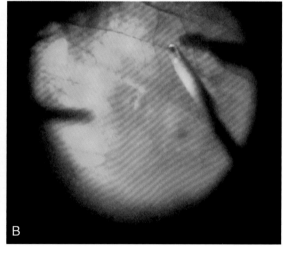

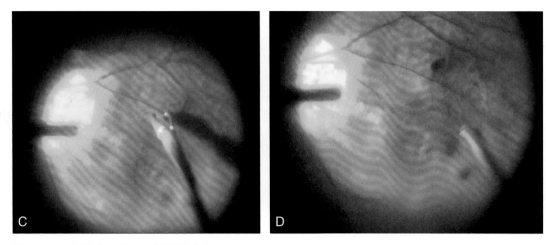

图 3-2-1　保留中心凹 ILM 的剥除术式

A. 染色后远离中心凹安全处起瓣；

B. 环形撕除 ILM；

C. 不同象限需要转换剥膜镊角度及撕膜方向；

D. 使用玻切头修剪翘起的内界膜边缘,中央保留约 1~2PD 大小 ILM

病例 43　黄斑劈裂合并玻璃体黄斑牵拉,行玻璃体切除联合保留中心凹内界膜剥除术

患者,女,71 岁。

主诉:左眼视物不清 1 个月,伴视物变形半个月。

既往史:双眼白内障手术史。

裸眼视力:OD 0.5,OS 0.1。

最佳矫正视力:OD−1.50DS/−1.50DC×90=1.0,OS−2.25DS/−2.00DC×125=0.30。

视物变形度:OS 垂直、水平均为 1.0°。

眼轴:OD 29.91mm,OS 30.42mm。

主要诊断:左眼 MF,VMT。

左眼术前 OCT 检查,见图 3-2-2。

治疗:左眼玻璃体切除术联合保留中心凹 ILM 剥除术、C_3F_8 填充；

手术录像截图见图 3-2-3。

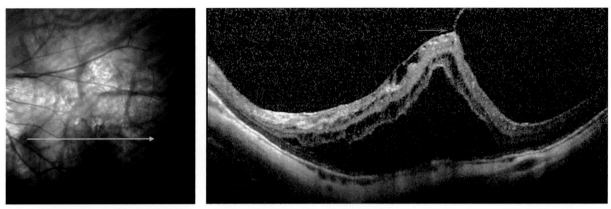

图 3-2-2　病例 43 患者左眼术前 OCT
OCT 示高度近视黄斑劈裂（中心凹视网膜脱离，B 型）伴 VMT（蓝色箭头）

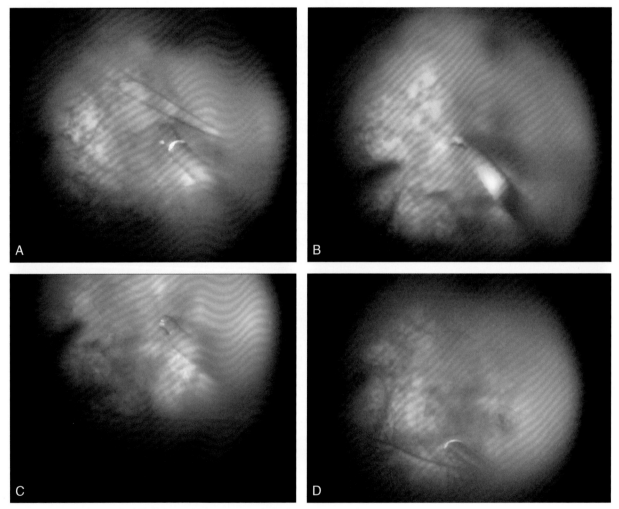

图 3-2-3　该患者手术录像截图：保留中心凹 ILM 剥除术
A. 术中亮蓝染色，因后极部视网膜脉络膜萎缩明显，染色效果欠佳；
B、C. 因 ILM 较脆易断裂，不易完整地面包圈样环形撕除 ILM，各象限起瓣局部撕除 ILM；
D. 玻璃体切割头对保留的 ILM 边缘进行修整，形成面包圈样，保留中心凹内界膜

　　术后随访:术后 6 个月 BCVA 逐步提高至 1.0,视物变形度恢复正常;劈裂腔消失,中心凹处 ELM 层恢复连续、EZ、IZ 层仍局部缺失;术前、术后 OCT 对比及视力情况见图 3-2-4。

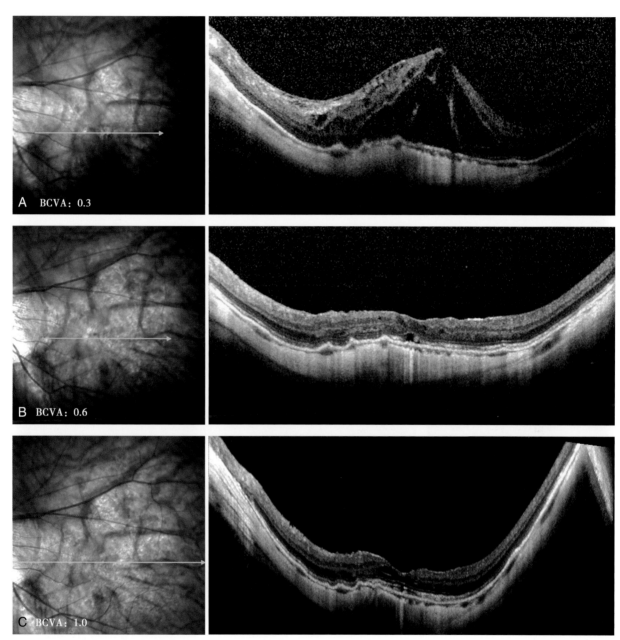

图 3-2-4　该患者术前、术后随访 OCT
A. 术前 OCT 图像,BCVA 为 0.3;
B. 术后 1 个月 OCT 提示黄斑中心凹形态可,ELM 层连续;
C. 术后 6 个月 OCT 提示黄斑中心凹形态可,ELM 层连续,EZ、IZ 层局部缺失

病例 44　黄斑劈裂,行玻璃体切除联合保留中心凹内界膜剥除术

患者男,56 岁。

主诉:双眼视物模糊 2 年。

裸眼视力:OD FC/150cm,OS 0.05。

最佳矫正视力:OD-24.00DS/-3.00DC×60=0.05,OS-10.75DS/-1.25DC×90=0.80。

眼轴:OD 30.54mm,OS 27.42mm。

主要诊断:右眼 MF,双眼病理性近视。

右眼术前 OCT 检查,见图 3-2-5。

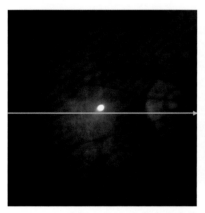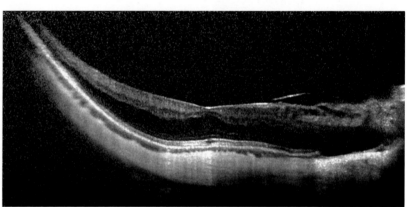

图 3-2-5　病例 3-2-2 患者右眼术前 OCT

显示黄斑区视网膜前见高反射条带,视网膜层间劈裂

治疗:右眼玻璃体切除术联合保留中心凹 ILM 的剥除加气液交换,手术录像截图见图 3-2-6。

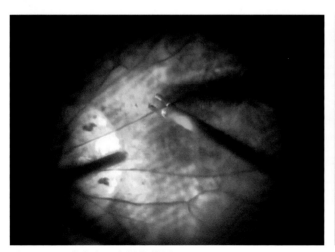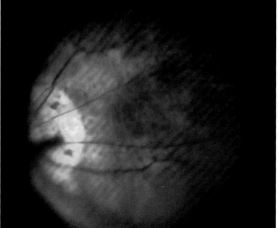

图 3-2-6　该患者手术录像截图

吲哚青绿染色后面包圈样撕除 ILM,保留中心凹约 1.5PD 大小 ILM

　　术后随访:术后1个月 BCVA 提高至0.2,劈裂腔基本消失,术后3个月出现保留 ILM 的轻度增厚收缩,其下神经上皮层增厚,继续随访无进展,视力保持稳定,术前、术后 OCT 及视力情况见图3-2-7。

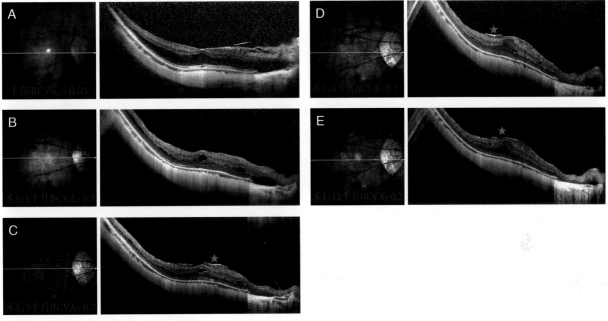

图3-2-7　该患者术前、术后 OCT 随访
A. OCT(术前)
B. OCT(术后1个月):黄斑劈裂基本消失;
C. OCT(术后3个月):保留 ILM 的增厚,其下神经上皮层厚度增加(蓝色五星);
D、E. OCT(术后6个月、1年):保留 ILM 和视网膜形态与前相似(蓝色五星)

诊疗策略

　　虽然保留中心凹 ILM 剥除术式尽可能保护了黄斑中心凹视网膜组织,但既往研究观察到保留的 ILM 术后可能出现收缩、不规则增厚,对其是否会像黄斑前膜那样最终造成视力下降的结果,目前还不完全清楚。病例44也在术后3个月复查时观察到保留 ILM 的收缩、增厚,其下神经上皮层厚度略有增加,随访至术后1年未见明显进展,黄斑区形态无明显改变,视力无下降。目前多数研究认为保留 ILM 的收缩、增厚不影响视力预后,但其结论均基于短期随访,长期影响尚需进一步探究。为尽量减少对中心凹保留 ILM 术后收缩、增厚的顾虑,也有学者进一步改良术式,只保留中心小凹处 ILM,大大减少了保留的 ILM 面积,疗效也有待进一步观察。

　　我们在临床中结合术中染色表现对是否保留中心凹的 ILM 做出选择,如果预备保留的黄斑中心凹区域表面光滑、染色均匀,表明无残余玻璃体后皮质黏附或黄斑前膜,选择保留中心凹 ILM 剥除术;如果表面粗糙、染色不均匀常意味着此区域仍有残余玻璃体后皮质黏附或黄斑前膜,将其安全清除的难度很大,术后很可能进一步增殖导致内界膜皱缩,故不予保留,而选择常规的 ILM 剥除术。对此仍需要进一步扩大样本量进行随机对照研究。

二、内界膜翻转覆盖技术

难治性 MH 通常指常规 ILM 剥除术式治疗难以闭合的 MH,如高度近视 MH、巨大裂孔、复发性或继发性 MH 等,ILM 翻转覆盖术将难治性 MH 的闭合率提高到 75%~100%。

ILM 翻转覆盖术是一种 ILM 剥除的改良术式,在常规剥除内界膜的过程中,保留中心凹旁一小片内界膜,并游离至裂孔边缘(留蒂),然后将其翻转覆盖在裂孔表面,起到类似于基底膜的作用,为组织生长提供支架,诱导神经胶质细胞增生,既可促进组织填充有助裂孔闭合,又可促进重新形成光感受器细胞架构,从而促进视力恢复。手术操作技巧和要点见图 3-2-8。

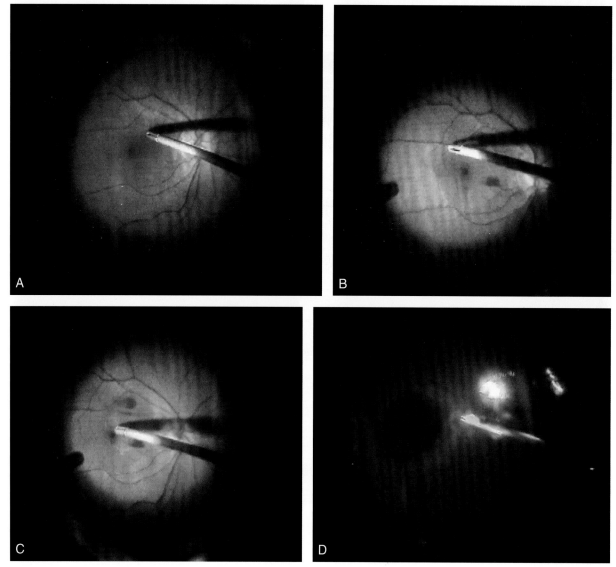

图 3-2-8　手术录像截图:ILM 翻转覆盖术
A. ICG 染色后行黄斑区内界膜剥除;
B. 保留颞侧部分带蒂的 ILM 膜瓣:剥开并游离至裂孔边缘,保留最小的粘连即留蒂,预防游离漂走;
C. 将小片单层的 ILM 膜瓣翻转覆盖在黄斑裂孔上;
D. 自体血固定(血量尽量少,能覆盖住内界膜即可),气液交换

　　ILM 翻转覆盖术中,存在用于翻转覆盖的膜瓣移位或游离漂走的可能,尤其在气液交换时,需借助自体血、重水、黏弹剂等固定,各种固定方法各有优缺点。黏弹剂比重低,固定效果欠佳,如果是完全游离的膜瓣,容易漂走;重水比重大,固定效果佳,但增加了操作步骤与费用,且存在重水相关的并发症可能;自体血经济易取,迅速凝固,固定效果佳,但注入血量偏多时,如果是空气填充眼,术后玻璃体腔有游走的血细胞,见图 3-2-9。

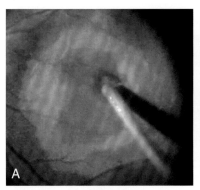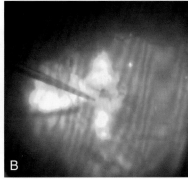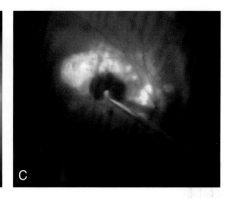

图 3-2-9　ILM 膜瓣固定方法
A. 黏弹剂;B. 重水;C. 自体血

病例 45　特发性黄斑裂孔,行玻璃体切除联合内界膜翻转覆盖自体血固定术

　　患者女,73 岁。
　　主诉:左眼视物不清 6 年,视物变形 1 年。
　　裸眼视力:OD 0.4,OS 0.02。
　　最佳矫正视力:OD +6.00DS/−4.00DC×90=0.50,OS +3.50DS/−1.75DC×90=0.05。
　　视物变形度:水平 1.0°,垂直 0.9°。
　　眼轴:OD 21.82mm,OS 21.83mm。
　　主要诊断:左眼 IMH。

　　左眼术前微视野联合多模影像检查,见图 3-2-10。

　　治疗:左眼玻璃体切除联合 ILM 翻转覆盖自体血固定加气液交换术,手术录像截图见图 3-2-11。

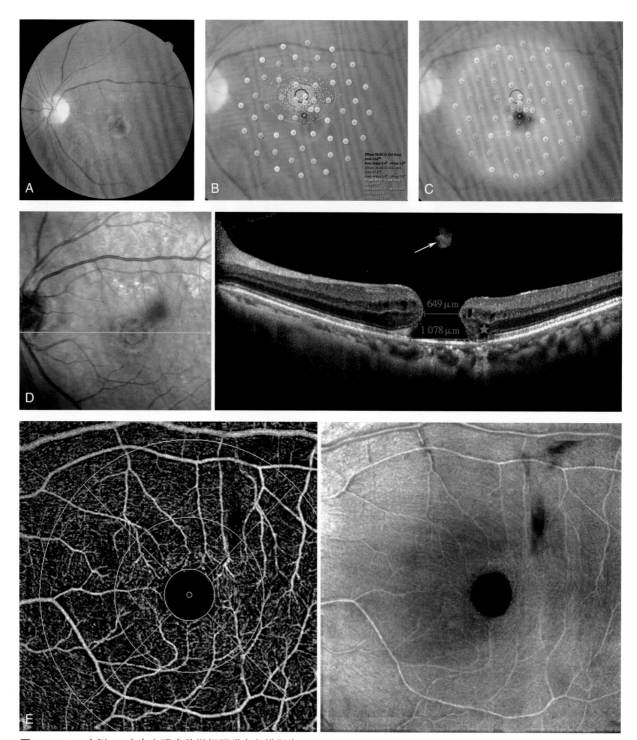

图 3-2-10　病例 45 患者左眼术前微视野联合多模影像

A. 彩色眼底照相：黄斑区可见 1/2PD 大小圆形裂孔；

B、C. 微视野数字图、地形图：20° 及 2° 范围 MS 分别为 12.3dB 和 10.4dB，可见中心绝对暗点，固视点上移，固视不稳定；

D. OCT：中心凹神经感觉层缺失，裂孔两侧神经上皮层间低反射腔隙（蓝色五星），裂孔前可见片状高反射（孔盖，白色箭头），RPE 表面可见点状高反射，裂孔最小直径为 649μm；

E. OCTA：浅层毛细血管层 FAZ 扩大

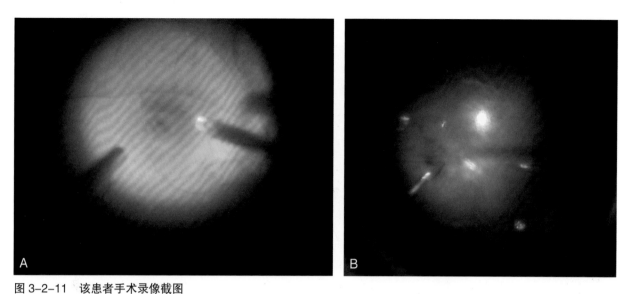

图 3-2-11　该患者手术录像截图

A. 保留颞侧部分 ILM, 翻转覆盖裂孔表面; B. 自体血固定, 气液交换 (气体状态下眼底模糊可见)

　　术后一个月随访: BCVA 提高至 0.1, 视物变形度无明显改善, OCT 提示裂孔闭合, ELM、EZ 层局部缺失; 微视野提示黄斑中心 MS 明显改善, 中心暗点消失, 见图 3-2-12。

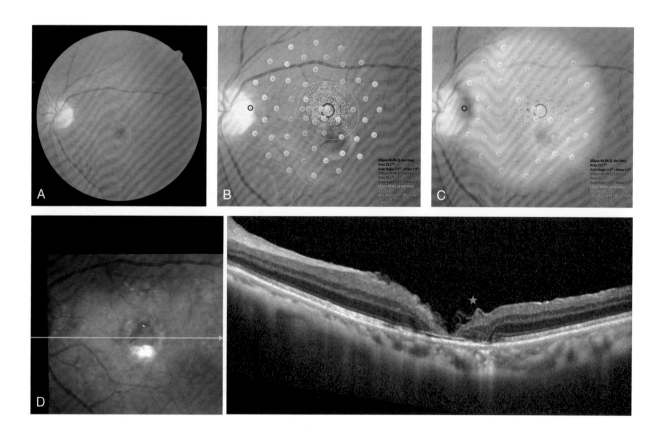

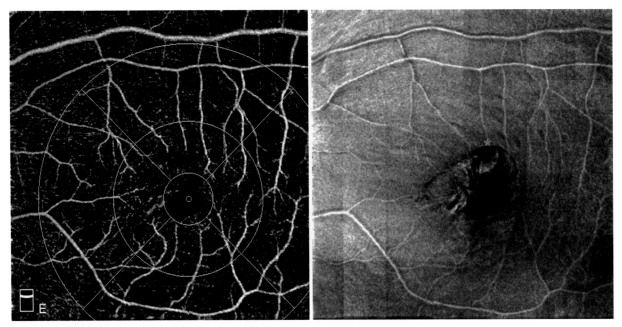

图 3-2-12 该患者术后 1 个月微视野联合多模影像

A. 彩色眼底照相:视盘如前,视网膜平伏,裂孔闭合;

B、C. 微视野数字图、地形图:20° 及 2° 范围 MS 分别提高至 19.0dB 和 22.6dB,中心绝对暗点消失,固视点同术前,固视不稳定;

D. OCT:黄斑裂孔闭合,中心凹处 ELM、EZ 层缺失,可见翻转的 ILM 膜瓣(蓝色星号);

E. OCTA:视网膜浅层毛细血管层 en face 可见翻转的 ILM 膜瓣(蓝色星号),FAZ 面积较术前缩小

病例 46 陈旧性高度近视黄斑裂孔,行玻璃体切除联合保留中心凹内界膜剥除及内界膜翻转覆盖术

患者,女,27 岁。

主诉:右眼视力下降伴视物变形 6 年。

既往史:曾因"黄斑裂孔"于外院行 2 次玻璃体腔 C_3F_8 注气术。

裸眼视力:OD 0.02,OS 0.2。

最佳矫正视力:OD-8.75DS/-0.50DC×80=0.1,OS-8.75DS/-0.75DC×90=1.0。

眼轴:OD 25.88mm,OS 26.05mm。

视物变形度:水平 1.2°,垂直 1.0°。

右眼术前 OCT 见图 3-2-13。

主要诊断:右眼巨大 MH;玻璃体腔注气术后。

治疗:右眼玻璃体切除术联合 ILM 剥膜(保留中心凹 ILM 联合翻转覆盖)、C_3F_8 填充,手术录像截图见图 3-2-14。

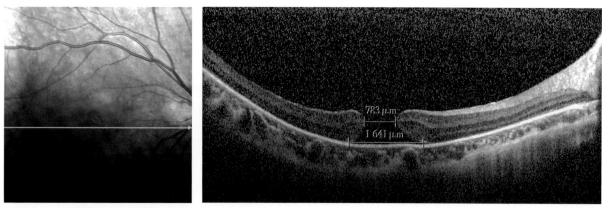

图 3-2-13　病例 46 患者右眼术前 OCT

裂孔最小直径为 783μm,裂孔边缘形态较圆钝,颞侧视网膜变薄

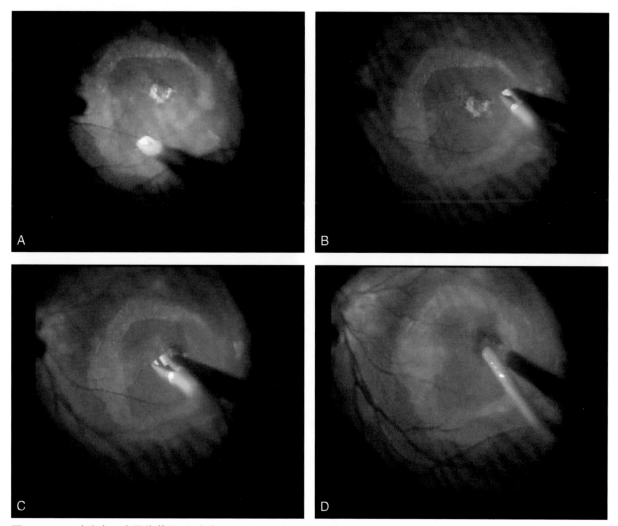

图 3-2-14　该患者手术录像截图:保留中心凹 ILM 联合翻转覆盖

A. 亮蓝染色后,面包圈样环形撕除 ILM;

B. 颞下方环形剥除的内界膜外缘起瓣;

C. 剥至裂孔缘,制成带基底的内界膜活动瓣,翻转固定内界膜瓣(没有游离,不会漂走);

D. 注入黏弹剂固定 ILM 瓣,随后行气液交换

术后连续随访 1 年：术后 1 个月 BCVA 提高至 0.16，OCT 提示裂孔闭合。中心凹形态恢复，随访期间视力与黄斑区形态均保持稳定，见图 3-2-15。

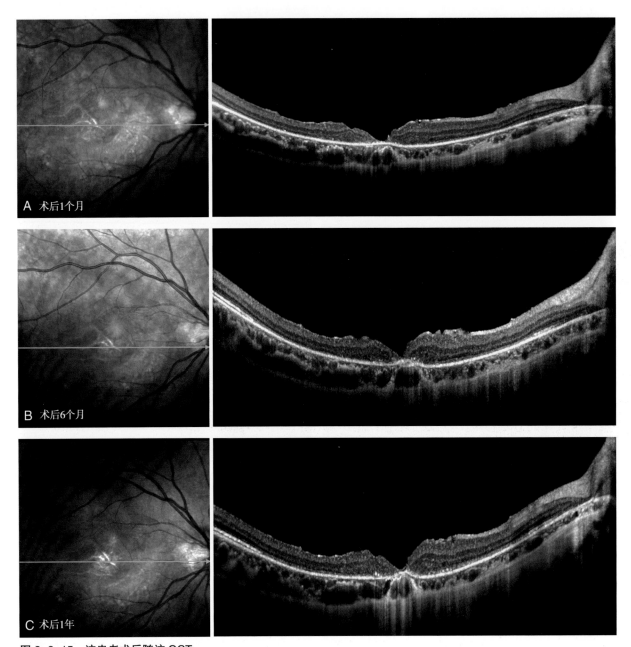

图 3-2-15　该患者术后随访 OCT
A、B、C. OCT（术后 1、6 个月、1 年）：黄斑裂孔闭合，中心凹形态恢复，中心凹处 ELM、EZ 层缺失；BCVA 保持 0.16 不变

术后 4 年随访：微视野联合多模影像检查，见图 3-2-16。

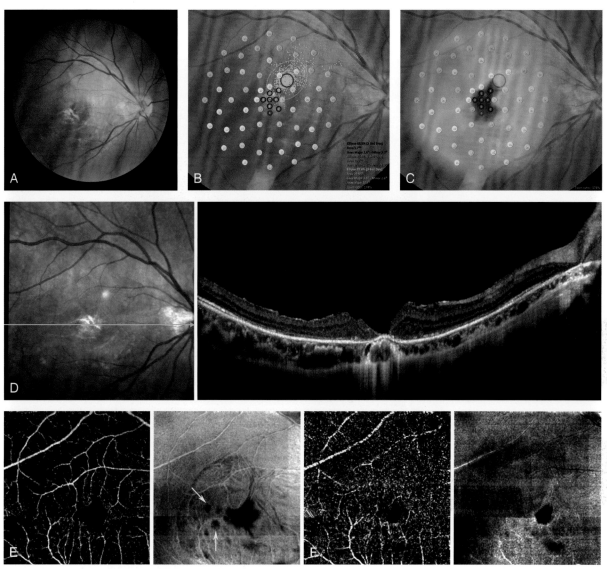

图 3-2-16　该患者术后 4 年微视野联合多模影像

A. 彩色眼底照相：视盘同前，视网膜平伏，裂孔闭合；

B、C. 微视野数字图、地形图：中心绝对暗点，固视点偏移至中心凹鼻上方，固视相对不稳定，颞下方 MS 明显下降（17dB）；

D. OCT：黄斑裂孔闭合，中心凹形态可，中心凹处 ELM、EZ 层缺失；

E、F. 浅、深层毛细血管层 FAZ 不规则，浅层 en face 图像示中心凹颞侧散在点状不规则低反射（DONFL）（黄色箭头）

病例 47　外伤性黄斑裂孔，行玻璃体切除联合内界膜翻转覆盖术

患者男，35 岁。

主诉：右眼球被"纸箱"砸伤后视物不清 11 天。

裸眼视力：OD 0.2，OS 1.0。

最佳矫正视力：OD−0.50DC×140=0.2，OS +0.50DS=1.0。

主要诊断：右眼外伤性 MH。

术前微视野联合多模影像检查,见图 3-2-17。

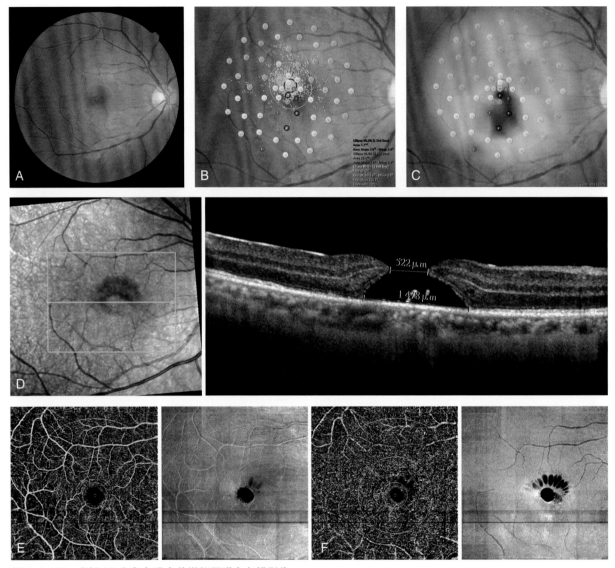

图 3-2-17　病例 47 患者右眼术前微视野联合多模影像

A. 彩色眼底照相:黄斑区可见 1/3PD 大小圆形裂孔,裂孔边缘见弧形暗区约 1PD;

B、C. 微视野数字图、地形图:20° 及 2° 范围 MS 为 18.2dB、9.6dB,中心凹下方绝对暗点,固视点轻度上移,固视相对不稳定;

D. OCT:中心凹神经感觉层缺失,孔缘僵硬翘起,裂孔最小直径为 522μm,基底直径为 1 478μm;

E.F. OCTA:浅、深层毛细血管层 FAZ 面积增加,深层毛细血管 en face 图像可见黄斑周围低反射囊腔

　　治疗:右眼玻璃体切除联合 ILM 翻转覆盖加气液交换术,手术录像见图 3-2-18。

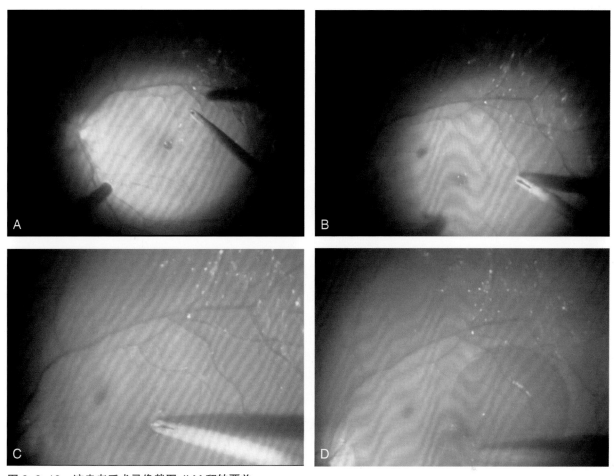

图 3-2-18　该患者手术录像截图：ILM 翻转覆盖

A. 染色后血管弓内起瓣，环形撕膜；

B. 剥除大部分内界膜后，制作颞侧带蒂的 ILM 膜瓣，游离至裂孔边缘；

C. 翻转膜瓣覆盖裂孔，轻压裂孔中央进行固定；

D. 重水固定，行气液交换

　　术后 1 个月：BCVA 提高至 0.4；OCT 提示黄斑裂孔闭合，中心凹形态恢复，中心凹处 ELM、EZ 层缺失，见图 3-2-19；术后 2、4 个月，黄斑区形态无明显变化，术后 4 个月 ELM 层恢复连续，20° 及 2° 范围 MS 均较术前改善，中心凹下方绝对暗点区逐渐缩小，见图 3-2-20。

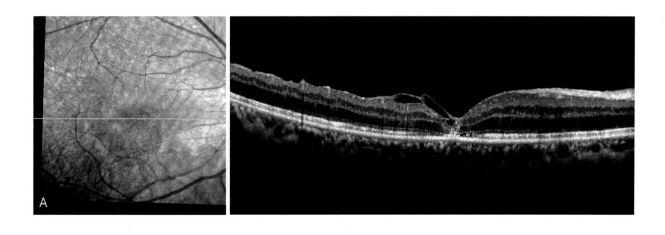

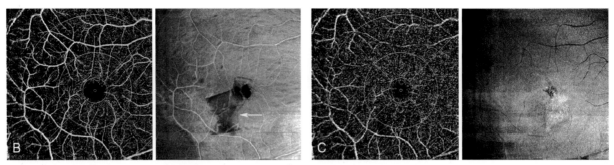

图 3-2-19　该患者术后 1 个月多模影像

A. OCT:黄斑裂孔闭合,中心凹形态恢复,表面见翻转的内界膜瓣,中心凹处 ELM、EZ 层不连续;

B,C. OCTA:浅层毛细血管层 en face 图像见中心凹周围隐约可见神经纤维层凹陷(蓝色箭头),及翻转的内界膜瓣(黄色箭头)

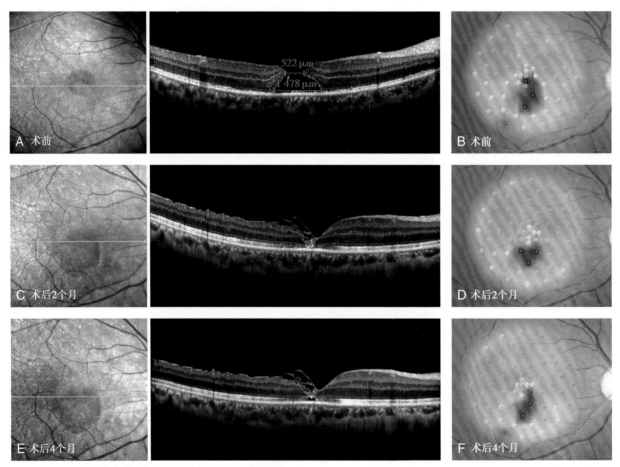

图 3-2-20　该患者术前、术后 2、4 个月 OCT 和微视野

A,B. 术前 OCT 及微视野,BCVA:0.2;

C,D. 术后 2 个月 OCT 提示裂孔闭合,中心凹处 ELM、EZ 层不连续,微视野暗区较术前缩小,BCVA 提高至 0.4;

E,F. 术后 4 个月 OCT 提示黄斑中心凹 ELM 层恢复连续,微视野中绝对暗区较上次随访进一步缩小,BCVA 提高至 0.5

诊疗策略

玻璃体切除联合常规 ILM 剥除目前是治疗 IMH 的标准术式,但较大直径裂孔常难以闭合,

2010年ILM翻转覆盖术式首先被用于治疗较大MH（>500μm），I类闭合率达98%，此后被广泛用于各种难治性MH的治疗。以往研究显示对于像病例45、病例46这类裂孔最小直径超过600μm的大MH，常规ILM剥除术一次手术后裂孔未闭合率超过40%，无论是裂孔闭合率、II类愈合比例及视力预后均不如翻转覆盖术。早期曾认为IMH直径>400μm可显著影响裂孔闭合率，并以此作为常规ILM剥除术和翻转覆盖术的选择指征之一，后来又提出过直径>600μm甚至更大直径为选择指征，目前临床对此并无统一意见，今后有必要通过随机对照研究界定适合翻转覆盖术的MH直径具体参数。毕竟翻转覆盖术操作较复杂，可能面临更多的操作相关风险，而常规ILM剥除术治疗非复杂MH同样很有效，需要在两者中权衡，找出最佳利益点。

　　病例45、病例46裂孔最小直径分别为649μm、783μm，最大基底直径均大于1 000μm，属于巨大MH，且病程上主诉有6年的视力下降病史，OCT上也有陈旧性裂孔的表现，如裂孔边缘圆钝有纤维化包裹感，视网膜变薄层次不清晰，孔底色素上皮萎缩或增生反射增高等。尤其病例46术前有2次的单纯C_3F_8注气史，术中发现后极部玻璃体有明显的增厚并粘连紧密，第一次玻璃体后脱离后染色剥内界膜有明显的阻挡感，再次曲安奈德（TA）染色后见仍有较多后皮质粘连在视网膜表面，彻底清除残余的玻璃体后皮质后，才顺利完成了内界膜剥除。同时考虑到术前黄斑颞侧视网膜变薄，采用了保留中心凹内界膜并翻转覆盖的术式，试图减少对术后视功能的损伤，术后微视野仍提示了颞下方翻盖部位视网膜光敏感度的下降。这里需要指出的是，目前黄斑裂孔手术日趋成熟，单纯注气的术式已不再采用，尤其是还没有发生玻璃体后脱离的年轻患者，单纯注气不但黄斑裂孔不会闭合，还会增加玻璃体视网膜增生性病变及并发白内障的风险。

　　3例翻盖术后1个月均观察到裂孔I类愈合，且术后均有视力改善，其中病例46随访4年，由于中心凹处ELM、EZ层局限缺失，微视野存在中心暗点，术后1个月后视力便再无提高，这与病程长及光感受器损伤有关；病例47虽裂孔最小直径仅522μm，但最大基底直径达1 478μm，孔缘形态僵硬，所以也选择翻转覆盖术，术后视力改善明显，随访中观察到ELM层恢复连续，黄斑区光敏感度改善，绝对暗区逐渐缩小，呈现良好的恢复趋势，得益于其病程短、治疗及时。

　　本章为了展示不同材料固定内界膜瓣的方式，特地选择了3例使用不同固定材料的病例。其实在我们实际的临床工作中，绝大部分内界膜翻转覆盖病例都是采用自血覆盖固定内界膜的，相对易得且固定性好。主要的手术适应证是高度近视黄斑裂孔及其相关的视网膜脱离和部分陈旧性的特发性黄斑裂孔。

第三节　微视野对内界膜剥除并发症的监控和指导

ILM 剥除最常见的术中并发症是剥膜起瓣点或剥除内界膜后发生的点状出血;术后并发症主要为视网膜神经纤维层分离(dissociated optic nerve fiber layer,DONFL),仅发生于 ILM 剥除的术眼,且病变只见于 ILM 剥除区域。文献报道中 DONFL 发生率在黄斑裂孔术后为 43%~100%、黄斑前膜术后为 10%~44% 不等。DONFL 在 en face 图像中呈现与神经纤维层走行一致的弧形暗纹或虫蚀样外观,OCT 中可见对应的视网膜表面切迹或凹陷,多见于黄斑中心凹颞侧。一般在术后 1~3 个月出现,3~6 个月病灶数量与范围逐渐增加,6 个月后基本稳定。目前多数研究认为 DONFL 不影响视力预后,其发病机制可能为内界膜剥除对 Müller 细胞的损伤引起。微视野引入临床可更精细评估 DONFL 对视功能的影响。本节就临床上微视野发生改变的病例,回顾手术录像,对照术前术后的多模影像,分析寻找可能的发生原因,试图了解其发生发展过程。

另外,ILM 剥除发生医源性裂孔及视网膜脱离、并发性白内障、染色剂的视网膜毒性以及玻璃体切除术的其他相关可能并发症等非本节讨论重点。

病例 48　特发性黄斑裂孔,行玻璃体切除联合内界膜翻转覆盖术(一)

患者,女,56 岁。
主诉:右眼视物不清伴眼前固定黑影遮挡感 1 年余。
裸眼视力:OD 0.1,OS 1.0。
最佳矫正视力:OD−0.5DS=0.1,OS PL=1.0。
主要诊断:右眼 IMH。

术前微视野联合多模影像检查,见图 3-3-1。

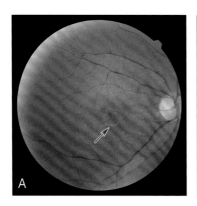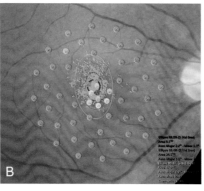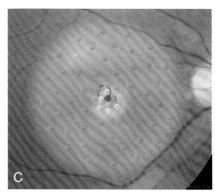

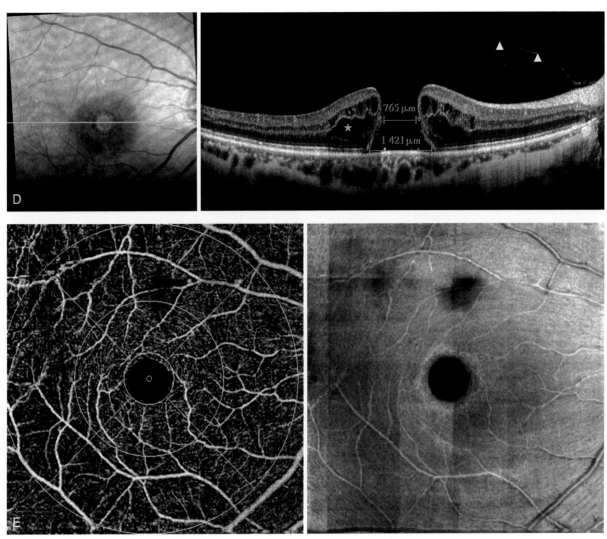

图 3-3-1　病例 48 患者右眼术前微视野联合多模影像

A. 彩色眼底照相：视盘界清，C/D 约 0.5，黄斑中央可见 1/3PD 大小圆形裂孔（红色箭头）；

B、C. 微视野数字图、地形图：20° 及 2° 范围 MS 分别为 20.1dB 和 17.8dB，见中心绝对暗点，固视点上移，固视相对不稳定；

D. OCT：黄斑中心凹形态消失，视网膜神经感觉层缺失，裂孔两侧神经上皮层间低反射腔隙（绿色五星），玻璃体腔可见条带状高反射（PVD，黄色三角），最小孔径 765μm；裂孔底部 RPE 反射增强；

E. OCTA：视网膜浅层毛细血管 FAZ 面积扩大

　　治疗：右眼玻璃体切除联合 ILM 翻转覆盖气液交换术。术后 3 个月随访：视觉症状改善，右眼 BCVA 提高至 0.3，OCT 提示黄斑裂孔闭合，中心凹外层视网膜结构连续性尚未完全修复。微视野检查提示固视稳定性改善，但 20° 及 2° 范围 MS 略有下降，出现中心暗点，见图 3-3-2。

　　手术录像回顾：下方近血管弓处可见首次起瓣引起的两处点状出血（红色箭头）及一处剥内界膜引起的出血（蓝色箭头），手术录像截图见图 3-3-3、图 3-3-4。

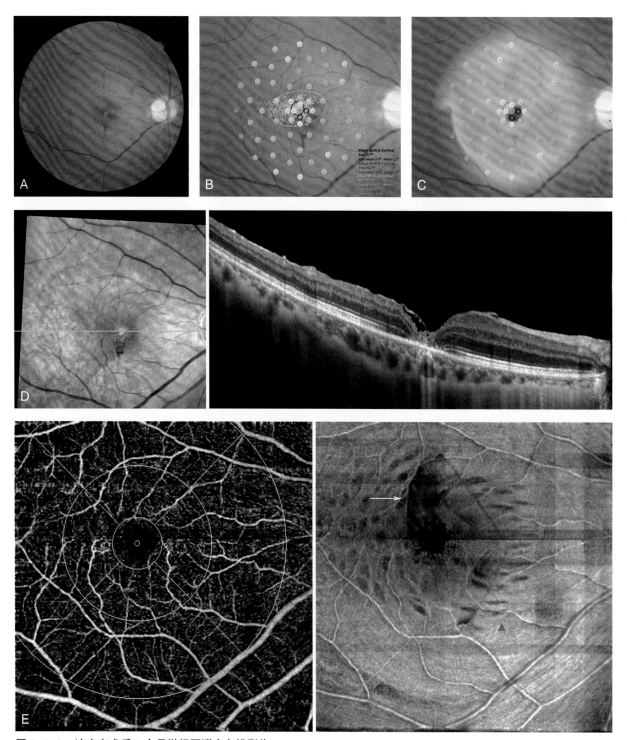

图 3-3-2　该患者术后 3 个月微视野联合多模影像

A. 彩色眼底照相:视盘同术前;视网膜平伏;

B、C. 微视野数字图、地形图:20° 及 2° 范围 MS 分别为 20.7dB 和 18.8dB,见中心绝对暗点,中心固视,固视相对不稳定;

D. OCT:黄斑裂孔闭合,ELM、EZ 层局部缺失,中心凹表面见膜状物(翻转覆盖的 ILM 膜瓣);

E. OCTA:视网膜浅层毛细血管 en face 图像中黄斑中心凹见翻转的 ILM 膜瓣(黄色箭头),黄斑周围见散在神经纤维层凹陷(蓝色三角)。

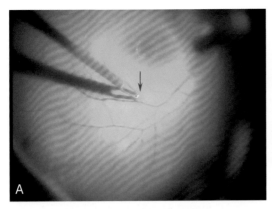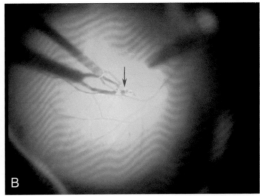

图 3-3-3　起瓣处出血点一（红色箭头）

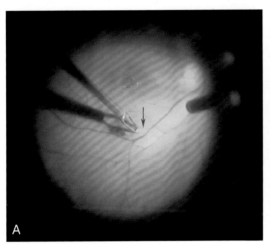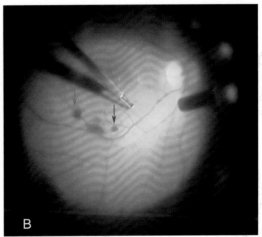

图 3-3-4　起瓣处出血点二（红色箭头），ILM 剥除后出血（蓝色箭头）

手术录像中出血点处术前、术后微视野对比，见图 3-3-5。

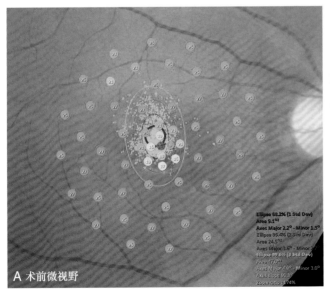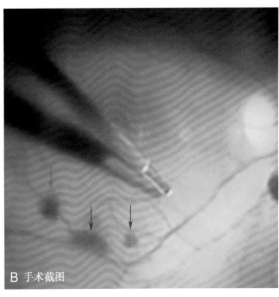

A 术前微视野　　　　　　　　　　　　　　　　B 手术截图

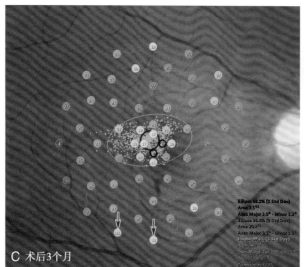
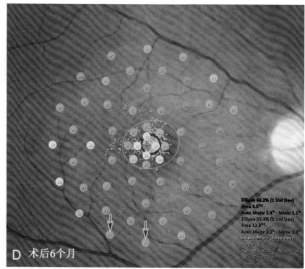

图 3-3-5　出血点处术前、术后微视野

A、B、C. 术中下方血管弓内侧起瓣处的两个神经纤维层出血点,对应检测位点光敏感度分别从术前 25dB、27dB 下降至术后 3 个月 13dB、19dB;剥膜后出血点对应检测位点光敏感度从术前 27dB 下降至术后 3 个月 7dB;

D. 术后 6 个月:2 个起瓣位点视网膜敏感度恢复正常(27dB,25dB),剥膜后出血点光敏感度有所恢复,但仍较差(11dB),中心绝对暗点消失

诊疗策略

　　本例既有剥膜常见的术中并发症——点状出血,也有术后 DONFL。对比术前、术后 3 个月微视野,可观察到 10 余个检测位点测量值下降,区分这些检测位点的测量值下降究竟是术中出血、损伤所致、抑或是术后 DONFL 的影响十分困难,因为术中出血多见于起瓣处或者内界膜剥除后,常发生在上下血管弓内或颞侧,而 DONFL 也多见于这些部位。本例中 3 处出血点对应检测位点出现光敏感度下降,其中内界膜撕除后的出血点部位下降幅度大于起瓣处,但该处也是 DONFL 的好发部位,我们也不能排除起瓣点下降是否有 DONFL 影响的可能性,因为此处包含了起瓣和内界膜剥除这两个操作,至于其他检测位点的光敏感度下降考虑由 DONFL 引起可能性大。让人乐观的是所有的下降位点在术后随访中光敏感度显著改善或恢复正常,同时黄斑中心绝对暗点基本消失,提示视功能损害可逆。起瓣部位基本恢复正常,其原因可能是视网膜光敏感度下降幅度小,还是引起下降的发生原因不同如起瓣操作损伤或内界膜剥除,尚不清楚。本例术后 6 个月时仍未完全恢复正常的下降位点,其光敏感度能否完全恢复至术前正常水平及其所需恢复时间,仍需进一步随访观察。

病例 49　特发性黄斑裂孔，行玻璃体切除联合内界膜翻转覆盖术（二）

患者女，62 岁。
主诉：左眼视物不清 10 个月。
裸眼视力：OD 0.5，OS 0.04。
最佳矫正视力：OD +0.75DS/−1.75DC×90=1.0，OS +0.50DS/−1.25DC×95=0.05。
主要诊断：左眼 IMH。

左眼术前微视野联合多模影像检查，见图 3-3-6。

治疗：左眼玻璃体切除联合 ILM 翻转覆盖加气液交换术。术后 4 个月 OCT 提示裂孔闭合，ELM 恢复连续，en face 图像提示黄斑区散在 DONFL，颞侧较多，BCVA 提高至 0.3，黄斑中心光敏感度明显改善，恢复中心注视，固视稳定性有所改善，但 20° 范围大多数检测位点光敏感度均有下降，见图 3-3-7。

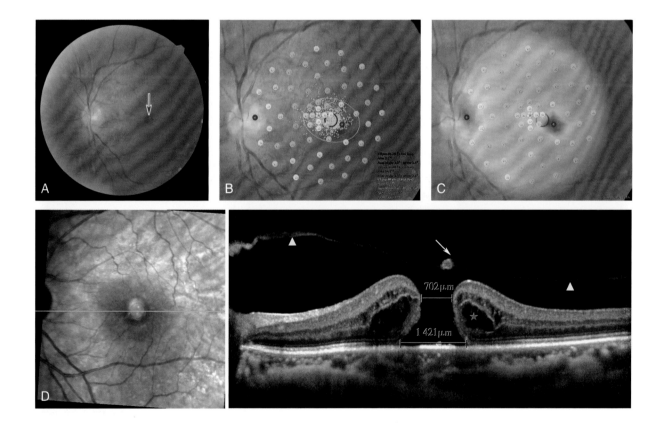

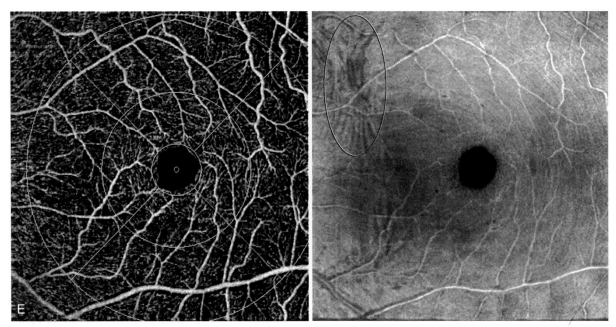

图 3-3-6　病例 49 患者左眼术前微视野联合多模影像

A. 彩色眼底照相：可见黄斑区 1/3PD 大小裂孔（红色箭头）；

B、C. 微视野数字图、地形图：20° 及 2° 范围 MS 分别为 21.4dB 和 10.2dB，存在绝对暗点；固视点鼻上方偏移，固视相对不稳定；

D. OCT：中心凹神经感觉层缺失，裂孔边缘低反射囊腔（蓝色五星），裂孔直径为 702μm，裂孔上方可见片状高反射（孔盖，白色箭头）以及 PVD（黄色三角）；

E. OCTA：浅层毛细血管层 FAZ 扩大，en face 图像中心凹鼻上少量视网膜皱褶（红色圆圈）

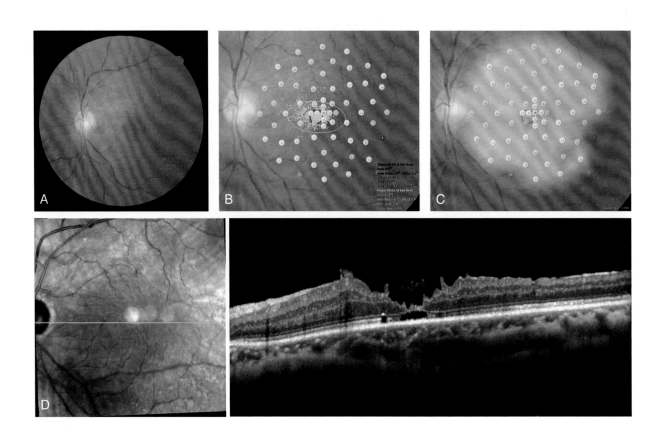

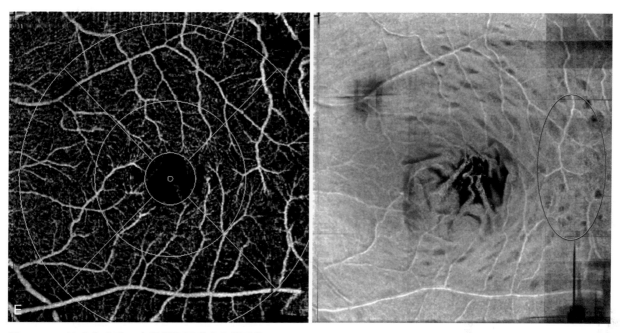

图 3-3-7　该患者术后 4 个月微视野联合多模影像

A. 彩色眼底照相：视网膜平伏；

B、C. 微视野数字图、地形图：20° 及 2° 范围 MS 分别为 17.5dB 和 16.6dB；恢复中心固视，固视相对不稳定；

D. OCT：黄斑裂孔闭合，ELM 层连续，EZ、IZ 局限缺失；

E. OCTA 浅层毛细血管层 en face 图像见黄斑区散在神经纤维层凹陷，颞侧明显（红色椭圆）

术前、术后微视野与术中录像截图及术后 en face 图像，见图 3-3-8。

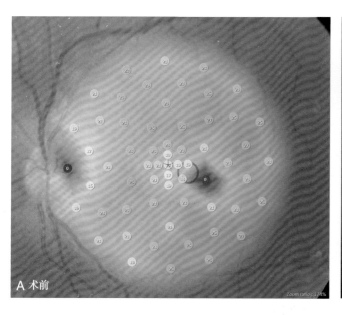
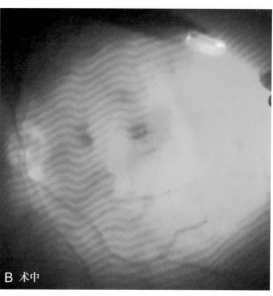

A 术前　　　　B 术中

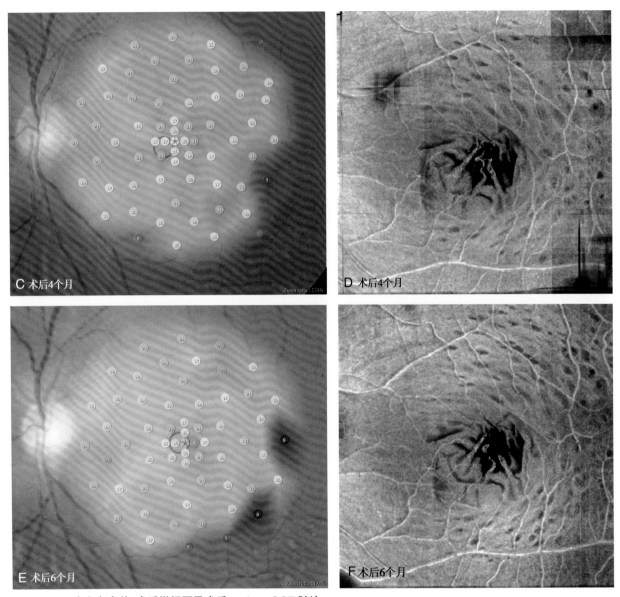

图 3-3-8 该患者术前、术后微视野及术后 en face OCT 随访

A. 术前微视野；

B. 手术录像截图，ILM 翻转覆盖完成时可见 1 处视网膜浅层出血点；

C,D. 术后 4 个月，20° 范围内大多数检测位点光敏感度均下降，en face 图像中黄斑区散在 DONFL，颞侧为主；

E,F. 术后 6 个月，黄斑颞侧数个检测位点光敏感度进一步下降，其余位点变化不明显，en face 图像中颞侧的 DONFL 有所增多

诊疗策略

本例为大直径 IMH，回顾手术录像，手术顺利，术中仅见 1 处中心凹鼻侧的点状出血，不能解释术后 4 个月时黄斑区大多数检测位点测量值较术前明显下降的现象，因此术后发生的 DONFL 可能才是引起视网膜光敏感度下降的主要原因。但本例 DONFL 主要位于颞侧，难以解释鼻侧多个位点测量值也下降的原因；随访中颞侧 DONFL 进一步增多，同时也观察到颞侧部分位点光敏感度进一

步下降,似可以解释两者的相关性。

本例 ILM 翻转覆盖术治疗后黄斑裂孔 I 类愈合,ELM 层恢复连续,术后视力从 0.05 提高至 0.3,这种视力改善都没在术后微视野中得到体现,而且术后 DONFL 也不能完全解释术后黄斑区多个位点光敏感度下降的现象,我们将进一步随访观察。

以往研究绝大多数是基于中心视力评价作出 DONFL 对视力预后无明显影响的结论,病例 48 与病例 49 虽在术后发生 DONFL,但均有较明显的视力改善,如果不是术前、术后微视野对比,就很难发现术后黄斑区存在多个检测位点光敏感度下降的现象。DONFL 对术后视功能的确切影响可能需要重新评价,目前对其影响范围、恢复程度及时间均不完全清楚,有待进一步探究。

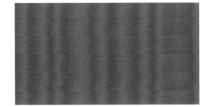

第四章　黄斑疾病非玻璃体手术治疗病例展示

第一节　黄斑部脉络膜新生血管性疾病

脉络膜新生血管形成（choroidal neovascularization，CNV）是眼内新生血管的重要表现形式，与多种眼部疾病有关。CNV常累及黄斑区，反复出血、渗出，晚期形成瘢痕，可严重损害视功能。

临床上根据荧光素眼底血管造影（fundus fluorescein angiography，FFA）表现可分为典型性、隐匿性及混合型CNV；根据CNV与RPE的位置关系可分为Ⅰ型、Ⅱ型及混合型；根据造影检查中CNV与黄斑无血管区中心的位置可分为中心凹下、中心凹旁、中心凹外CNV。

在影像学技术高速发展的当下，荧光素眼底血管造影、吲哚青绿血管造影（indocyanine green angiograph，ICGA）仍是诊断CNV的金标准，是检测新发CNV的最确切方式。目前OCT及OCT血管成像（OCT angiography，OCTA）已能提供满足诊断疾病所需的细节信息和精确的功能性数据，判断CNV分型，评估CNV形态、活动性，其快速、安全无创的特点使其在随访、评估疗效上独具优势，在临床上已得到广泛应用，但OCTA检测范围局限，对固视和屈光间质清晰度要求较高，无法动态显示血管渗漏情况，至少目前仍不能完全替代眼底血管造影检查。

对于黄斑部新生血管疾病，以往传统的激光光凝治疗及更安全的光动力疗法（photon dynamic treatment，PDT）曾被广泛应用，但随着抗血管内皮生长因子（vascular endothelial growth factor，VEGF）药物的引入，抗VEGF治疗因其疗效确切已成为首选治疗手段，需要时可选择抗VEGF与PDT等联合治疗。

一、湿性年龄相关性黄斑变性

年龄相关性黄斑变性（aged-related macular degeneration，AMD）是一种慢性、进展性、退行性的黄斑疾病，主要影响视网膜色素上皮（retinal pigment epithelial，RPE）、Bruch膜（Bruch's membrane）、光感受器细胞及脉络膜毛细血管，是导致老年人中心视力丧失的主要原因之一。根据临床表现分为干性与湿性两型，两者均可导致视力丧失，但干性通常是缓慢渐进的，湿性由于黄斑区出现CNV常致急性视力下降。此外，部分干性AMD可进展为湿性AMD。

本病多见于老年人，年纪越大发病率越高，常双眼发病，多数研究显示男、女性发病率无差别。湿性 AMD 主要表现为黄斑部视网膜下 CNV 增生、出血、渗漏,引起出血或渗出性视网膜脱离、浆液性或出血性 RPE 脱离,机化形成视网膜盘状瘢痕。若不干预,湿性 AMD 发病 1 年后视力通常低于 0.1。

病例 50　双眼湿性年龄相关性黄斑变性,右眼抗血管内皮生长因子治疗后随访

患者男,87 岁。

主诉:双眼视力不同程度下降,右眼 2 年余,左眼 4 年余,既往双眼白内障手术史;右眼抗 VEGF 治疗后("3+PRN"方案)。

裸眼视力:OD 0.7,OS 指数 /50cm。

最佳矫正视力:OD−0.50DS=0.80,OS +0.50DS/−1.00DC×100=0.05。

主要诊断:双眼湿性 AMD。

右眼 2 年 OCT 随访及末次随访多模影像检查,见图 4-1-1 及图 4-1-2。

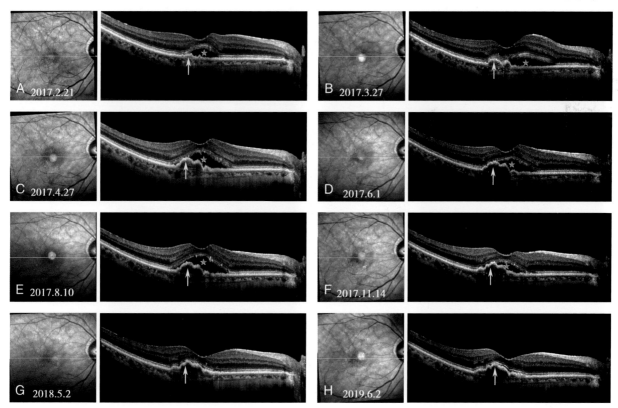

图 4-1-1　病例 50 患者右眼定期随访 OCT

A、B、C. 右眼每次抗 VEGF 治疗前 OCT 检查,共 3 次(2017.2.22,2017.3.28,2017.4.29)(黄色箭头代表 CNV,绿色星代表视网膜下液);

D、E、F、G. 治疗后定期随访,抗 VEGF 治疗后半年,视网膜下液逐步吸收,视力稳定;

H. 本次就诊时检查

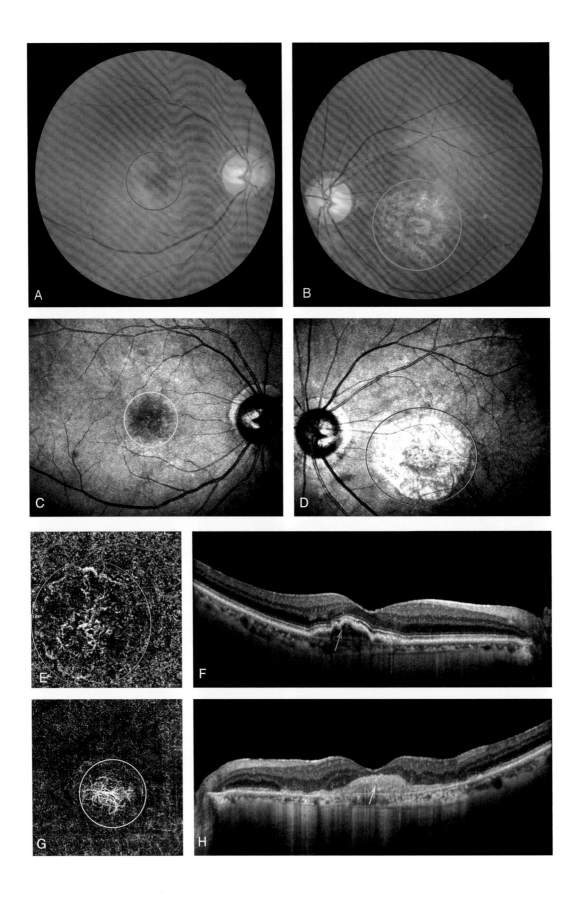

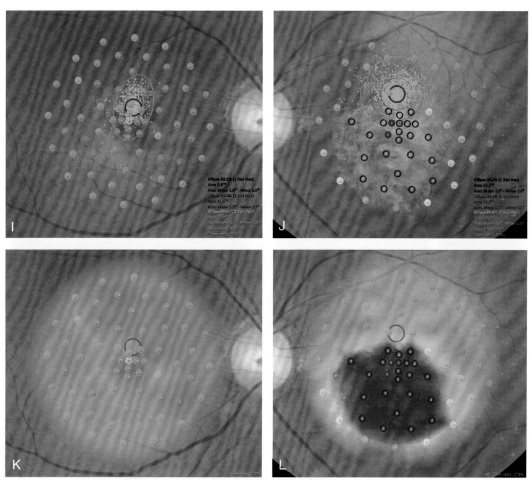

图 4-1-2　该患者末次随访 (2019.06.02) 双眼微视野联合多模影像

A、B. 彩色眼底照相:右眼黄斑区可见灰白色膜样病灶,中心偏红色,伴色素改变(蓝色圈),左眼黄斑区可见瘢痕化 CNV 伴周围 RPE 萎缩(绿色圈);

C、D. IR:右眼黄斑区可见低反射区域(黄色圈),左眼黄斑区可见高反射灶(紫色圈);

E、G. OCTA:E 图,右眼脉络膜血管层可见新生血管团(红色圈);G 图,左眼外层视网膜无血管区可见新生血管团;

F、H. OCT:右眼黄斑中心凹下 RPE 不规则隆起(蓝色箭头),下方中等反射[纤维血管性色素上皮层脱离(pigment epithelium detachment,PED)],视网膜下液完全吸收,左眼黄斑中心凹视网膜下见高反射团(黄色箭头),中心凹视网膜外层萎缩明显,RPE 破坏;

I、J. 微视野数字图:双眼非中心固视,固视点位置均向上偏移,右眼固视相对不稳定,左眼固视不稳定;

K、L. 微视野地形图:右眼黄斑中心 20° 范围 MS 26.8dB;左眼黄斑区瘢痕处光敏感度显著下降,呈绝对暗点,20° 范围 MS 12.8dB

治疗:双眼定期随访。

病例 51　双眼湿性年龄相关性黄斑变性，固视点同向偏移

患者男，71 岁。
主诉：双眼反复视力下降 4 年余，诊断"湿性 AMD"多次抗 VEGF 治疗。
裸眼视力：OD 0.08，OS 0.02。
最佳矫正视力：OD +1.00DS/−1.25DC×110=0.16，OS PL=0.02。

双眼微视野联合多模影像检查，见图 4-1-3 及图 4-1-4。

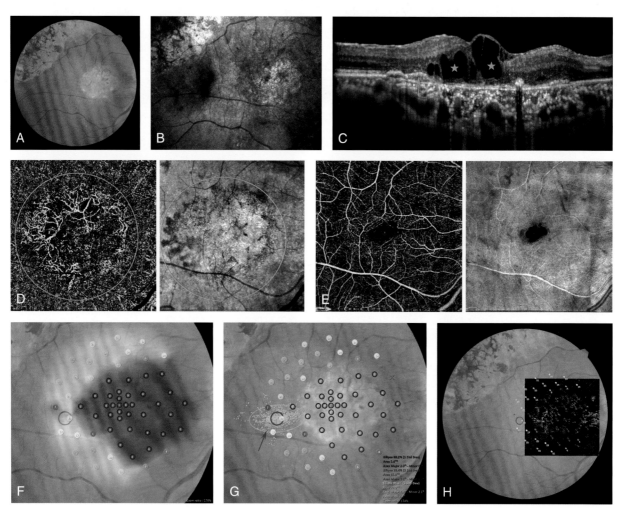

图 4-1-3　病例 51 患者右眼微视野联合多模影像

A. 彩色眼底照相：右眼黄斑区颞侧可见灰白色病灶，黄斑区颞上方可见大片 RPE 萎缩伴骨细胞样色素沉着；

B. IR：右眼萎缩病灶对应高反射；

C. OCT：右眼视网膜层间可见低反射囊腔（绿色五星），RPE 与 Bruch 膜分离，RPE 见高反射灶（绿色箭头）；

D. OCTA：右眼脉络膜层可见花团状新生血管（绿色圈），新生血管对应 en face 图像上可见低反射区；

E. OCTA：右眼浅层 FAZ 面积扩大，en face 图像上低反射区与 OCT 中低反射囊腔对应；

F. 微视野地形图：右眼黄斑区视网膜光敏感度显著下降（红色显示绝对暗点）；

G. 微视野数字图：右眼非中心固视，固视点位于黄斑区颞侧病灶外（红色箭头），固视相对不稳定，20° 范围 MS 7.1dB；

H. 微视野 overlay 图像：右眼光敏感度下降区域与新生血管相对应

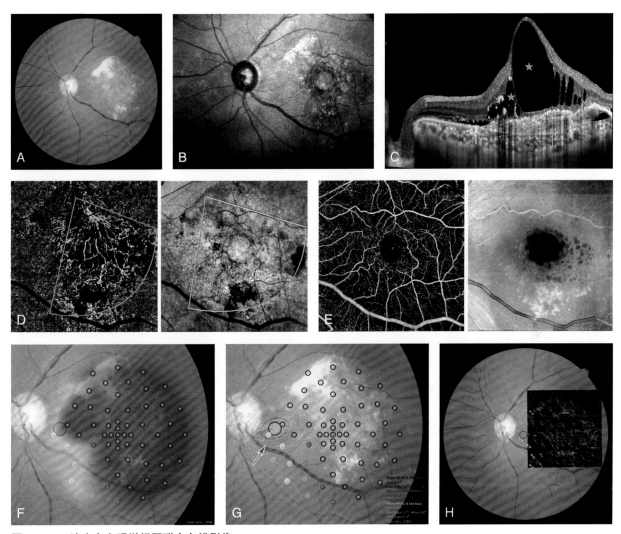

图 4-1-4 该患者左眼微视野联合多模影像

A. 彩色眼底照相：左眼视盘 C/D ≈ 0.5，黄斑区见灰白色病灶，大量黄色渗出；

B. IR：左眼黄斑区病灶处呈高低反射相间；

C. OCT：左眼视网膜层间可见低反射囊腔（绿色五星）及层间高反射点，视网膜下液（黄色箭头），RPE 隆起，其下大片中高反射影（陈旧性瘢痕）（绿色箭头）及中低反射（积液），并可见 Bruch 膜；

D. OCTA：左眼脉络膜层可见扇形新生血管（绿色扇形）；

E. OCTA：左眼 FAZ 面积扩大，拱环破坏、变形，浅层毛细血管密度改变；

F. 微视野地形图：左眼黄斑区光敏感度均显著下降（红棕色显示绝对暗点）；

G. 微视野数字图：左眼非中心固视，固视点位于黄斑区鼻侧病灶外（红色箭头），固视不稳定，20° 范围 MS 2.3dB；

H. 微视野 overlay 图像：左眼光敏感度下降区域与黄斑区病灶相对应

主要诊断：双眼湿性 AMD。

治疗：左眼抗 VEGF 治疗，右眼随访观察。左眼再次治疗后失访。

诊疗策略

　　病例 50、病例 51 都是双眼受累患者,并经过多次抗 VEGF 治疗,病例 50 患者右眼治疗后稳定,左眼 CNV 已疤痕化,继续随访。本病常累及双眼,但可先后发病、双眼病情程度可不对称。对单眼患者应密切随访观察对侧眼的变化。

　　湿性 AMD 目前首选抗 VEGF 治疗("3+PRN"),但并非所有患眼治疗反应良好。湿性 AMD 的重复治疗指征包括前次治疗后视网膜内及视网膜下持续存在积液或积液增多,但对少许视网膜下积液是否要重复治疗有争议,另外,部分病程较长者中,水肿迁延造成视网膜囊样变性,并非病灶具有活动性。病例 51 中双眼都有黄斑囊样水肿,但左眼伴有视网膜下积液,考虑病灶具有活动性,给予治疗,右眼只作随访。

　　两例患者微视野检查中都观察到了中心固视被破坏后的固视点偏移,固视稳定性下降,病例 50 右眼中心视力和黄斑区光敏感度仍较好,但固视点同方向上移,可能与维持双眼视有关。

二、息肉样脉络膜血管病变

　　息肉样脉络膜血管病变(polypoidal choroidal vasculopathy,PCV)的特点是眼底可见橘红色结节样病灶,多位于黄斑区和视盘旁,ICGA 显示 1 个或多个息肉样强荧光病灶,可伴异常分支血管网。本病发病机制不清,好发于亚洲人。

　　ICGA 是诊断 PCV 的金标准。OCT 中可见"双层征"、指状突起、多发的色素上皮层脱离(pigment epithelium detachment,PED)和 PED 切迹、代表息肉的低反射腔等。目前认为 OCTA 在观察异常分支血管网(branching vascular network,BVN)上优于 ICGA,但观察息肉样病灶(polyps)不如 ICGA。

病例 52　息肉样脉络膜血管病变,抗血管内皮生长因子治疗(一)

　　患者女,68 岁,既往体健。
　　主诉:右眼视力下降伴视物遮挡感 2 个月。
　　裸眼视力:OD 0.3,OS 0.4。
　　最佳矫正视力:OD−0.50DS=0.50,OS +0.75DS=0.50。

　　右眼微视野联合多模影像检查,见图 4-1-5。

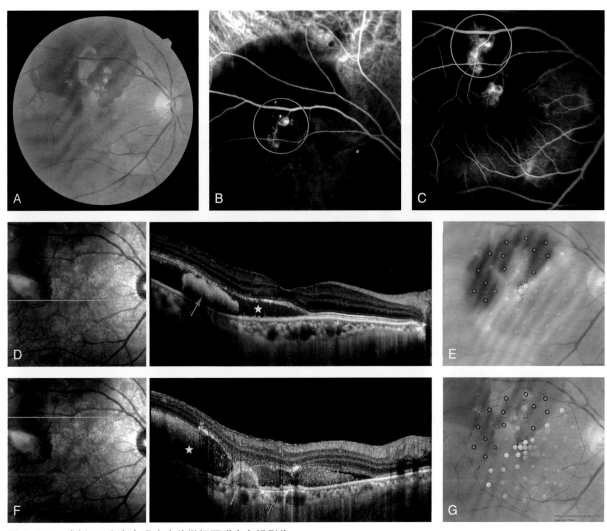

图 4-1-5　病例 52 患者右眼治疗前微视野联合多模影像

A. 彩色眼底照相:黄斑区上方可见新鲜及陈旧性出血及硬性渗出;

B. ICGA:黄斑区颞上方视网膜可见异常血管网,早中期可见息肉强荧光(蓝色圈),以及病灶周围视网膜下出血遮蔽弱荧光;

C. FFA:与 B 图病灶(蓝色圈)相对应位置可见强荧光渗漏灶,隐约可见不规则荧光渗漏(绿色圈),病灶周围见遮蔽荧光;

D、F. OCT:黄斑中心凹处神经上皮层结构完整,视网膜下可见积液(黄色五星),黄斑区颞侧神经上皮层下见高反射灶(蓝色箭头),黄斑区上方可见指状 RPE 突起(绿色箭头),以及"双层征"(红色箭头);

E. 微视野地形图:黄斑区半侧区域光敏感度显著下降,与出血区域一致;

G. 微视野数字图:20° 范围 MS 15.3dB,中心固视

　　主要诊断:右眼 PCV

　　治疗:抗 VEGF 治疗,注药 1 个月后,右眼最佳矫正视力提高至 1.0,视网膜下出血减少,视网膜下积液明显减少,光敏感度下降区域有所缩小,见图 4-1-6;考虑仍有视网膜下积液,再次注药,1 个月后复查,视力稳定,最佳矫正视力 1.0,出血进一步减少,黄斑区颞侧视网膜下病灶缩小,视网膜下极少量积液,见图 4-1-7。

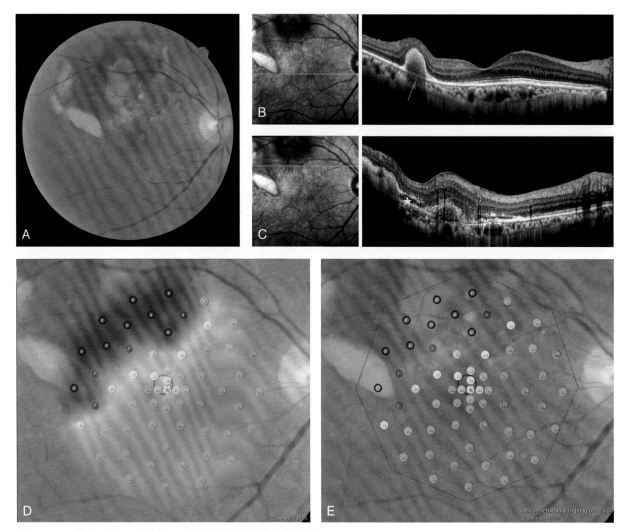

图 4-1-6　该患者第 1 次注药 1 个月后微视野联合多模影像

A. 彩色眼底照相：黄斑区上方视网膜下出血减少，可见陈旧性出血灶；

B、C. OCT：黄斑中心凹形态可，黄斑区颞侧视网膜下见高反射灶（蓝色箭头），黄斑区上方视网膜下见少许视网膜下中低反射区（出血或积液）（黄色五星）；

D. 微视野地形图：黄斑区颞侧半区域光敏感度下降区域较前减小；

E. 微视野数字图：20° 范围 MS 较前提升（15.3dB 至 18.5dB），中心固视

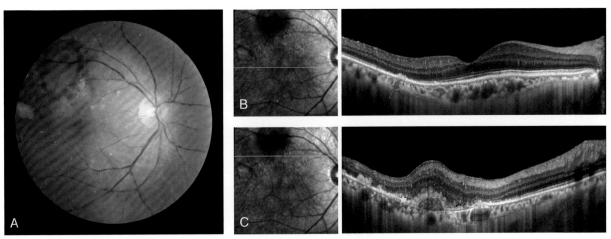

图 4-1-7　该患者第 2 次注药 1 个月后微视野联合多模影像

A. 彩色眼底照相:黄斑区上方视网膜下出血进一步减少,可见陈旧性出血灶;

B、C. OCT:黄斑中心凹形态可,黄斑区颞侧视网膜下病灶缩小(蓝色箭头),黄斑区上方见少许视网膜下积液(黄色五星)

病例 53　息肉样脉络膜血管病变,抗血管内皮生长因子治疗(二)

患者男,74 岁,因血压控制不佳而未行 FFA/ICGA 检查。

主诉:右眼视力下降 2 个月余。

裸眼视力:OD 0.2,OS 0.6。

最佳矫正视力:OD +1.50DS=0.30,OS +1.00DS/-0.75DC × 105=0.80。

右眼多模影像检查,见图 4-1-8。

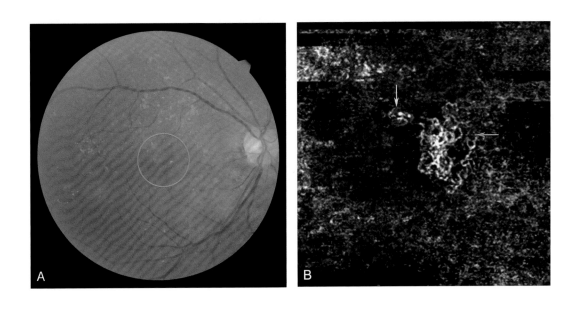

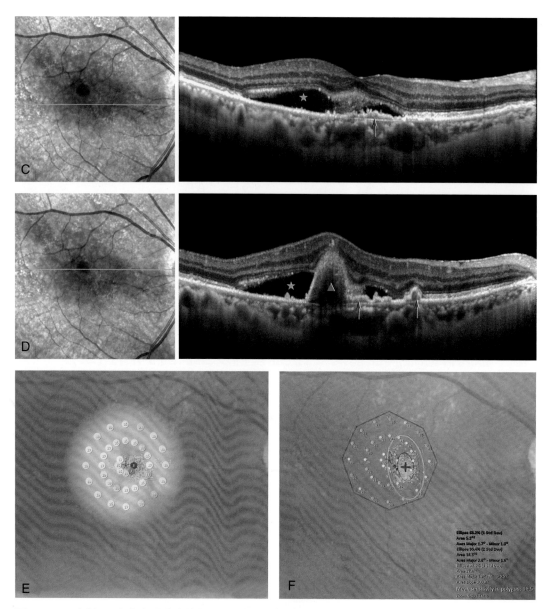

图 4-1-8　病例 53 患者右眼治疗前微视野联合多模影像

A. 彩色眼底照相:黄斑区可见橘红色病灶(绿色圈),后极部散在玻璃膜疣;

B. OCTA:可见 BVN(绿色箭头)、polyps(黄色箭头);

C. 黄斑中心凹处见视网膜下液(绿色五星),"双层征"(红色箭头);

D. 黄斑中心凹上方区域见大量视网膜下液(绿色五星),"双层征"(红色箭头),指状突起(蓝色三角);

E. 微视野地形图:黄斑区大部分呈黄色甚至红色,散在浅绿色点;

F. 微视野数字图及固视图:10° 范围 MS 15.6dB,非中心固视,固视点上移,位于中心凹上方,固视相对不稳定

主要诊断:右眼 PCV;

治疗:抗 VEGF 治疗,注药 1 个月后,患者诉右眼视物不清有所好转,但最佳矫正视力仍为 0.30,无变化。黄斑区除中心凹外光敏感度有明显改善,视网膜下积液基本吸收,仅见少许残留,见

图 4-1-9。再次注药后 1 个月后最佳矫正视力提高至 0.7,黄斑区光敏感度改善,视网膜下液完全
吸收,见图 4-1-10。

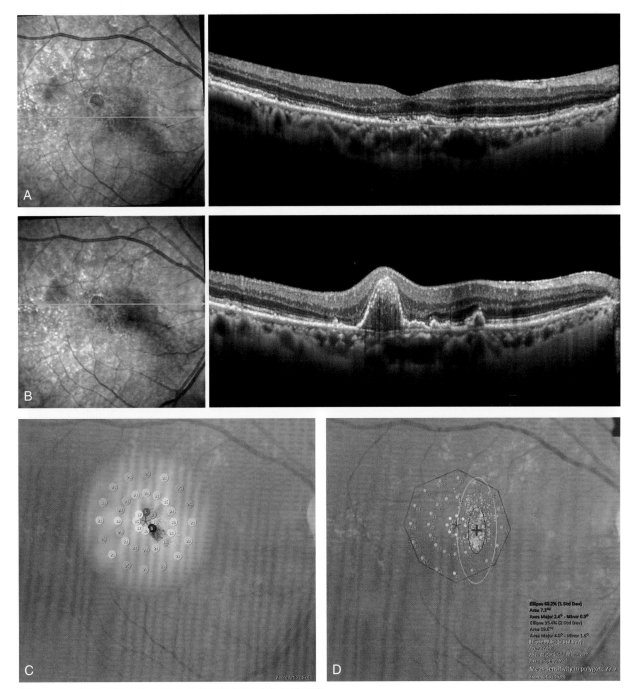

图 4-1-9　该患者第 1 次注药 1 个月后微视野联合多模影像

A、B. OCT:黄斑中心凹视网膜下液大部分吸收,残存少许视网膜下液(绿色五星)中心凹上方指状突起较前好转,视网膜
下液吸收;

C. 微视野地形图:患者黄斑区绿色区域增多,散在黄色及红色点,中心凹处仍为红色;

D. 微视野数字图:10° 范围 MS 19.5dB,中心固视,固视相对不稳定

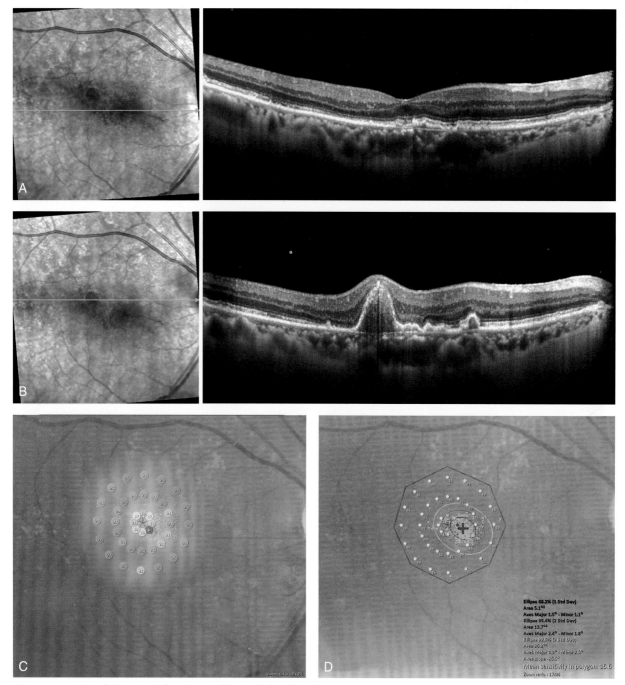

图 4-1-10　该患者第 2 次注药 1 个月后微视野联合多模影像

A、B. OCT 黄斑中心凹视网膜下液完全吸收,黄斑区上方指状突起基本稳定;

C. 微视野地形图:患者黄斑区绿色区域增多,散在黄色及红色点;

D. 微视野数字图:10° 范围 MS 22.2dB,中心固视,固视相对不稳定

诊疗策略

　　虽然 ICGA 仍是诊断 PCV 的金标准,但像病例 53 因特殊情况下不能做 ICGA 时,OCTA 仍可发现 BVN 和息肉样病灶,结合 OCT 图像同样能明确诊断。我们曾报告 OCTA 对 BVN 的检出率可达

100%,但息肉样病灶检出率不到50%。

PCV被认为是特殊类型的CNV,其治疗效果并不理想。中心凹外病变可采用传统激光光凝治疗。当病变累及黄斑时,尤其是中心凹下病变,近年来较多采用抗VEGF治疗,若无好转或疗效不佳则考虑联合PDT治疗。有报道联合治疗在视力改善和息肉消退上疗效优于单独的PDT和抗VEGF治疗。

三、视网膜血管瘤样增生

视网膜血管瘤样增生(retinal angiomatous proliferation,RAP)是AMD的一种特殊类型,发病年龄较AMD高,多见于女性,常双眼发病,单眼患者中约30%的对侧眼今后发病,需密切观察。

RAP按自然进程可分为3期:Ⅰ期视网膜内新生血管增生(intraocular neovascularization, IRN);Ⅱ期视网膜新生血管向内层可与视网膜血管形成吻合,向下延伸突破光感受器细胞层,形成视网膜下新生血管(subretinal neovascularization,SRN);Ⅲ期最终突破RPE与脉络膜血管形成视网膜脉络膜吻合。FFA、ICGA及OCT无法分辨细小的CNV,容易造成临床分期不准确,OCTA的优势在于可三维观察视网膜内、下及脉络膜的血流信号,判断更准确。RAP分期与治疗反应及预后密切相关,Ⅰ期、Ⅱ期疗效和预后较好。

病例54　视网膜血管瘤样增生Ⅲ期,抗血管内皮生长因子治疗(一)

患者女,64岁。
主诉:左眼视力下降1年余。
裸眼视力:OD 0.6,OS 0.2。
最佳矫正视力:OD +1.00DS=1.0,OS +1.50DS/−0.75DC×180=0.50。

左眼多模影像检查,见图4-1-11。

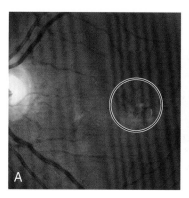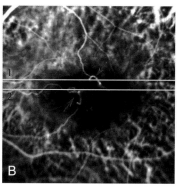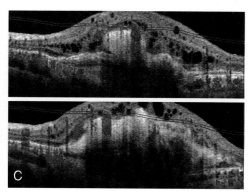

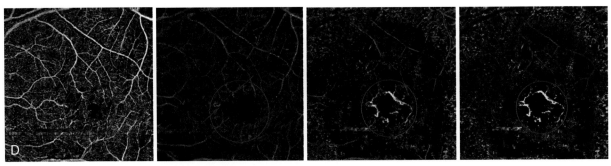

图 4-1-11　病例 54 患者左眼治疗前多模影像

A. 彩色眼底照相:黄斑区可见不规则的橘红色病灶(红色实线圆环);

B. ICGA:早期图像;黄斑中心凹可见视网膜血管与脉络膜新生血管连通,(红色箭头所指为脉络膜 - 视网膜交通支血管);

C. OCT:C1、C2 分别对应 B 图中 1、2 层面,视网膜层间可见与 B 图中异常血管相对应的断层血流信号以及低反射囊腔,色素上皮层隆起伴高反射结构,视网膜不同层间见低反射囊腔样改变;

D. OCTA:视网膜血管与脉络膜新生血管联通,浅层血管网未见明显异常,深层血管网可见 2 处稍扩张的血管结构(红色箭头),无血管外层视网膜及脉络膜毛细血管层可见环状的异常血管结构(红色实线圆环)

　　主要诊断:左眼 RAP(Ⅲ 期)

　　治疗:建议抗 VEGF 治疗,治疗 1 次后失访。

病例 55　视网膜血管瘤样增生 Ⅲ 期,抗血管内皮生长因子治疗(二)

　　患者男,82 岁。

　　主诉:右眼视力下降 2 年余。

　　裸眼视力:OD 0.2,OS 0.4。

　　最佳矫正视力:OD-0.750DS/-1.00DC×80=0.20,OS-1.50DS/-0.50DC×75=0.50。

　　右眼多模影像检查,见图 4-1-12。

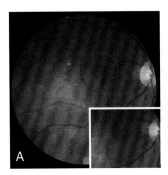
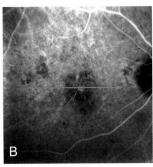
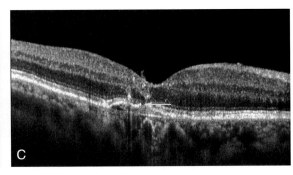

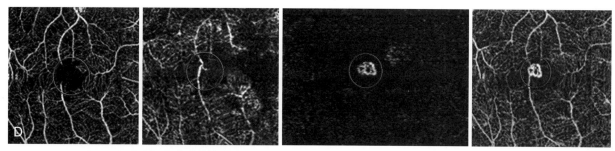

图 4-1-12　病例 55 患者右眼治疗前多模影像

A. 彩色眼底照相:黄斑区中心隐约可见的较暗病灶(红色实线圆环);

B. ICGA 晚期图像:黄斑中心凹可见异常血管结构(红色箭头);

C. OCT:视网膜层间结构不规则,色素上皮层断裂(黄色箭头)伴隆起,其下可见中高反射结构;

D. OCTA:视网膜浅层可见上下方血管稍弯曲,止端不明显,深层可见上下方血管汇合,外层及脉络膜毛细血管层可见簇状的异常血管结构(红色实线圆环)

　　主要诊断:右眼 RAP(Ⅲ期);

　　治疗:抗 VEGF 治疗("3+PRN"),注药 3 次后随访发现 CNV 病灶较顽固,于是联合 PDT,PDT 治疗后 1 个月(开始治疗后第 4 个月),患者诉视物不清有所好转,右眼最佳矫正视力提高不明显,仅提高至 0.30,复查显示 en face 图像中 CNV 消退,见图 4-1-13。

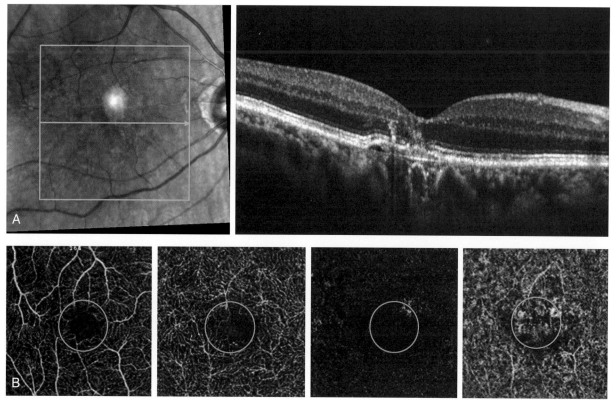

图 4-1-13　该患者治疗后第 4 个月多模影像

A. OCT:较前改变不明显,RPE 下高反射结构略缩小;

B. OCTA:各层未见明显异常血管结构(绿色实线圆环),CNV 消退

诊疗策略

随着眼底影像学技术的发展,使得更多的 RAP 被检出,提示本病发病率可能比以往报道的要高。较遗憾的是病例 54 失访,无治疗前后对比。分析上述 2 例患者的多模影像资料,不难发现 OCTA 对 RAP 极具诊断价值。

RAP 对治疗的反应与疾病分期相关,目前尚无统一的治疗方案。RAP 采用 PDT 治疗时光敏剂有可能渗漏到视网膜引起损害,因此目前不推荐 PDT 单独治疗,但可与抗 VEGF、TA 联合治疗,先经抗 VEGF 治疗可减轻视网膜内水肿,减少了光敏剂渗漏到视网膜囊间的机会,从而减少了视网膜受光化学损伤的可能性。病例 55 抗 VEGF 联合 PDT 治疗成功地使新生血管团消退,但由于 OCT 中黄斑区中心凹结构无明显改善,视力提高有限,但对疾病控制仍有积极意义。

四、特发性脉络膜新生血管

特发性脉络膜新生血管(idiopathic choroidal neovascularization,ICNV)指发生于 50 岁以下人群中形成黄斑下 CNV,不存在或找不到目前已知的与黄斑下新生血管相关的眼病。发病机制不明。多单眼发病,大多数患者预后较好,少数患者 CNV 可自行消退,但若发展为较大面积的 CNV 病变可导致视力严重的不可逆损伤。治疗目前多采用抗 VEGF 治疗。

病例 56　特发性脉络膜新生血管,抗血管内皮生长因子治疗

患者男,27 岁,因荧光素钠皮试(+)未行 FFA 检查,予以 ICGA 检查。
主诉:左眼视物变形 1 周。
裸眼视力:OD 0.1,OS 0.1。
最佳矫正视力:OD−5.50DS/−0.50DC×175=1.0,OS:−4.00DS/−1.75DC×180=0.70。
裂隙灯检查:眼前节和前段玻璃体未见炎症细胞及其他改变。
眼底镜检查:除黄斑部病灶外,未见视盘、视网膜及其血管的异常变化。

左眼微视野联合多模影像检查,见图 4−1−14。

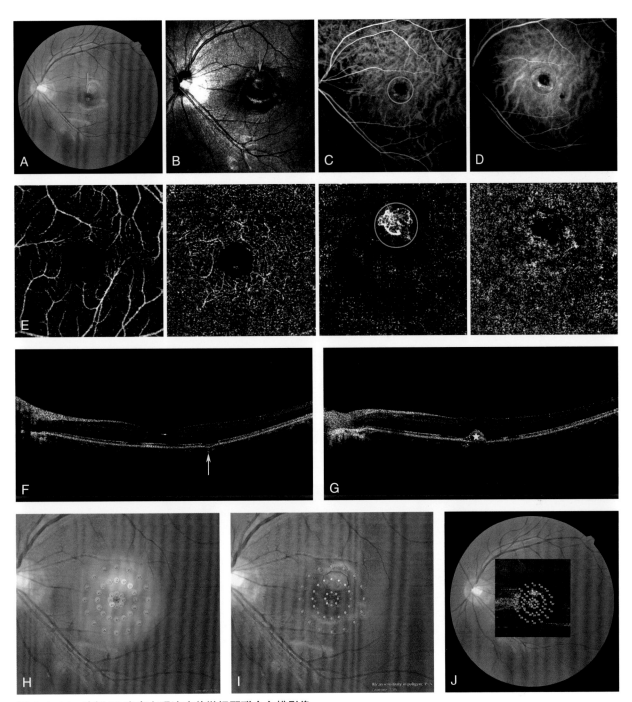

图 4-1-14　病例 56 患者左眼治疗前微视野联合多模影像

A. 彩色眼底照相:黄斑区中心凹上方可见黄白色病灶(绿色箭头);

B. IR:黄斑区中心凹上方可见一病灶(绿色箭头),病灶外缘高反射,内部中低反射;

C、D. ICGA:早期黄斑区可见一弱荧光区,内可见新生血管团(C 绿色圈);黄斑区颞下见一弱荧光区(C 蓝色三角);中期病灶外缘呈强荧光,中央新生血管荧光较前增强(D);

E. OCTA:外层视网膜可见明显的新生血管团(绿色圈),对应脉络膜血管层呈低反射;

F、G. OCT:黄斑中心凹形态可,黄斑区颞侧可见 EZ 连续性中断(黄色箭头);黄斑区上方视网膜下见高反射病灶,伴少许视网膜下液(黄色五星);

H. 微视野地形图:黄斑中心凹上方可见光敏感度偏低区域(黄色),余光敏感度基本正常;

I. 微视野数字图:10° 范围 MS 25.5dB,病变区域 MS 15.5dB;

J. 微视野 overlay 图像:CNV 对应区域光敏感度下降

主要诊断:左眼 ICNV。

治疗:抗 VEGF 治疗 1 周后,患者诉视物变形有所好转,最佳矫正视力略有提高,至 0.80,复查显示病灶缩小、视网膜下液吸收,病变区光敏感度有所改善,见图 4-1-15。

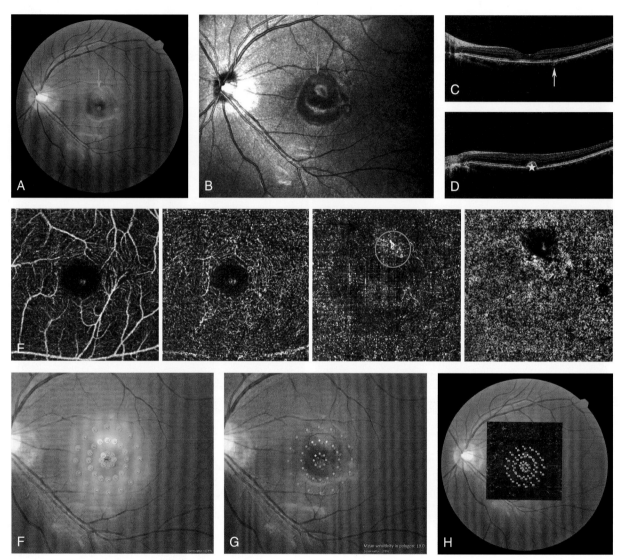

图 4-1-15　该患者治疗后 1 周微视野联合多模影像

A. 彩色眼底照相:黄斑区中心凹上方黄白色病灶较前缩小(绿色箭头);

B. IR:黄斑区上方病灶较前缩小,病灶边缘较前清晰(绿色箭头);

C、D. OCT:黄斑中心凹形态可,黄斑区颞侧可见椭圆体区逐步修复(黄色箭头);
黄斑区上方视网膜下见高反射病灶边界较前清晰,视网膜下液吸收(黄色五星);

E. OCTA:无血管外层视网膜新生血管团(绿色圈)较前减小,对应下方脉络膜毛细血管血管层低反射;

F. 微视野地形图:黄斑中心凹上方可见光敏感度偏低区域(黄色),其余光敏感度基本正常;

G. 微视野数字图:10° 范围 MS 26.8dB(治疗前 25.5 dB),病变区域 MS 19.0dB(治疗前 15.5 dB),较前好转;

H. 微视野 overlay 图像:中心凹上方见光敏感度下降区域,对应原 CNV,该区域较治疗前减小

诊疗策略

本例为 27 岁年轻患者,不存在感染、炎症或其他促使血管发生的眼病,眼底中心凹上方有孤立的黄白色病灶,ICGA 和 OCTA 无血管视网膜外层中新生血管团清晰可见,诊断 ICNV,由于造影中新生血管渗漏,OCT 中视网膜下少量积液,考虑 CNV 病灶具有活动性,给予抗 VEGF 治疗。对于 ICNV 的治疗,目前常规采用抗 VEGF("1+PRN")的治疗。

五、高度近视继发脉络膜新生血管

高度近视继发脉络膜新生血管(myopic choroidal neovascularization,mCNV)是高度近视的严重并发症,约 10% 的病理性近视可继发 CNV,是造成高度近视患者视力损害的主要原因之一。

病例 57　高度近视继发脉络膜新生血管,抗血管内皮生长因子治疗

患者女,52 岁,荧光素钠皮试(+),双眼近视激光手术史。
主诉:右眼突发视物下降伴视物变形 1 周。
裸眼视力:OD 0.06,OS 0.25。
最佳矫正视力:OD−2.75DS/−1.75DC×100=0.30,OS−2.50DS/−1.25DC×90=1.0。

右眼多模影像检查,见图 4-1-16。

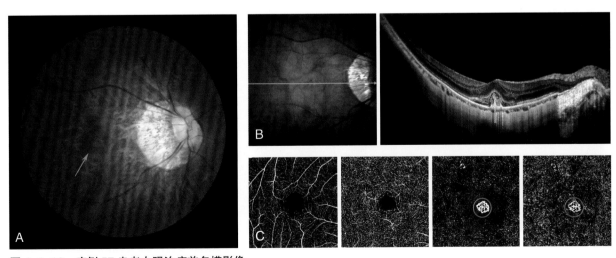

图 4-1-16　病例 57 患者右眼治疗前多模影像

A. 彩色眼底照相:黄斑区可见出血(绿色箭头);

B. OCT:黄斑中心凹下见高反射灶(黄色箭头),伴视网膜下液;

C. OCTA:外层视网膜和脉络膜层毛细血管层可见新生血管团(蓝色圈)

主要诊断：右眼 mCNV。

治疗：给予抗 VEGF 治疗，首次注药 1 周后，患者诉右眼视力提高，视物变形改善，右眼最佳矫正视力明显改善，提高至 0.6。复查显示黄斑出血仍可见、中心凹下高反射灶缩小，新生血管团缩小，见图 4-1-17；首次治疗 3 周后，最佳矫正视力进一步提高至 0.9，复查显示仍有少许视网膜下液，高反射灶与新生血管团有所扩大，见图 4-1-18；眼内再次注药，再次治疗 1 周后，右眼最佳矫正视力达 1.0，复查显示中心凹下高反射灶缩小，新生血管团大小无明显变化，仍有少量视网膜下液，见图 4-1-19。

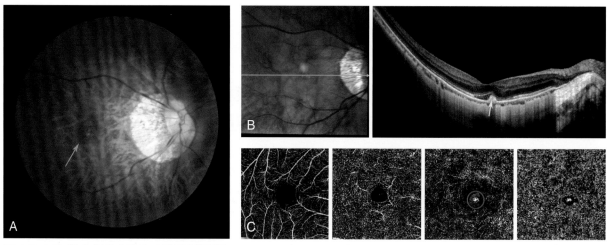

图 4-1-17　该患者首次治疗 1 周后多模影像
A. 彩色眼底照相：黄斑区可见出血（绿色箭头）；
B. OCT：黄斑中心凹下高反射灶较前缩小（黄色箭头），见少许视网膜下液；
C. OCTA：无血管外层视网膜和脉络膜层新生血管团较前缩小（蓝色圈）

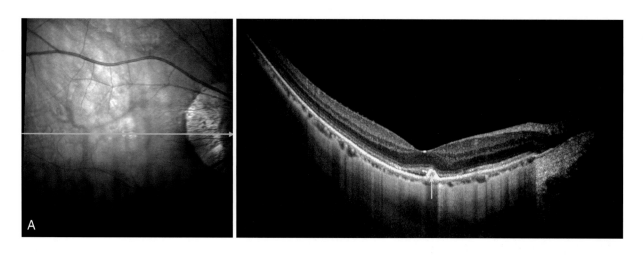

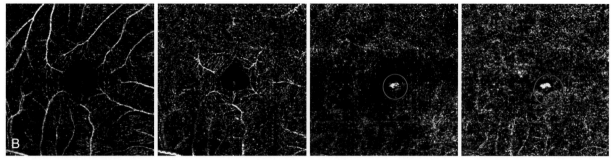

图 4-1-18　首次治疗 3 周后

A. OCT：黄斑中心凹下高反射灶较抗 VEGF 治疗后 1 周有所增大，见少许视网膜下液（黄色箭头）；

B. OCTA：无血管外层视网膜和脉络膜层新生血管团较抗 VEGF 治疗后 1 周有所增大（蓝色圈）

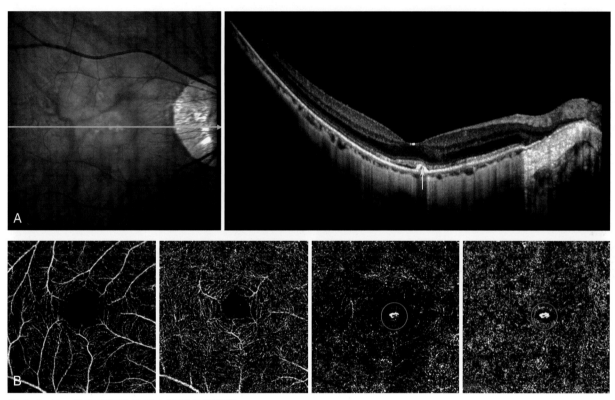

图 4-1-19　该患者再次治疗 1 周后多模影像

A. OCT：黄斑中心凹下高反射灶较前进一步缩小（黄色箭头），见少许视网膜下液；

B. OCTA：无血管外层视网膜和脉络膜毛细血管层见新生血管团（蓝色圈）

病例 58　妊娠伴高度近视继发脉络膜新生血管，抗血管内皮生长因子治疗

患者女，27 岁，孕 8 月（34w），未做 FFA/ICGA。

主诉：右眼视力下降伴视物变形 2 个月。

既往史：自述左眼 4 年前高度近视黄斑出血病史（FFA 证实无 CNV）。

裸眼视力：OD 指数 /20cm，OS 指数 /20cm。

矫正视力：OD-14.50DS=0.50，OS-13.50DS/-1.00DC×170=0.30。

右眼多模影像检查,见图 4-1-20。

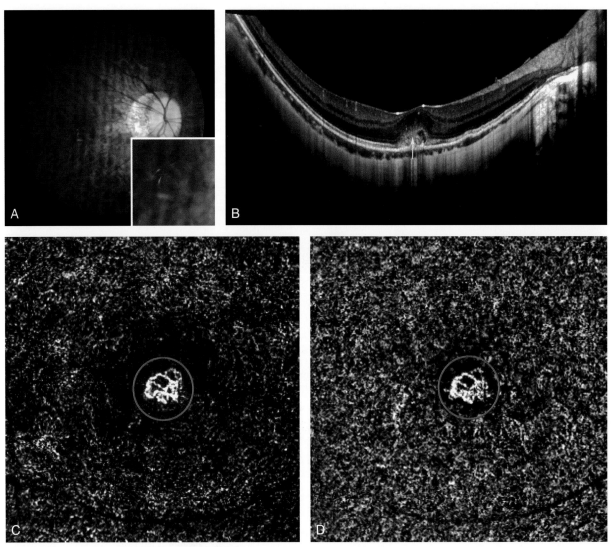

图 4-1-20　病例 58 患者右眼治疗前多模影像

A. 彩色眼底照相:豹纹状眼底改变,黄斑区可见少许出血,及灰白色病灶(右下方小图);

B. OCT:黄斑区视网膜下见高反射灶(黄色箭头);

C、D. OCTA:外层视网膜、脉络膜毛细血管层可见新生血管团(蓝色圆圈);

主要诊断:双眼高度近视,右眼继发 CNV,合并妊娠。

治疗:抗 VEGF 治疗,单次注药后随访,复查显示注药后 3 个月左眼最佳矫正视力提高到 0.8,维持稳定至随访终点;注药后 6 个月新生血管完全消退,无复发。多模影像复查结果见图 4-1-21。

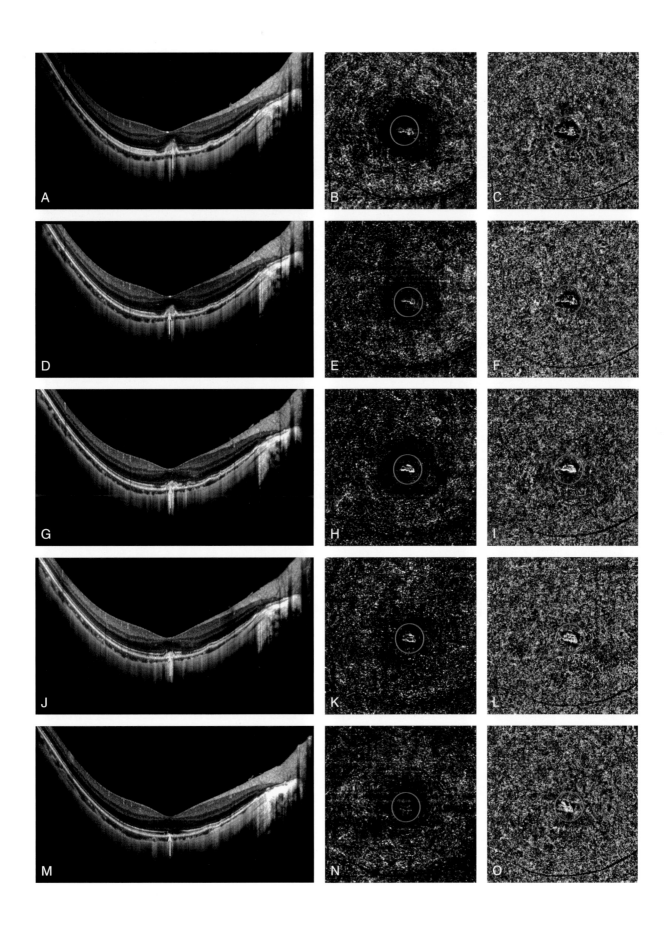

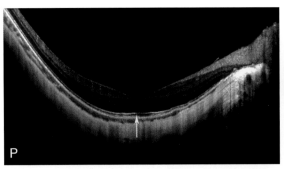
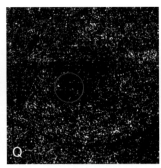
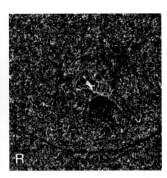

图4-1-21　该患者治疗后多模影像（治疗后每月复查）
OCT上可见视网膜下高反射灶在逐步缩小，OCTA上CNV的病灶也在不断缩小

诊疗策略

病例57眼底可见黄斑出血，高度近视黄斑出血可分为单纯型和新生血管型，临床实践中，高度近视如发现黄斑出血应首先考虑可能继发CNV，多种方法可用于证实CNV，本例因皮试过敏未做荧光素眼底血管造影，但通过OCTA证实了新生血管的存在，明确了黄斑出血的原因。

病例58为怀孕8个月的高度近视继发CNV患者，对孕妇怀疑有CNV时，荧光素眼底血管造影检查宜谨慎，此时OCTA是最好的诊断手段。

妊娠期间进行抗VEGF治疗，尽管有临床报道，但总体来说都比较谨慎。有报道孕早期给予抗VEGF治疗约有20%的病例出现流产，孕中晚期病例尚无流产、早产报道。根据上述报道，孕3个月内抗VEGF需谨慎，孕中晚期合并CNV时，抗VEGF治疗可以考虑，但须与患者及家属充分沟通。

临床上抗VEGF治疗对高度近视继发CNV疗效较好，注药次数通常较少，目前常规采用抗VEGF（"1+PRN"）的治疗方案。如病例58，单次注药后CNV病灶不断缩小，且无复发迹象，视力明显改善，但病例57连续注药2次后OCTA中新生血管团虽有缩小，但仍有少量视网膜下积液，需进一步治疗。

六、特殊类型脉络膜新生血管

病例59　局限性脉络膜凹陷继发脉络膜新生血管，抗血管内皮生长因子治疗

患者男，31岁，既往体健，荧光素钠皮试（+）。
主诉：右眼突发视物下降伴视物变形3天。
裸眼视力：OD 0.05，OS 0.1。
最佳矫正视力：OD-3.50DS/-0.50DC×180=0.40，OS-4.25DS/-0.50DC×50=1.0。

双眼多模影像检查，见图4-1-22及图4-1-23。

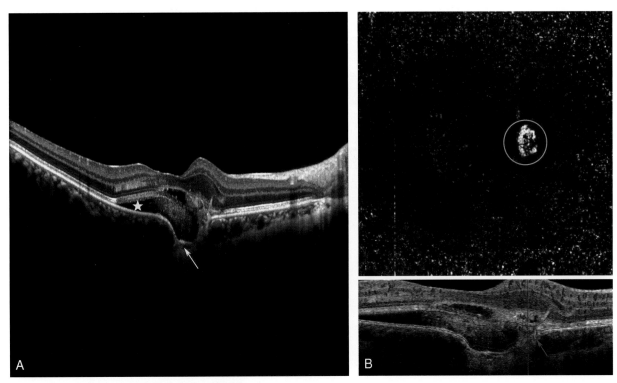

图 4-1-22　病例 59 患者右眼治疗前多模影像

A. OCT：黄斑中心凹下可见脉络膜凹陷（黄色箭头），视网膜神经上皮层脱离（黄色五星），视网膜下见高反射灶及低反射灶；

B. OCTA：外层视网膜可见新生血管团（见绿色圈），对应下方 B-Scan 上的血流信号（见蓝色箭头）

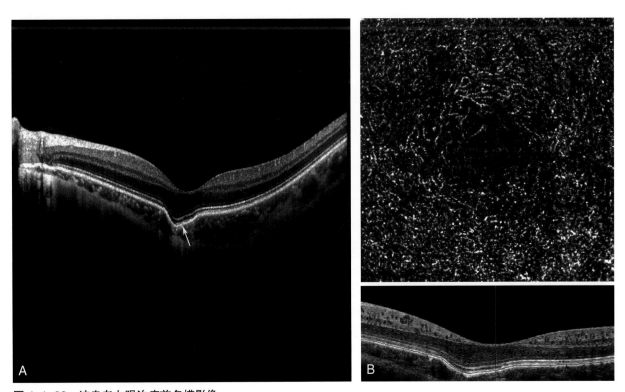

图 4-1-23　该患者左眼治疗前多模影像

A. OCT：黄斑中心凹下可见脉络膜凹陷（黄色箭头），未见视网膜下积液；

B. OCTA：外层视网膜未见新生血管

主要诊断：右眼继发 CNV，双眼局限性脉络膜凹陷

　　治疗：右眼抗 VEGF 治疗（"1+PRN"），左眼随访。右眼单次注药 3 个月后，患者诉视力改善，视物变形好转；右眼最佳矫正视力略有提高至 0.6，复查显示视网膜下积液完全吸收，新生血管消退，见图 4-1-24。

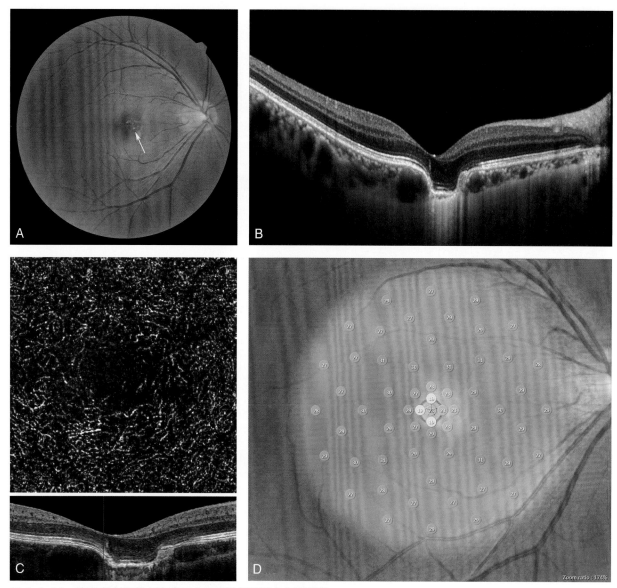

图 4-1-24　该患者右眼单次注药 3 个月后微视野联合多模影像

A. 彩色眼底照相：黄斑区色素紊乱（黄色箭头）；

B. OCT：黄斑中心凹下视网膜下液吸收，脉络膜凹陷仍存；

C. OCTA：治疗前无血管外层见到的视网膜新生血管消退；

D. 微视野地形图：黄斑区光敏感度尚可，病灶区域光敏感度轻度下降，呈黄色改变

诊疗策略

牵牛花综合征（morning glory syndrome, MGS）是一种先天性视盘发育异常疾病，眼底表现似牵牛花。本例中视盘扩大呈粉红色，中央漏斗样深凹陷，周围环绕视网膜脉络膜萎缩环，视盘凹陷底部被灰白色胶质样组织填充，视网膜血管数量多、走行直等典型眼底表现符合 MGS 的诊断标准；MGS 可伴有其他眼部先天异常，如本例的视盘下方脉络膜缺损，但继发黄斑中心凹 CNV 极少见，因此给予抗 VEGF 治疗，3 次注药后病情趋于稳定；治疗后 3 个月复查 OCT，低反射囊腔仍然存在甚至扩大，是由于水肿迁延导致黄斑囊样变性，非治疗指征；同时还观察到了视网膜外层管形结构的形成，被认为是外界膜和椭圆体带连接完整性遭到破坏后在自我修复过程中形成错位连接的结构，抗VEGF 治疗无法使其消失。故这两种征象均非治疗指征，继续随访观察。

本例超广角 FFA 在周边部发现动静脉异常吻合，周边可见无灌注区，但并未观察到血管渗漏及新生血管等，不需要治疗。有报道 80% 以上的 MGS 病例存在周边部视网膜无灌注区，因视网膜血管发育不全而引起，推测与出生后早期 VEGF 分泌不足有关。少部分病例周边部无灌注区可能进展导致纤维血管增生、玻璃体积血或视网膜脱离等并发症，因此有必要随访。

第二节　　中心性浆液性脉络膜视网膜病变

中心性浆液性脉络膜视网膜病变（central serous chorioretinopathy, CSC）是一种眼科常见的，但病因与发病机制不完全清楚的黄斑部疾病，以黄斑部局限性视网膜神经上皮层和色素上皮层脱离，伴一个或多个色素上皮层特发性渗漏为特征。本病好发于中青年男性，少部分可双眼发病，首次发作患者有自愈倾向，大多数 3~6 个月自行消退，视力预后较好，但易复发。多次复发和慢性者（病程迁延超过 6 个月）可继发 CNV、RPE 萎缩及黄斑囊样水肿等，严重损害视功能。

FFA 是确诊本病的重要检查手段，并可显示不同病程的病变状态。ICGA 能显示脉络膜大血管扩张及高渗透状态，可指导 PDT 治疗。OCT 可对黄斑部的浆液性脱离作出精准的定量检测，便于随访，可减少有创性荧光血管造影的使用。OCTA 可定位显示慢性 CSC 继发的 CNV。

急性 CSC 的 FFA 典型表现为早期病变区域一个或多个荧光渗漏点（1~3 个），随造影过程墨渍弥散状渗漏或蘑菇烟云状渗漏，晚期可见脱离范围内相应的盘状荧光积存，ICGA 上可见渗漏点附近异常扭曲扩张的脉络膜血管，OCT 显示圆顶状浆液性神经上皮层脱离，可伴有局灶性色素上皮层脱离；但慢性 CSC 患者的造影表现可不典型，FFA 表现为单个或多个局灶性渗漏点或不典型渗漏，在 RPE 广泛性病变斑驳状强荧光背景下有时难以辨别，有时可能没有明显渗漏点，而是呈弥漫性强荧光。ICGA 显示广泛脉络膜血管异常，包括早期脉络膜充盈延迟，静脉扩张，中晚期脉络膜强荧光渗漏。OCT 上可见浆液性视网膜脱离伴随扁平不规则的色素上皮层脱离,外层视网膜出现萎缩性改变,神经上皮下可见高反射点。

　　本病具有自限性,大多数患者在 1~3 个月内可自行消退,但可遗留轻微的症状,包括中心视力下降、对比敏感度下降、色觉减退和视物变形,极少见视力严重损失。复发见于 20%~40% 的患者,且部分患者病程达到 3~4 个月便可出现不可逆性的视功能损伤,这使得临床上治疗与否面临选择,当然如果存在有效又十分安全的治疗方法,毫无疑问应积极干预,同时对患者因职业需要希望改善视力或恢复立体视者可考虑早治疗。如视力持续下降且液体未吸收超过 3~4 个月、慢性或复发性 CSC,半量 PDT 是目前的首选治疗方法,阈值下微脉冲激光治疗具有安全、价廉的优点,但总体疗效可能略差,起效相对慢。抗 VEGF 治疗用于急、慢性 CSC 及继发 CNV 均有报道,但不推荐用于急性 CSC,因与自然病程没有差异;治疗慢性 CSC 在视力恢复和降低中心凹视网膜厚度上有明显疗效,但在促进视网膜下积液吸收及降低脉络膜厚度方面效果弱于 PDT。对于慢性 CSC 继发 CNV 患者,目前推荐首选抗 VEGF 治疗。抗 VEGF 治疗应用于临床相对时间偏短,确切疗效仍有待进一步大样本的研究证实。CSC 的激光光凝(包括 PDT)治疗后必须密切随访,因为治疗部位可能会发生 CNV。

病例 61　急性中心性浆液性脉络膜视网膜病变,半量光动力疗法

患者女,54 岁。
主诉:右眼视力下降 3 个月。
裸眼视力:OD 0.1,OS 0.4。
最佳矫正视力:OD +3.00DS=0.8,OS +2.00DS=1.0。

右眼微视野联合多模影像检查,见图 4-2-1。

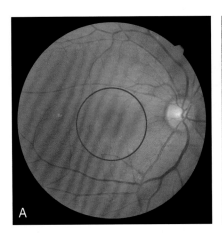
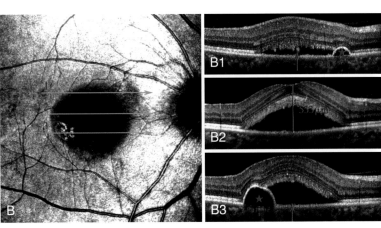

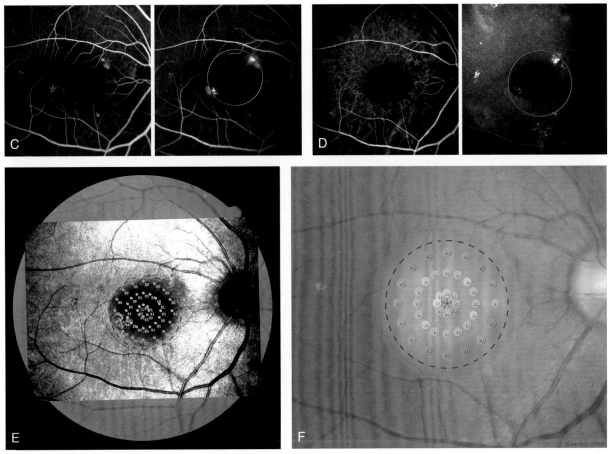

图 4-2-1　病例 61 患者右眼治疗前微视野联合多模影像

A. 彩色眼底照相：黄斑区隐约可见 1 个直径约 2PD 的盘状浆液性视网膜脱离区(红色圆环)，中心凹反光未见；

B. OCT：黄斑区可见局限性视网膜神经上皮层脱离(红色向上箭头)及 2 处局限性 PED(红色五星所示)，CFT 为 553μm；

C. FFA：早期黄斑区呈弱荧光(遮蔽)，可见 2 处点状渗漏灶(红色五星)，与 OCT 图中的 PED 处相对应；晚期可见荧光渗漏增加及相应荧光遮蔽区(红色圆环)；

D. ICGA：早期可见脉络膜血管轻度扩张，黄斑区可见 2 处弱荧光灶(红色五星)；晚期可见荧光增强及相应荧光遮蔽区(红色圆环)；

E. 微视野 overlay 图(IR＋微视野数字图)：10° 范围 MS 21.8dB；

F. 微视野地形图：病变区(红色虚线圆环)稍呈黄色改变

　　主要诊断：右眼急性 CSC

　　治疗：右眼半量 PDT 后，最佳矫正视力提高至 1.0，复查显示神经上皮层和色素上皮层下液体完全吸收，黄斑区光敏感度明显改善，见图 4-2-2。

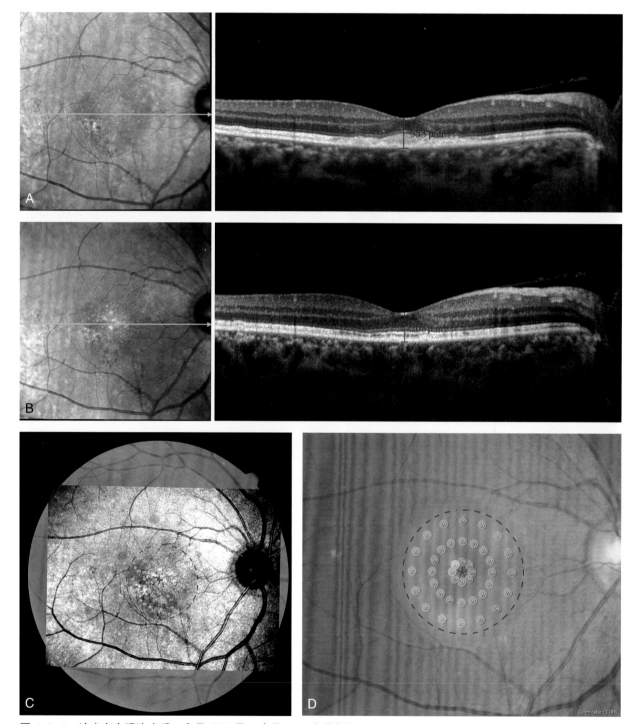

图 4-2-2　该患者右眼治疗后 1 个月 OCT 及 5 个月 OCT 和微视野

A 为治疗 1 个月后 OCT,B~D 为治疗 5 个月后复查情况;

A、B. OCT:黄斑区视网膜平伏,CFT 由 553μm 最终下降至 208μm;

C. 微视野 overlay 图(IR+ 微视野数字图):10° 范围 MS 26.7dB,较治疗前提高了 4.9dB;

D. 微视野地形图:病变区光敏感度正常,呈较均匀绿色

病例 62　急性中心性浆液性脉络膜视网膜病变，微脉冲激光治疗

患者男，54 岁。

主诉：右眼视力下降伴视物变形 2 个月余；自觉影响生活。

裸眼视力：OD 0.5，OS 1.0。

最佳矫正视力：OD +1.25DS/−0.50DC×40=0.9，OS +0.75DS=1.0。

右眼微视野联合多模影像检查，见图 4-2-3。

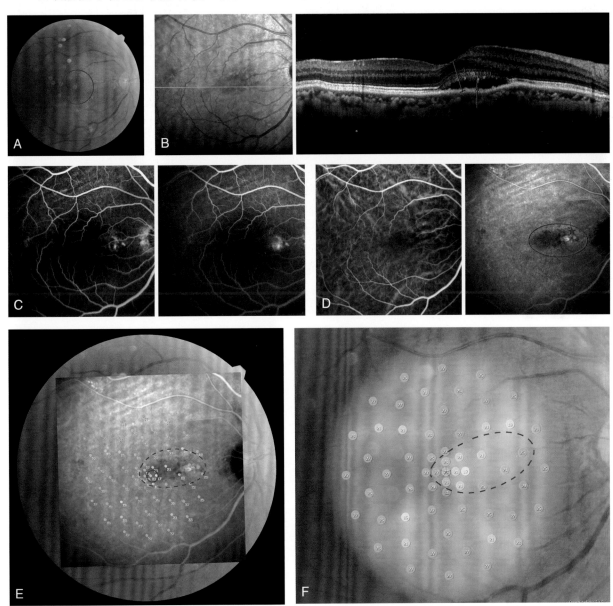

图 4-2-3　病例 62 患者右眼治疗前微视野联合多模影像

A. 彩色眼底照相：黄斑区隐约可见较暗的浆液性视网膜脱离区（红色圆环）；

B. OCT：黄斑区可见视网膜神经上皮层脱离（红色向上箭头），CFT 为 375μm；

C. FFA：早期黄斑区可见 1 处点状渗漏灶（红色五星）；晚期稍呈弥漫渗漏；

D. ICGA：早期黄斑区可见脉络膜血管扩张；晚期可见相应荧光增强区域（红色五星所示）及荧光遮蔽区（红色圆环所示）；

E. 微视野 Overlay 图（晚期 ICGA+ 微视野数字图）：20° 范围 MS 为 24.7dB，病变区（红色虚线圆环所示）MS 为 22.5dB；

F. 微视野地形图：黄斑区颜色分布不均，病变区（红色虚线圆环所示）稍呈黄色

主要诊断:右眼急性 CSC

治疗:右眼单次 577nm 黄激光微脉冲激光治疗。2 周后,最佳矫正视力提高至 1.0,复查显示视网膜下完全吸收;3 个月后黄斑区视网膜保持平伏,CFT 明显降低,病变区 MS 提高 2.7dB,见图 4-2-4。

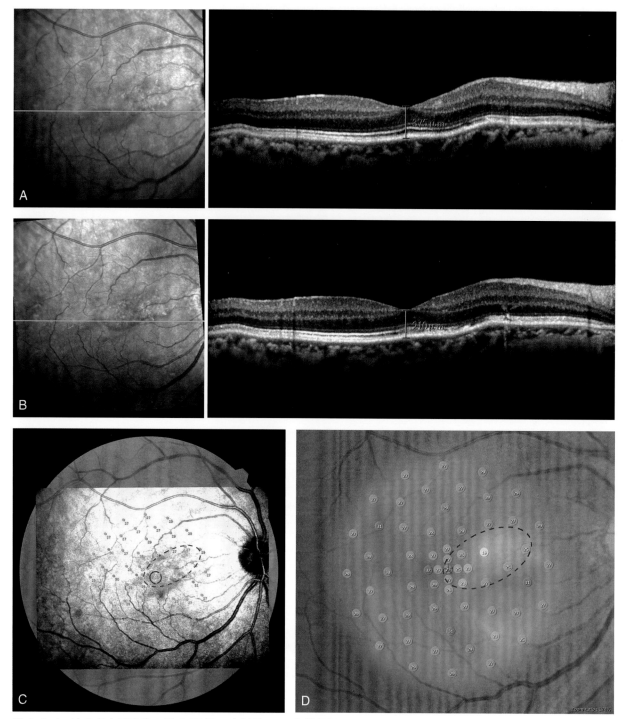

图 4-2-4　该患者右眼治疗 2 周 OCT 及 3 个月后 OCT 和微视野

A、B. OCT:治疗 2 周及 3 个月后,黄斑区视网膜平伏,CFT 由 375μm 最终下降至 210μm;

C. 微视野 Overlay 图(IR+ 微视野数字图,治疗后 3 个月):20° 范围 MS 为 27.4dB,病变区(红色虚线圆环) MS 为 25.2dB,较治疗前提高了 2.7dB;

D. 微视野地形图(治疗后 3 个月):黄斑区除病灶(红色虚线圆环)外呈均匀绿色,病灶区内仍存点状黄色,较治疗前明显改善

诊疗策略

病例 61、病例 62 为急性 CSC 患者,在工作年龄段,其工作对视力有较高的要求,所以选择积极干预而非保守观察。以往研究显示半量 PDT 对急性病例安全、有效,可明显缩短病程,对急性病例我们一般选择半量 PDT 治疗,病例 62 因经济条件受限而选择了微脉冲激光治疗。作为个例,2 例采用不同方法,治疗短期内均观察到 CFT 显著下降、视网膜下液吸收,视功能改善的较好疗效。近年有临床报道微脉冲激光治疗对急性 CSC 的疗效明显优于保守观察,但实验设计并非随机对照,样本数也不够大,因此微脉冲激光治疗仍需通过随机对照试验证明这种改善源自积极干预治疗而非疾病自限。

病例 63 　 慢性中心性浆液性脉络膜视网膜病变,半量光动力疗法

患者女,61 岁。
主诉:右眼视力下降 6 个月余。
裸眼视力:OD 0.3,OS 0.8。
最佳矫正视力:OD +1.75DS/−1.25DC×75=0.7,OS +1.50DS/−0.75DC×95=1.0。

右眼微视野联合多模影像检查,见图 4-2-5。

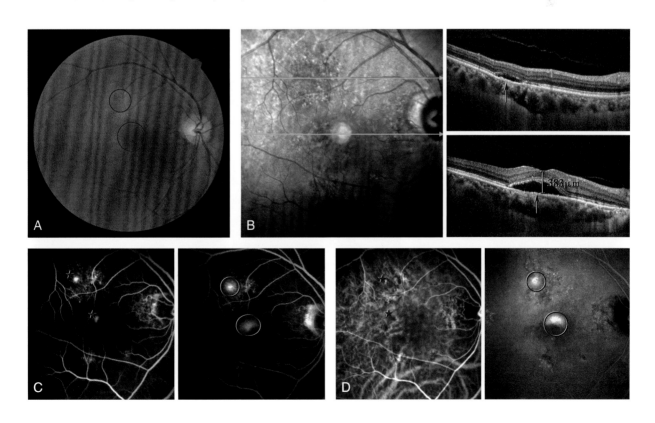

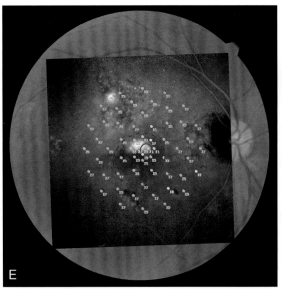
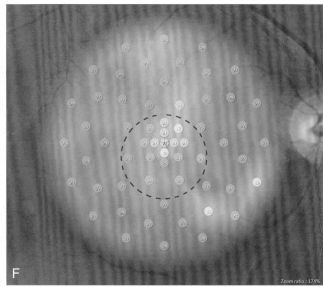

图 4-2-5　病例 63 患者右眼治疗前微视野联合多模影像

A. 彩色眼底照相:黄斑区隐约可见 2 个直径约 1PD 的盘状浆液性视网膜脱离区(红色圆环所示),中心凹反光未见;

B. OCT:黄斑区可见局限性视网膜神经上皮层脱离(红色向上箭头所示),CFT 为 383μm;

C. FFA:早期黄斑区可见 2 处点状渗漏灶(红色五星所示);晚期呈墨渍弥散状渗漏及蘑菇烟云状渗漏(红色圆环所示);

D. ICGA:早期可见脉络膜血管扩张,黄斑区可见与 FFA 相对应的点状强荧光灶(红色五星所示);晚期可见相应荧光渗漏区(红色圆环所示);

E. 微视野 overlay 图(晚期 ICGA+ 微视野数字图):20° 范围 MS 为 25dB,病变区(红色虚线圆环所示)MS 为 21.5dB;

F. 微视野地形图:病变区(红色虚线圆环所示)稍呈黄色改变;渗漏点处稍呈黄绿色

主要诊断:右眼慢性 CSC

治疗:右眼半量 PDT 治疗 1 个月后,复查显示视网膜下液完全吸收,CFT 明显降低,最佳矫正视力提高至 1.0,病变区 MS 提高 2.7dB,见图 4-2-6。

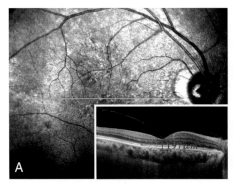
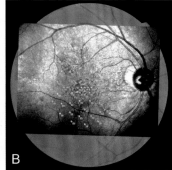
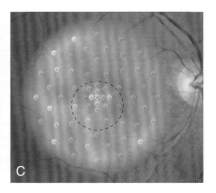

图 4-2-6　该患者右眼治疗后 1 个月微视野联合多模影像

A. OCT:黄斑区视网膜平伏,CFT 由 383μm 下降至 197μm;

B. 微视野 overlay 图(IR+ 微视野数字图):20° 范围 MS 23.6dB,较治疗前降低了 1.4dB;病变区(红色虚线圆环所示)MS 23.2dB,较治疗前提高了 2.7dB;

C. 微视野地形图:病灶区域(红色虚线圆环所示)颜色与治疗前颜色稍浅,但向周围迁延

诊疗策略

PDT 与传统激光的作用靶点不同,它作用于扩张的脉络膜血管,针对性阻断脉络膜血管高通透引起的渗漏,有助于重塑脉络膜血管结构,但其并非特异性针对病变血管,减少剂量有助于减少 RPE 改变、脉络膜毛细血管低灌注及继发 CNV 等并发症的发生。目前证据显示半量 PDT 对 CSC 是安全有效的,具有较好的长期视力预后,远期并发症的发生率较低,是慢性或复发性 CSC 一线治疗方案。但即便如此,我们在临床中也曾遇到过 1 例双眼 CSC 采用半量 PDT 治疗后左眼明显好转,但右眼治疗 1 个月后继发 CNV 的患者,给予抗 VEGF 治疗后好转,因此半量 PDT 的并发症仍值得警惕。

病例 64　慢性中心性浆液性脉络膜视网膜病变继发脉络膜新生血管,抗血管内皮生长因子治疗

患者女,42 岁,左眼 CSC 病史 3 年。
主诉:左眼视力下降 3 个月余。
裸眼视力:OD 1.0,OS 0.8。
最佳矫正视力:OD PL/−0.50DC×60=1.0,OS +1.00DS/−0.50DC×110=0.8。

左眼多模影像检查,见图 4-2-7。

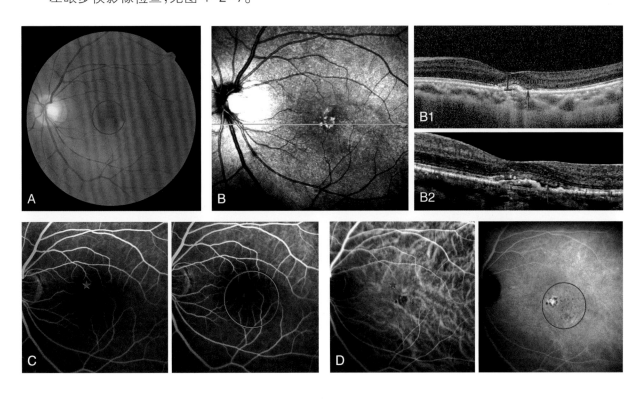

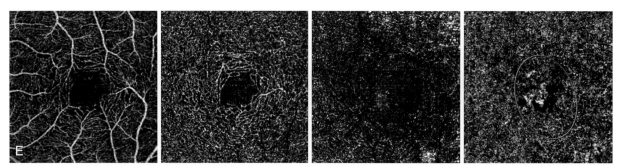

图 4-2-7　病例 64 患者左眼治疗前多模影像

A. 彩色眼底照相：黄斑区可见约 1PD 的盘状浆液性视网膜脱离区(红色圆环)；

B. OCT：B1 为黄斑区可见局限性视网膜神经上皮层脱离(红色向上箭头)和扁平 PED 及其下见中等反射，CFT 为 277μm；B2 为同一位置处 OCTA 上的 B-scan 图像，未见明显血流信号(红色五星)；

C. FFA：早期黄斑区可见弱荧光，隐见一处淡的强荧光点(红色五星)；晚期可见少量渗漏及弱荧光区(红色圆环所示)；

D. ICGA：早期可见脉络膜血管扩张及弱荧光灶(红色五星，可疑新生血管结构)；晚期可见着色强荧光及局限性弱荧光灶(红色圆环)；

E. OCTA：脉络膜毛细血管层可见低信号区(红色圆环)，内有异常血管结构(红色五星)

　　主要诊断：左眼慢性 CSC 继发 CNV

　　治疗：左眼抗 VEGF 治疗，注药 3 次后最佳矫正视力提高至 1.0，复查显示 CNV 逐渐萎缩、视网膜下液逐渐完全吸收，见图 4-2-8。

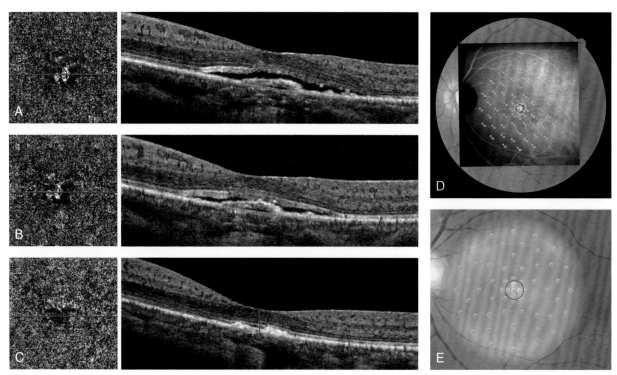

图 4-2-8　该患者左眼治疗后随访微视野联合多模影像

A~C. OCTA(第 1 次注药后 1、2 及 3 个月)：en face 图像显示脉络膜毛细血管层异常血管结构逐渐萎缩；B-scan 图像显示最终黄斑区及 RPE 凹陷处视网膜平伏，CFT 由 277μm 最终下降至 192μm；

D. 微视野 overlay 图(晚期 ICGA+ 微视野数字图)(第 1 次注药后 3 个月)：20° 范围 MS 26.4dB，病变区(红色圆环) MS 21.8dB；

E. 微视野地形图(第 1 次注药后 3 个月)：病变区(红色圆环)稍呈黄色改变，其余区域呈蓝绿色

诊疗策略

慢性 CSC 中由于脉络膜血管扩张高渗状态以及 RPE 渗漏,即使荧光造影检查也很难对继发新生血管膜作出鉴别,近年来 OCTA 的应用对于慢性 CSC 继发 CNV 的检出率大大提高,不仅如此,OCTA 还可对不同层面的 CNV 作出定量评估,因此在检出小的或位于脉络膜毛细血管层 CNV 方面 OCTA 比荧光血管造影更具诊断价值。此外,OCTA 快速、便捷、无创的特点也大大提高了随访中患者的依从性。

近年来抗 VEGF 治疗用于慢性 CSC 继发 CNV,国内外均有报道,抗 VEGF 治疗已成为 CSC 继发 CNV 的首选治疗方案。我们也对多例慢性 CSC 继发 CNV 患者,行抗 VEGF 治疗("1+PRN"方案),观察到治疗后 6 个月中心凹视网膜厚度和视力均有显著改善。

国外研究观察到抗 VEGF 治疗用于慢性 CSC 继发 CNV 可有中心凹视网膜厚度降低和视网膜下液吸收,但吸收率低于半量 PDT 治疗。抗 VEGF 对于慢性 CSC 的确切疗效仍有待大样本随机对照临床研究评判。

病例 65　大泡性视网膜脱离,抗血管内皮生长因子治疗

患者男,38 岁。

主诉:双眼视力下降 1 年余;曾被外院诊断为"双眼葡萄膜炎",接受过长达数月的"激素"治疗,无明显好转。

裸眼视力:OD 0.1,OS 指数 /20cm。

最佳矫正视力:OD PL/−0.50DC×25=0.1,OS 无提高。

双眼多模影像检查,见图 4-2-9 及图 4-2-10。

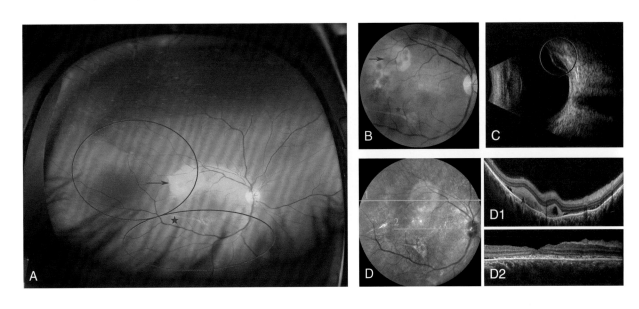

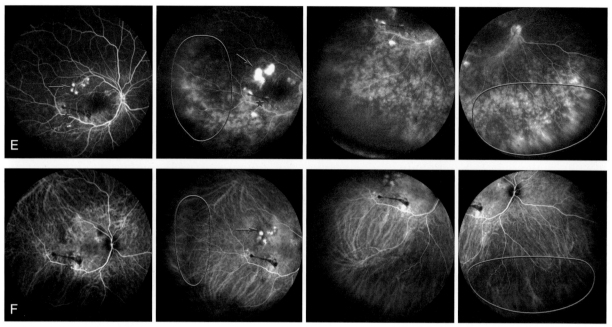

图 4-2-9　病例 65 患者右眼治疗前多模影像

A. 超广角眼底成像,B. 彩色眼底照相:颞侧及下方视网膜隆起(红色圆环),视网膜下可见黄白色渗出(红色箭头)及条索状纤维增生灶(红色五星);

C. B 超(9 点位):眼球壁前可探及强回声光带隆起,提示黄斑颞侧视网膜脱离(红色圆环);

D. OCT:黄斑区可见视网膜神经上皮层脱离,其下可见中等反射致密物质(红色向上箭头)以及中低反射囊腔;

E. FFA:早期黄斑颞上方可见强荧光灶伴渗漏(红色箭头)及条索状弱荧光灶(红色五星),中晚期渗漏点显著扩大伴广泛视网膜血管渗漏(红色圆环);

F. ICGA:中晚期全视网膜周边呈弱荧光(红色圆环),黄斑区可见强荧光灶伴渗漏(红色箭头所示)及条索状弱荧光灶(红色五星)

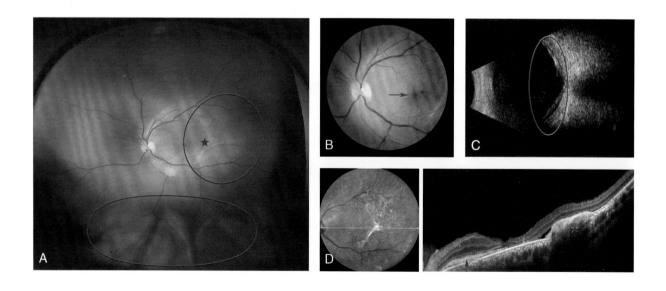

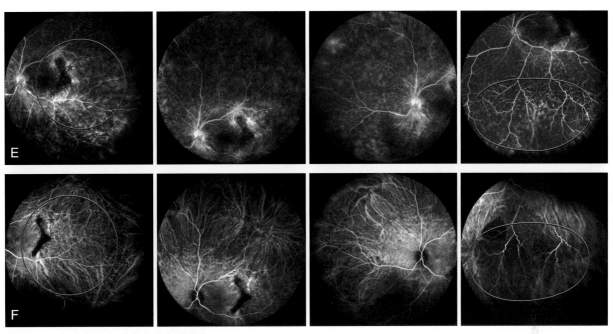

图 4-2-10　该患者左眼治疗前多模影像

A. 超广角眼底成像,B. 彩色眼底照相:颞侧及下方视网膜隆起(红色圆环),视网膜下可见灰白色渗出(红色箭头)及条索状纤维增生灶(红色五星),黄斑中心可见出血灶;

C. B 超(9 点位):眼球壁前可探及强回声光带隆起,光带后端与视盘连,提示有视网膜脱离(红色圆环);

D. OCT:黄斑区可见视网膜神经上皮层脱离,其下可见中等反射致密物质(红色向上箭头)及中高反射灶(红色五星);

E. FFA:中晚期全视网膜血管广泛渗漏及视网膜脱离区(红色圆环),黄斑区可见条索状弱荧光灶(红色五星左侧);

F. ICGA:中晚期视网膜周边呈弱荧光(红色圆环),黄斑区可见条索状弱荧光灶(红色五星左侧)

　　主要诊断:双眼大泡性视网膜脱离(激素性 CSC)

　　治疗:双眼抗 VEGF 治疗,单次注药 1 个月后复查显示双眼视网膜复位,黄白色纤维素性渗出吸收,但双眼视力改善有限(最佳矫正视力:OD 0.16,OS 指数 /60cm);见图 4-2-11。

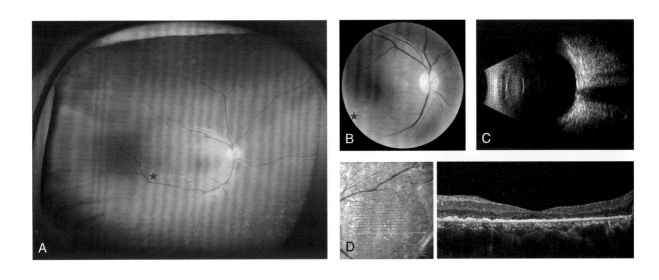

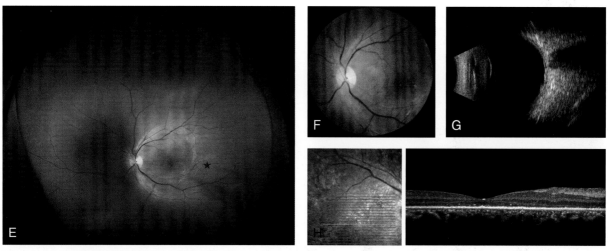

图 4-2-11　该患者双眼治疗后 1 个月多模影像
A~D、E~H 分别为右眼、左眼的复查结果；
A、E. 超广角眼底成像，B、F. 彩色眼底照相：双眼黄斑区视网膜基本平伏，黄白色渗出灶基本吸收，仍可见条索状纤维增生灶（红色五星）；左眼黄斑中心仍可见出血灶；
C、G. B 超（9 点位）：双眼球壁形态基本完整；
D、H. OCT：双眼黄斑区视网膜基本平伏，外层视网膜结构萎缩

诊疗策略

　　本例表现为下方大泡性视网膜脱离，视网膜下液移动性明显，联系病史中曾有数月的糖皮质激素用药史，诊断为外源性糖皮质激素引起的 CSC。糖皮质激素在 CSC 发生中所起的作用尚不完全清楚，可能是增加毛细血管脆性和通透性，导致脉络膜循环失调，液体渗漏入视网膜下，另外激素也可损伤 RPE 细胞或其间的紧密连接，并延缓其修复过程。不同于常见的急性 CSC 的局限性视网膜脱离和慢性 CSC 的视网膜浅脱离伴弥漫性 RPE 色素改变，大泡性视网膜脱离是 CSC 较少见的类型，常见于使用糖皮质激素的患者，如器官移植后使用糖皮质激素抗排斥的患者等。这类病例较为少见，尚无统一治疗标准，目前治疗方法包括停用激素、激光、PDT、抗 VEGF 等治疗方法，均有一定疗效。本例患者有广泛血管渗漏及纤维素性渗出，选择了抗 VEGF 治疗，疗效令人满意，视力恢复不佳与病程较长致外层视网膜结构萎缩有关。

病例 66　浆液性色素上皮层脱离，抗血管内皮生长因子治疗

患者男，28 岁。
主诉：右眼视力下降伴视物变形 2 个月。
裸眼视力：OD 0.8，OS 1.0。
最佳矫正视力：OD-0.25DS=1.0，OS-0.50DS=1.0。

双眼微视野联合多模影像检查,见图 4-2-12 及图 4-2-13。

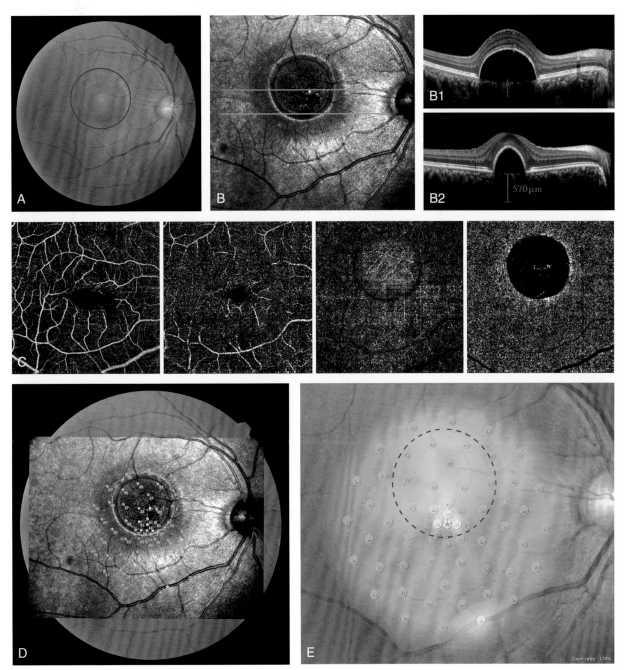

图 4-2-12　病例 66 患者右眼治疗前微视野联合多模影像

A. 彩色眼底照相:黄斑区上部分可见 1 个直径约 2PD 的盘状浆液性视网膜色素上皮脱离区(红色圆环),周边可见放射状皱褶,病灶累及中心凹;

B. OCT:黄斑区可见 PED(红色向上箭头所示),中心凹处脉络膜厚度为 570μm;

C. OCTA:脉络膜毛细血管层可见血流遮蔽区(红色圆环所示),未见明显异常血管;

D. 微视野 Overlay 图(IR+微视野数字图):20° 范围 MS 为 26.2dB,病变区(红色虚线圆环所示)MS 为 22.5dB;

E. 微视野地形图:病变区(红色虚线圆环)平均光敏感度减低,稍呈黄色改变

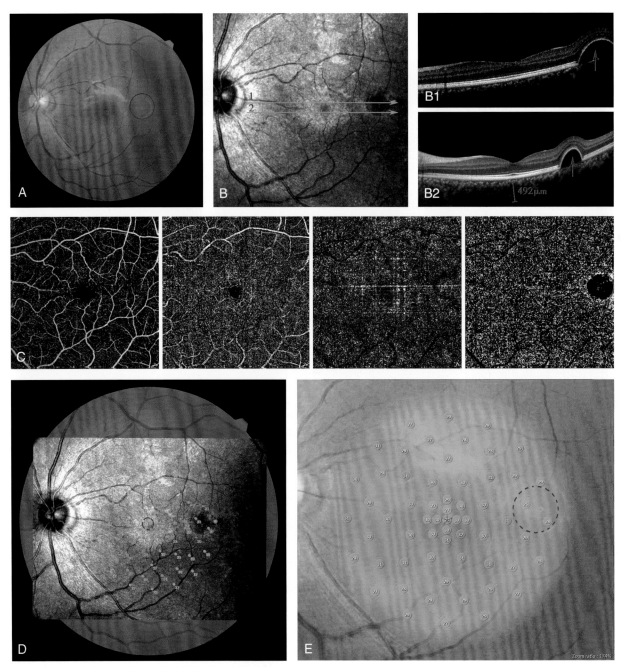

图 4-2-13　该患者左眼治疗前微视野联合多模影像

A. 彩色眼底照相：黄斑区颞侧可见 1 个直径约 1PD 的盘状浆液性视网膜色素上皮脱离区(红色圆环所示)，病灶未累及中心凹；

B. OCT：黄斑区可见局限性 PED (红色向上箭头)，中心凹处脉络膜厚度为 492μm；

C. OCTA：脉络膜毛细血管层可见低信号区(红色圆环)，未见明显异常血管；

D. 微视野 Overlay 图(IR+ 微视野数字图)：20° 范围 MS 为 29.2dB，病变区(红色虚线圆环) MS 为 27dB；

E. 微视野地形图：病变区(红色虚线圆环)呈绿色

主要诊断：双眼 CSC，浆液性 PED

建议进一步检查：FFA+ICGA。但患者自小过敏体质，FFA 皮试呈强阳性，因此未行造影检查。

治疗：首先建议行 PDT 治疗，但因担心可能造成患者的皮肤及全身其他组织的潜在过敏等并发症，患者拒绝行 PDT 治疗，因此建议试行右眼抗 VEGF 治疗。

右眼选择抗 VEGF 药物治疗("1+PRN")、左眼随访观察;右眼连续注药 3 次,左眼随访 1 个月后给予左眼微脉冲激光治疗;3 个月后,双眼最佳矫正视力无变化,复查显示见图 4-2-14 及图 4-2-15。

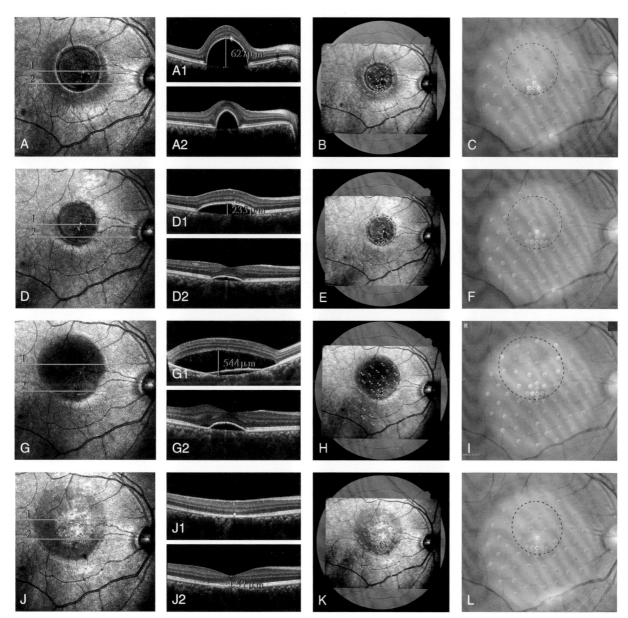

图 4-2-14　该患者右眼抗 VEGF 药物治疗后微视野联合多模影像

A、B、C 为治疗前;D、E、F 为 1 个月后第二次注药前复查情况;G、H、I 为 2 个月后第三次注药前复查情况;J、K、L 为治疗 3 个月后复查情况,PED 完全消退

A、D、G、J. PED 脱离高度分别为 627μm、233μm、544μm、57μm(黄斑中心凹处);CFT 分别为 609μm、297μm、333μm、165μm;

B、E、H、K.微视野 overlay 图(IR＋微视野数字图):20°范围 MS 分别为 26.2dB、28.5dB、25.1dB、28.4dB,病变区(红色虚线圆环)MS 分别为 22.5dB、26.1dB、17.8dB、27.3dB,3 次注药治疗后提高 4.8dB;

C、F、I、L.微视野地形图:2 个月后病变范围(红色虚线圆环)有所扩大,PED 上出现局限性视网膜神经上皮层脱离,对应区域微视野地形图呈橙黄色,该区域视网膜光敏感度明显下降,病变外其他相应范围微视野地形图基本呈绿色

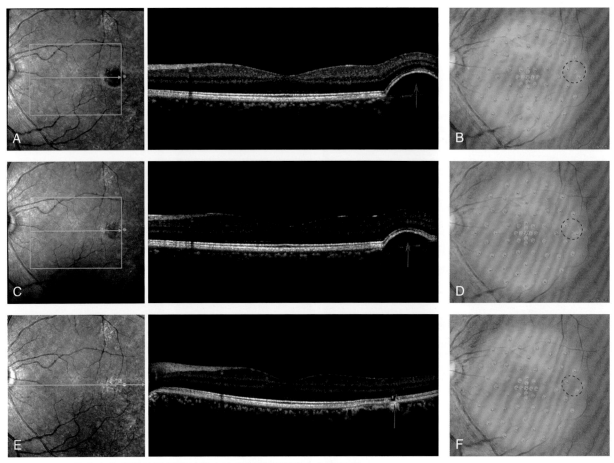

图 4-2-15   该患者左眼随访及微脉冲激光治疗后微视野联合多模影像

A、B 为随访观察 1 个月时复查情况,予微脉冲激光治疗,C、D 为治疗后 1 个月的复查情况,E、F 为治疗后 2 个月的复查情况;

A、C、E. OCT 中,PED(A、C 中红色箭头所示)治疗后消退直至消失,但治疗后 2 个月观察到外层结构断裂(E 中红色箭头所示);

B、D、F. 微视野地形图中,各时点病灶区域 MS(红色虚线圆环所示)分别为 28.0dB、27.5dB、31dB

诊疗策略

本例患者无明显诱因,双眼发病,虽因造影剂皮试阳性未做荧光素眼底血管造影检查,但 OCTA 检查 PED 下方未发现 CNV,结合视力、眼底改变和 OCT 中单独存在浆液性 PED,增加的脉络膜厚度,尽管没有 FFA 及 ICGA 的结果,但上述表现符合 CSC 的表现。本病临床较少见,表现为单纯的浆液性 PED,发病机制不明,与脉络膜血管扩张、渗漏有关,因病例数少,我们不单独分出章节介绍,而是在此顺带介绍。

浆液性 PED 通常被认为是良性、慢性、有自愈倾向的疾病,但右眼 PED 较高,有自发破裂风险,患者自觉右眼视力下降干扰工作,且微视野检查提示病变区平均光敏感度下降,因此予以进一步治疗。在治疗方法选择上,考虑到患者过敏体质,且不愿承担潜在的 PDT 风险,所以选择抗 VEGF 药物治疗。左眼随访 1 个月 PED 无变化,由于病变在黄斑区颞侧,选择微脉冲激光治疗,覆盖 PED 区域。本例虽然双眼的治疗方法不同,但都取得良好疗效,浆液性脱离全部吸收,视力改变不明显,这与患眼本身视力较好有关,但微视野检查还是显示出右眼视功能有明显的改善。

第三节　累及黄斑部的视网膜血管性疾病

一、视网膜动脉阻塞

视网膜动脉阻塞多见于中老年,常伴有相关的全身性疾病。根据阻塞部位分为视网膜中央动脉阻塞(central retinal arterial occlusion,CRAO)、视网膜分支动脉阻塞(branch retinal arterial occlusion,BRAO)。FFA 是诊断视网膜血管阻塞的金标准,微视野可直观反映累及区域的视功能损害情况。无特效治疗,中央动脉完全阻塞常致失明,BRAO 视力预后较好。

病例 67　视网膜分支动脉阻塞,内科诊治,眼科随访

患者男,77 岁。
主诉:右眼突发视物遮挡感 1 周,既往高血压病史 10 年,血压控制不良。
裸眼视力:OD 0.8,OS 0.8。
最佳矫正视力:OD−0.50DC×60=0.90,OS−0.50DC×120=0.90。

右眼微视野联合多模影像检查,见图 4-3-1,图 4-3-2 为左眼眼底彩照。

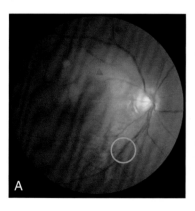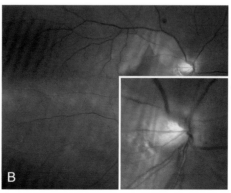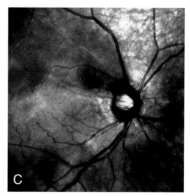

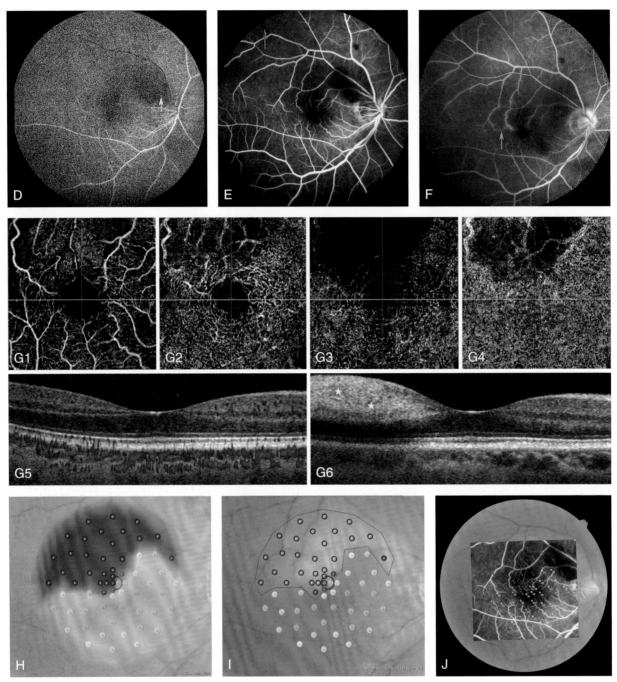

图 4-3-1 病例 67 患者右眼初诊时微视野联合多模影像

A. 彩色眼底照相, B. 超广角眼底成像: 视盘色淡界清, C/D≈0.6, 黄斑中心凹上方至颞上血管弓范围视网膜苍白水肿, 累及黄斑区(蓝色三角), 颞上分支静脉旁可见出血点, 颞下分支可见动静脉压迫(绿圈); B 下方小图可见上方视盘内出血, 视盘边界不清, 阻塞动脉血管纤细、反光增强;

C. IR: 视盘颞上方视网膜呈低反射(蓝色三角);

D. FFA: 23' 颞上分支动脉充盈延迟(黄色箭头);

E. FFA: 静脉期见颞上分支静脉回流充盈延迟(红色箭头), 颞上方视网膜大片无灌注区;

F. FFA: 晚期黄斑中心凹上方静脉血管管壁着染(绿色箭头);

G. OCTA: 黄斑区浅层及深层视网膜毛细血管密度下降, B-Scan 右图可见内层视网膜反射增强, 水肿增厚(黄色五星);

H. 微视野地形图: 黄斑区颞上区域为绝对暗点; 黄斑区下半侧为黄绿色, 光敏感度轻度降低;

I. 微视野数字图: 20° 范围 MS 10.6dB, 病变区域 0dB 为绝对暗区, 非病变区域 MS 18.4dB, 较正常偏低, 患者中心固视, 固视不稳定;

J. 微视野 overlay 图像(FFA+ 微视野数字图): 动脉阻塞区对应的区域光敏感度显著降低

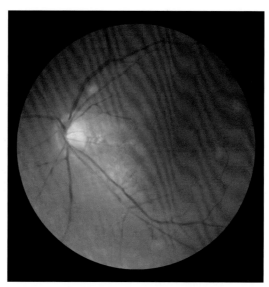

图 4-3-2　该患者左眼初诊时彩色眼底照相
视盘色淡界清,C/D≈0.6

主要诊断:右眼 BRAO。

治疗:建议内科会诊,控制血压、血脂,改善血循环,眼科随访。

1 个月后复查,患者右眼最佳矫正视力仍为 0.9,视物遮挡感无明显改善。图 4-3-3 为该患者复查时右眼 OCT。

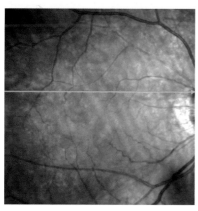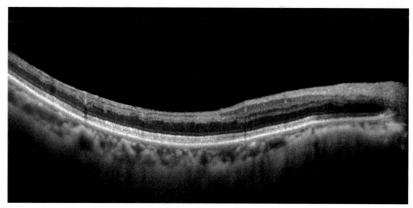

图 4-3-3　该患者 1 个月后复查时右眼 OCT
动脉阻塞处内层视网膜由水肿状态变成萎缩状态

诊疗策略

本例眼底颞上视网膜动脉供应范围内视网膜灰白色水肿,OCT 中视网膜内层水肿增厚,FFA 显示颞上方阻塞视网膜动脉充盈显著延迟,充盈时间延长,特别是后者可视为诊断金标准,诊断 BRAO 不难。可能由于病变尚未累及中心凹,故中心视力依然良好,但微视野检查中,中心凹处光敏感度已有一定程度下降,说明微视野检查能更早发现黄斑区细微的功能改变。

视网膜动脉阻塞属于眼科急症,尤其是 CRAO 患者,视力预后极差,原则上要紧急抢救,争分夺秒,积极扩张血管,解除痉挛或驱使栓子进入小分支血管。对于新发病例,尤其是发病仅数小时的患者,可以行如下处理:吸氧、眼球按摩、降眼压、使用血管扩张剂等,有条件的地方可转诊至急救中心尝试动脉介入溶栓恢复血液灌注的治疗。本例患者颞上分支动脉供血区域微视野地形图上呈绝对暗区,病程已有一定时间,阻塞动脉的灌注区域视功能较难恢复。

病例 68　视网膜中央动脉阻塞,内科诊治,眼科随访

患者女,56 岁。
主诉:右眼视力下降 4 个月。
裸眼视力:OD 指数 /10cm,OS 0.8。
最佳矫正视力:OD 矫正无提高;OS−0.5DS/0.75DC×2=1.0。

右眼微视野联合多模影像检查,见图 4-3-4。

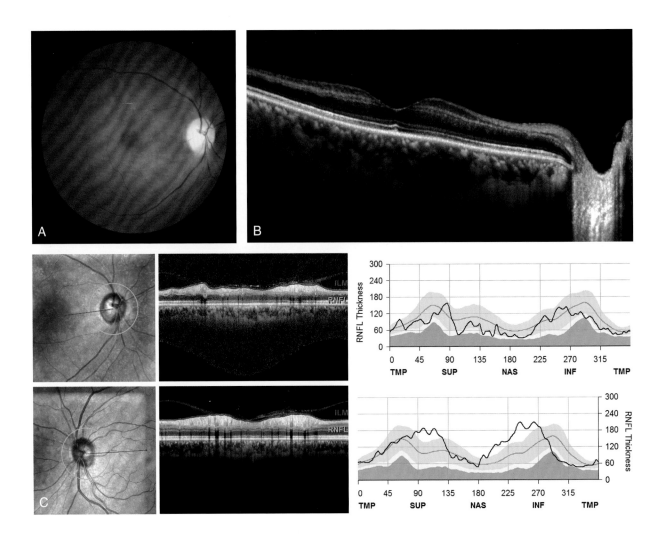

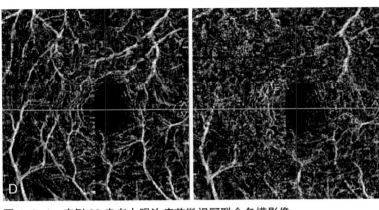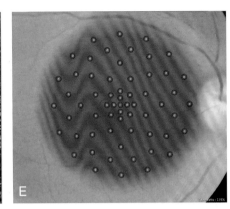

图 4-3-4　病例 68 患者右眼治疗前微视野联合多模影像

A. 彩色眼底照相:视盘色蜡黄,动脉血管纤细,黄斑中心凹色偏红;

B. OCT:后极部内层视网膜萎缩变薄;

C. 视盘旁神经纤维层厚度:右眼平均厚度低于左眼;

D. OCTA:浅层及深层毛细血管血流密度下降(因固视不稳定致图像欠清晰);

E. 微视野地形图:黄斑区呈绝对暗区,20° 范围 MS 0dB

　　诊断:右眼 CRAO(陈旧性)

　　治疗:患者要求高压氧治疗,治疗 2 周后,最佳矫正视力(0.05)和微视野地形图(图 4-3-5)均无明显改善。

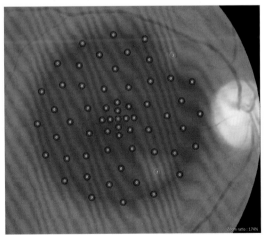

图 4-3-5　该患者右眼高压氧治疗 2 周后微视野地形图

黄斑区光敏感度无明显改善,20° 范围 MS 0.1dB。

诊疗策略

　　视网膜动脉阻塞属于眼科急症,原则上要紧急抢救,治疗方法见上例介绍。本例患者已有 4 个月病程,眼底视网膜动脉血管纤细,视盘色蜡黄,OCT 中视网膜内层萎缩变薄,微视野检查范围均呈红色,为较典型的 CRAO 晚期,无特殊治疗方法。视力预后极差。

二、视网膜静脉阻塞

视网膜静脉阻塞（retinal vein occlusion，RVO）是仅次于糖尿病视网膜病变的最常见视网膜血管性疾病。根据阻塞部位可分为视网膜中央静脉阻塞（central retinal vein occlusion，CRVO）、半侧静脉阻塞和视网膜分支静脉阻塞（branch retinal vein occlusion，BRVO）；根据缺血程度又分为缺血型和非缺血型。非缺血型预后较好，但部分非缺血型可转变为缺血型，缺血型预后较差，相当比例可继发玻璃体积血甚至新生血管性青光眼。静脉阻塞引起的继发黄斑水肿可能存在组织水肿与缺血相互作用的恶性循环，VEGF及其他炎症因子介入了这个过程。

FFA仍是诊断RVO的金标准；OCT可检测视网膜内囊腔数量及厚度，评估黄斑水肿程度；OCTA可检测浅层及深层毛细血管丛数量，评估黄斑区血管闭塞及缺血状况。

静脉阻塞的治疗主要是针对继发黄斑水肿，改善与保护中心视功能。近年临床治疗方法多种，目前首选抗VEGF治疗，但具体治疗方案上尚有争论，其他治疗包括黄斑区格栅样光凝、微脉冲激光治疗、激素抗炎等，黄斑局灶性激光治疗可用于BRVO继发黄斑水肿的治疗，但对CRVO继发黄斑水肿视力预后常无显效，故不推荐。部分RVO病例并发玻璃体黄斑粘连或继发黄斑前膜，常需通过玻璃体手术去除牵拉因素才能改善黄斑水肿。

病例69 非缺血型视网膜分支静脉阻塞（半侧），继发黄斑水肿，抗血管内皮生长因子治疗

患者女，68岁，既往高血压病史。
主诉：右眼视力下降1个月。
裸眼视力：OD 0.05，OS 0.9。
最佳矫正视力：OD +1.50DS/−0.50DC×110=0.16，OS +1.00DS=1.0。

右眼微视野联合多模影像检查，见图4-3-6。

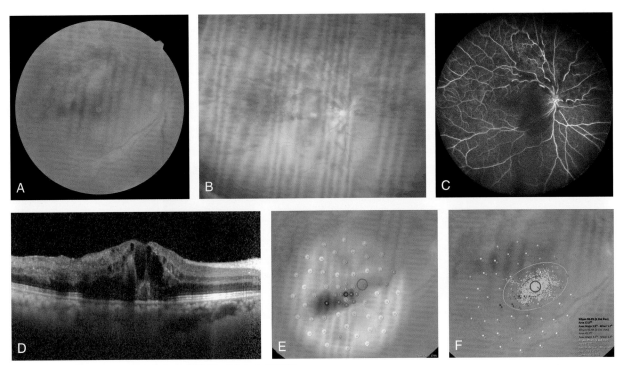

图 4-3-6　病例 69 患者治疗前右眼微视野联合多模影像

A. 彩色眼底照相:屈光间质混浊,隐约可见上方视网膜火焰状出血;

B. 超广角眼底成像:上方半侧视网膜血管迂曲扩张,广泛火焰状出血;

C. FFA:上方静脉血管迂曲扩张,血管壁着染,未见大片无灌注区;

D. OCT:黄斑区可见视网膜囊样水肿伴神经上皮层浅脱离;

E. 微视野地形图:黄斑区光敏感度下降,大部分呈黄色,中心暗点形成,20° 范围 MS 显著下降至 10.4dB;

F. 微视野数字图:非中心固视,固视点下移,固视相对不稳定

主要诊断:右眼非缺血型 BRVO(半侧),继发黄斑水肿。

治疗:建议抗 VEGF 治疗,患者拒绝,改为曲安奈德(TA)后 Tenon 囊下注射治疗,单次注药后 3 周,自觉视力有改善,最佳矫正视力提高至 0.16,复查黄斑水肿无明显消退,但黄斑区光敏感度有所改善,见图 4-3-7。患者要求抗 VEGF 治疗,单次注药后 2 周,最佳矫正视力提高至 0.4,复查黄斑水肿消退,黄斑区光敏感度明显改善,见图 4-3-8。

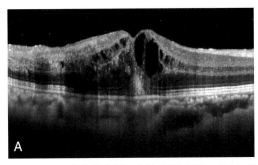
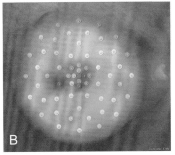
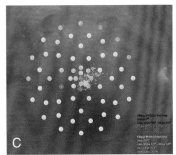

图 4-3-7　该患者右眼 TA 治疗后 3 周 OCT 与微视野

A. OCT:黄斑区水肿较前无明显消退;

B. 微视野地形图:较前有所改善,红色区域缩小,黄绿色区域有所扩大;

C. 微视野数字图:20° 范围 MS 13.1dB,中心固视,固视稳定

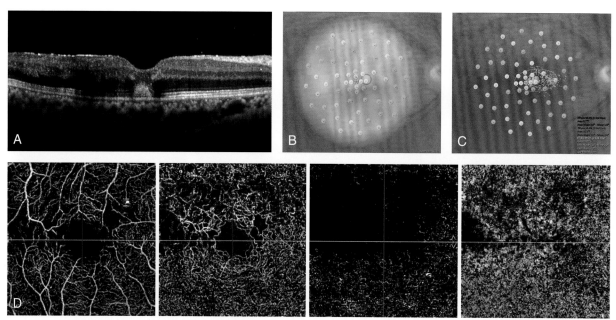

图 4-3-8　该患者右眼抗 VEGF 治疗后 2 周微视野与多模影像

A. OCT：黄斑区水肿消退，视网膜外层见高反射灶；

B. 微视野地形图：黄斑区敏感度较前显著提升，大部分呈黄绿色；

C. 微视野数字图：20° 范围 MS 提高（10.4dB 至 21.1dB），中心固视，固视相对不稳定；

D. OCTA：浅层和深层毛细血管层可见无灌注区，外层视网膜和脉络膜毛细血管层未见新生血管

诊疗策略

　　本例有高血压病史，超广角眼底成像示上方视网膜呈火焰状出血，FFA 上方静脉血管迂曲扩张，血管壁着染，OCT 见黄斑水肿，符合半侧分支静脉阻塞表现，本例因 FFA 中未见明显无灌注区，属于非缺血型。

　　本例非缺血型患眼曲安奈德后 Tenon 囊下注药无明显疗效，而随后的抗 VEGF 治疗疗效显著，但临床研究显示玻璃体腔注射曲安奈德对 RVO 继发黄斑水肿有一定疗效，因其价廉成为无法负担抗 VEGF 治疗者的替代治疗方案，我们以往研究也观察到单次后 Tenon 囊下注射曲安奈德 40mg 治疗 RVO 继发黄斑水肿，注药后 1 个月超过 50% 的非缺血型 RVO 患眼可有视力提高，部分甚至恢复至 1.0。后 Tenon 囊下给药途径的高眼压发生率比玻璃体腔给药途径低，即便发生也容易取出药物。但小于 30 岁的年轻人及高度近视患者中因高眼压发生率超过 40% 而不予推荐。

病例 70　非缺血型视网膜分支静脉阻塞（Macular 型），继发黄斑水肿，抗血管内皮生长因子治疗

患者男，48 岁，既往体健。

主诉：右眼视力下降半个月。

裸眼视力：OD 0.6，OS 0.8。

最佳矫正视力：OD PL/-1.00DC×85=0.8，OS PL/-0.50DC×80=1.0。

右眼多模影像检查见图 4-3-9。

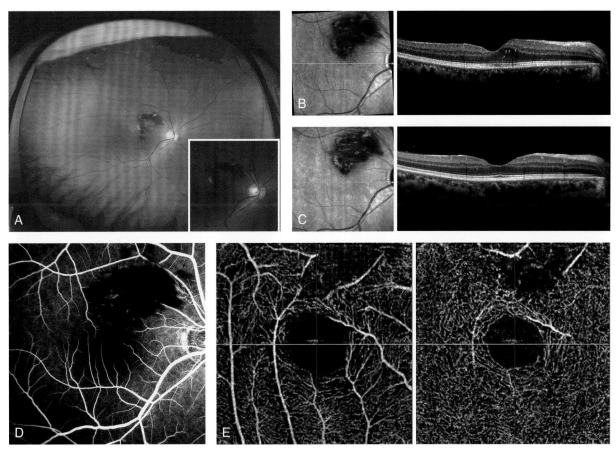

图 4-3-9　病例 70 患者治疗前多模影像

A. 超广角眼底成像：后极部黄斑区上方可见火焰状出血、棉绒斑；

B、C. OCT：B 图，中心凹上方视网膜层间（接近中心凹处扫描）见低反射囊腔；C 图，中心凹形态正常；

D. FFA：黄斑区拱环完整，黄斑区上方见遮蔽荧光；

E. OCTA：黄斑区拱环结构完整，拱环上方血管密度下降

主要诊断：右眼非缺血型 BRVO（Macular 型），继发黄斑水肿

治疗：抗 VEGF 治疗（"1+PRN"），单次注药后 1 个月，最佳矫正视力提高至 1.0；复查中心凹水

肿消退,见图4-3-10,继续随访。3个月后,最佳矫正视力维持1.0不变,中心凹形态基本恢复正常,黄斑区光敏感度基本正常,见图4-3-11,继续随访。

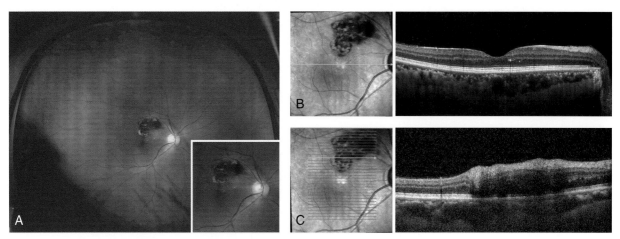

图4-3-10　该患者右眼治疗后1个月多模影像
A.超广角眼底成像:黄斑区上方可见火焰状出血,硬性渗出及棉绒斑;
B、C.OCT:黄斑中心凹视网膜层间见点状高反射灶,中心凹上方出血处视网膜水肿增厚

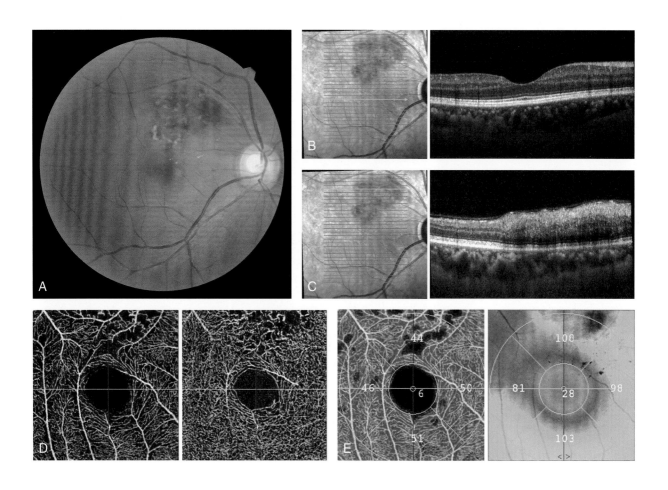

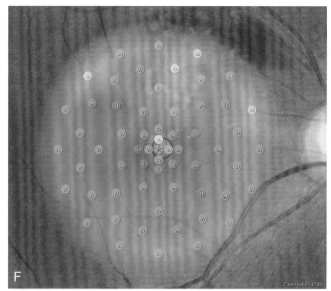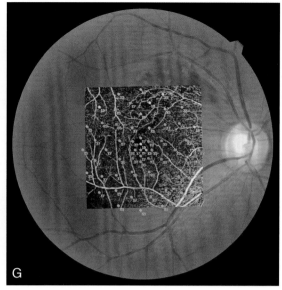

图 4-3-11　该患者右眼治疗后 3 个月多模影像

A. 超广角眼底成像：黄斑区上方出血较前减少,硬性渗出及棉绒斑减少;

B、C. OCT：中心凹形态可,上方血管弓附近出血灶处视网膜增厚、结构不清晰;

D. OCTA：黄斑区拱环完整,黄斑区上方深层及浅层毛细血管部分缺失;

E. 血管密度图及地形图：OCTA 血管缺失处对应位置血管密度下降(左图上方蓝色区域),视网膜水肿(右图上方红色区域);

F. 微视野地形图：黄斑区光敏感度尚可,大部分呈绿色,上方静脉阻塞区域光敏感度下降,中心固视,固视稳定;

G. 微视野 overlay 图像：光敏感度下降区域对应浅层毛细血管密度下降

诊疗策略

　　BRVO 根据病变累及区域可分为 Major 型和 Macular 型,本例表现符合 Macular 型。前者病变包含阻塞静脉主干所引流的区域,可至周边视网膜,后者病变仅累及黄斑区,上下血管弓之间。前者往往病情较重,容易继发黄斑水肿、浆液性神经上皮层脱离、黄斑前膜,伴随更严重的缺血,容易出现新生血管、视神经缺血等并发症,病情缓解也需要更长的时间,预后相对较差。对于抗 VEGF 治疗的反应上,Macular 型 BRVO 继发黄斑水肿的效果优于 Major 型 BRVO 继发黄斑水肿,可能与静脉阻塞累及范围较小,所释放的炎症因子及 VEGF 因子少有关。

　　对于非缺血性 RVO 继发黄斑水肿,临床上抗 VEGF 治疗选择"3+PRN"或"1+PRN"治疗策略仍有争议。我们一般选择"1+PRN",主要是目前影像学复查很方便,只要规范随访,患者都能得到应有的治疗,这种策略似乎有利于控制治疗费用,更符合国情。

病例 71　　缺血型视网膜分支静脉阻塞,继发黄斑水肿,抗血管内皮生长因子治疗

患者男,64 岁。

主诉:右眼 BRVO(缺血型)1 年,曾经抗 VEGF 及无灌注区光凝治疗,自诉视力下降半个月。既往双眼白内障手术史。

裸眼视力:OD 0.4,OS 0.8。

最佳矫正视力:OD +1.00DS/−1.00DC×80=0.6,OS +0.75DS/−1.00DC×85=1.0。

右眼微视野联合多模影像检查,见图 4-3-12。

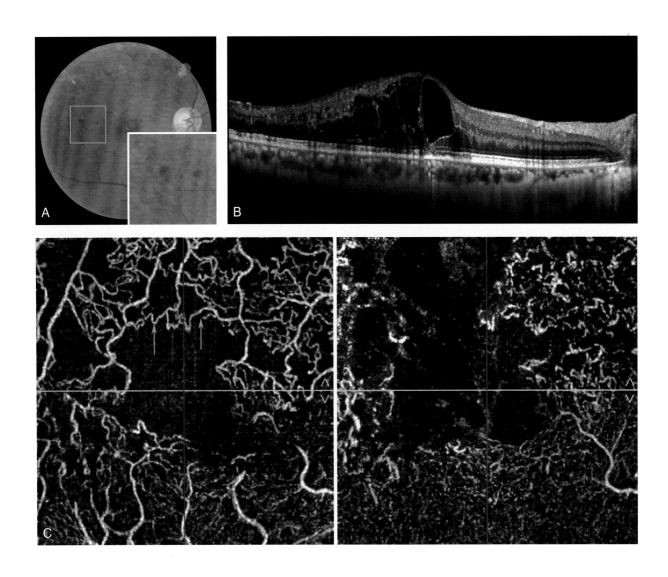

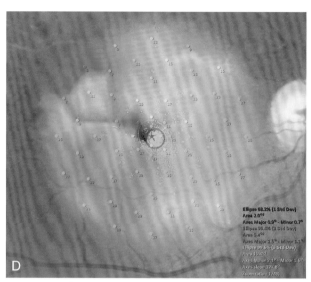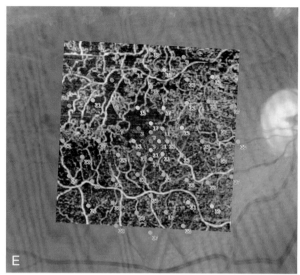

图 4-3-12　病例 71 患者右眼治疗前微视野联合多模影像

A. 彩色眼底照相：后极部散在出血点，上方可见静脉血管白线化（见绿色箭头）及陈旧性激光斑，黄斑区颞侧可见侧支循环（见绿色框，及右下方小图）；

B. OCT：黄斑区视网膜层间见低反射囊腔；

C. OCTA：黄斑区拱环破环严重，浅层及深层血管网大量毛细血管闭塞，黄斑区缺血，及侧支循环形成（见绿色箭头），静脉血管迂曲扩张，病变区深层毛细血管扩张，黄斑区深层毛细血管缺血更显著；

D. 微视野地形图：上方分支静脉引流处视网膜功能下降，光敏感度降低，呈红色及黄色，下方大部分功能处于正常范围内，呈绿色，中心固视，固视稳定；

E. 微视野 overlay 图像：黄斑区缺血处对应位置敏感度低

　　主要诊断：右眼缺血型 BRVO，继发黄斑水肿

　　治疗：抗 VEGF 治疗（"3+PRN"），注药后 2 周，最佳矫正视力提高至 0.7；OCT 复查显示黄斑水肿消退，见图 4-3-13。

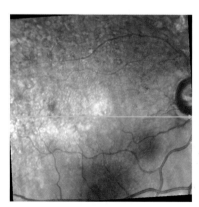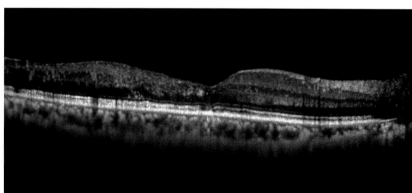

图 4-3-13　该患者右眼治疗后 2 周 OCT

黄斑区水肿基本消退，黄斑区颞侧内层视网膜结构欠清晰，层间见高反射点，ELM、EZ 反射不连续

诊疗策略

本例为缺血型,OCTA中黄斑缺血征象明显,微视野检查黄斑区上方分支静脉引流区域光敏感度明显下降,但下方影响不严重,光敏感度仍较好,因此患眼视力仍较好。通常缺血型视力预后较差,本例治疗后复发,黄斑区拱环破坏明显,若不能得到及时有效治疗,黄斑区缺血持续或加重,将会进一步损伤视功能,远期视力预后不乐观。对于缺血型,我们一般选择"3+PRN"治疗策略,且建议联合缺血区或全视网膜激光光凝(panretinal photocoagulation,PRP)。

三、糖尿病视网膜病变

糖尿病视网膜病变(diabetic retinopathy,DR)在致盲性视网膜血管疾病中排名第1位,糖尿病史10年以上者中视网膜病变发生率约50%,15年以上者中高达63%。国内将DR分为2型,非增生性(nonproliferative diabetic retinopathy,NPDR)及增生性(proliferative diabetic retinopathy,PDR),包括6期,从Ⅰ期至Ⅵ期病情逐渐加重。

糖尿病性黄斑水肿(diabetic macular edema,DME)可发生在DR各个阶段,是引起视力下降的最重要原因,晚期视网膜新生血管出血,增殖膜牵拉等并发症是导致视力下降的另一重要原因。

DR根据糖尿病史和典型的眼底表现即可诊断,荧光素眼底血管造影、OCT及OCTA有助于诊断和提供眼底病变的详细信息。

治疗上,对于轻、中度(Ⅰ期、Ⅱ期)NPDR,建议3~6个月复查;重度NPDR如不能密切随访以及PDR患者建议PRP;严重PDR常需要玻璃体手术治疗。对于DME目前抗VEGF治疗是一线治疗。

病例72　早期糖尿病视网膜病变,随访

患者男,61岁。
主诉:右眼视物模糊半个月,2个月前右眼白内障手术史,糖尿病史6年。
裸眼视力:OD 0.5,OS 0.6。
最佳矫正视力:OD−0.00/−0.50×140=0.80,OS +1.00/−0.50×65=0.80。

双眼微视野联合多模影像检查,见图4-3-14及图4-3-15。

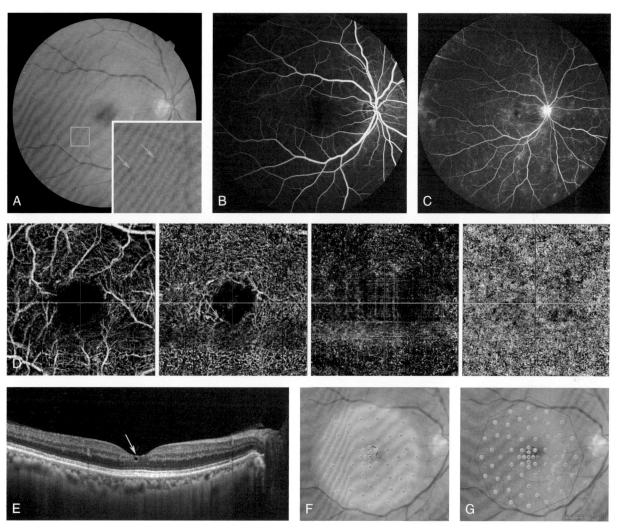

图 4-3-14　病例 72 患者右眼微视野联合多模影像

A. 彩色眼底照相：后极部散在微血管瘤（绿色箭头）；

B、C. FFA：早期后极部可见散在点状强荧光；102° 广角 FFA，晚期各象限可见散在荧光渗漏，黄斑区荧光渗漏；

D. OCTA：浅层及深层毛细血管网可见 FAZ 面积扩大，深层毛细血管网可见微血管瘤（绿色箭头）；

E. OCT：黄斑中心凹可见低反射囊腔（黄色箭头）；

F. 微视野地形图：黄斑区大部分为绿色，光敏感度无明显下降；

G. 微视野数字图：20° 范围 MS 26.7dB

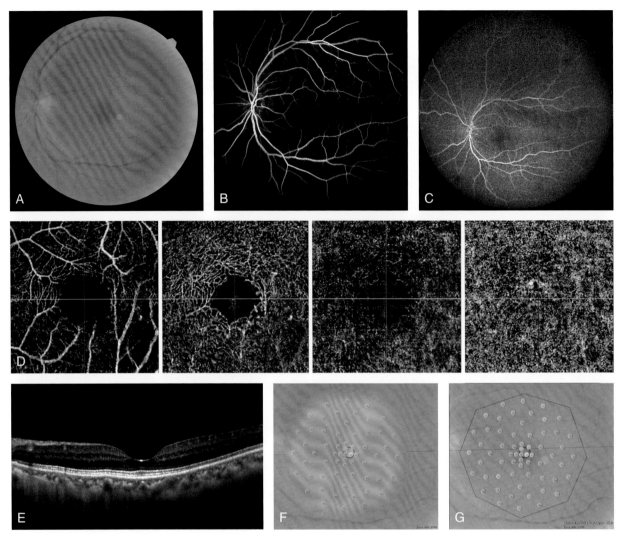

图 4-3-15 该患者左眼微视野联合多模影像

A. 彩色眼底照相:屈光间质混浊,隐见少量微血管瘤;

B、C. FFA:早期后极部可见散在点状强荧光;102° 广角 FFA,晚期可见后极部少许点片状荧光渗漏;

D. OCTA:浅层及深层毛细血管网可见 FAZ 面积扩大,深层毛细血管网可见微血管瘤;

E. OCT:黄斑中心凹形态可;

F. 微视野地形图:黄斑区大部分为绿色,光敏感度无明显改变;

G. 微视野数字图:20° 范围 MS 25.0dB

主要诊断:双眼轻度 NPDR,右眼黄斑水肿

治疗:定期随访。

诊疗策略

本例右眼 NPDR 的病情相对较左眼重些,发病更早,可能与 2 个月前白内障手术有关。有研究显示白内障术后 DR 进展会更快,需要更密切的随访。另外,DR 患者中白内障术后黄斑水肿发生率更高(有报道约 15%~23%),且与 DR 严重程度相关。白内障术后黄斑水肿通常 6 个月内自行消退,但 DR 患者中可持续存在。

病例 73　青年型糖尿病视网膜病变伴黄斑水肿、视乳头病变，抗血管内皮生长因子治疗

患者男，33 岁。

主诉：左眼视力下降 1 个月；糖尿病 2 年，造影剂皮试（＋）。

裸眼视力：OD 0.4，OS 0.1。

矫正视力：OD−1.75DS/−0.50DC×60=1.0，OS−2.00DS/−0.25DC×100=0.30。

双眼多模影像检查，见图 4-3-16 及图 4-3-17。

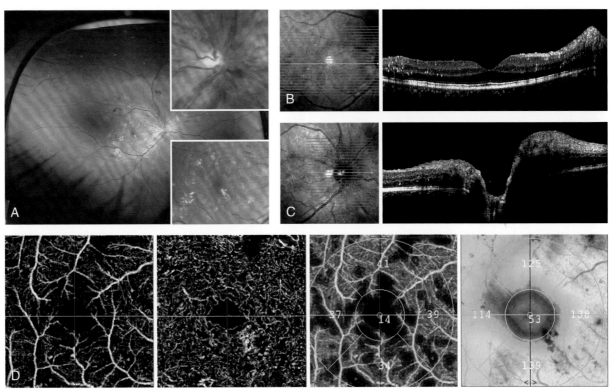

图 4-3-16　病例 73 患者右眼多模影像

A. 超广角眼底成像：视盘充血、水肿（见小图右上），眼底散在点片状出血，黄斑区可见硬性渗出，散在棉绒斑（见小图右下）；

B、C. OCT：视盘水肿，黄斑中心凹形态可；

D. OCTA：视网膜浅层毛细血管网可见拱环受损，散在血管瘤及无灌注区，深层毛细血管网血管密度下降，黄斑区 3mm×3mm 范围浅层平均血流密度为 36.2%

主要诊断：双眼重度 NPDR，左眼 DME，双眼糖尿病视乳头病变

治疗：左眼抗 VEGF 治疗（"1+PRN"），右眼随访。左眼单次注药后 1 个月，最佳矫正视力提高至 0.5，复查显示眼底出血，黄斑水肿减轻，视网膜下积液明显减少，视盘水肿减轻，见图 4-3-18。重复治疗 2 周后，最佳矫正视力提高至 1.0，眼底出血、硬性渗出减少，黄斑水肿基本消退，黄斑区浅层毛细血管密度无明显变化，黄斑区光敏感度明显改善，见图 4-3-19。继续随访。

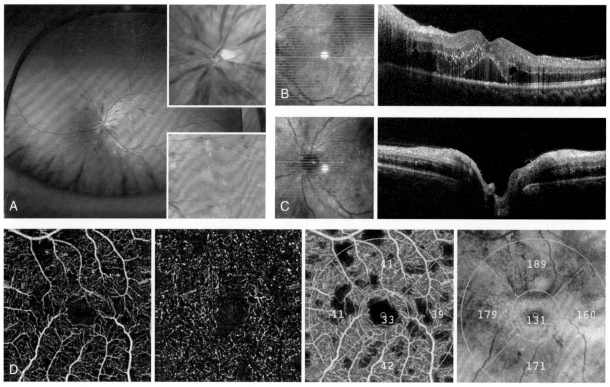

图 4-3-17　该患者左眼多模影像

A. 超广角眼底成像：视盘充血、水肿(右上小图)，眼底散在点片状出血，黄斑区可见硬性渗出，散在棉绒斑(右下小图)；

B、C. OCT：黄斑水肿伴神经上皮层脱离，视网膜层间见高反射灶，视盘边界不清；

D. OCTA：视网膜浅层毛细血管网可见拱环破坏，散在血管瘤及无灌注区，深层毛细血管网血管密度下降，黄斑区 3mm×3mm 范围浅层平均血流密度为 40.0%

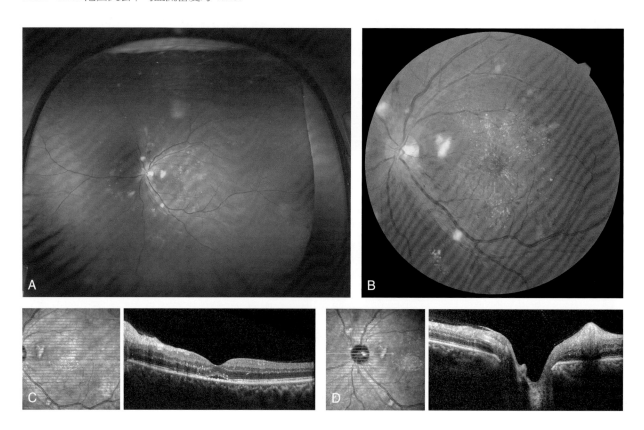

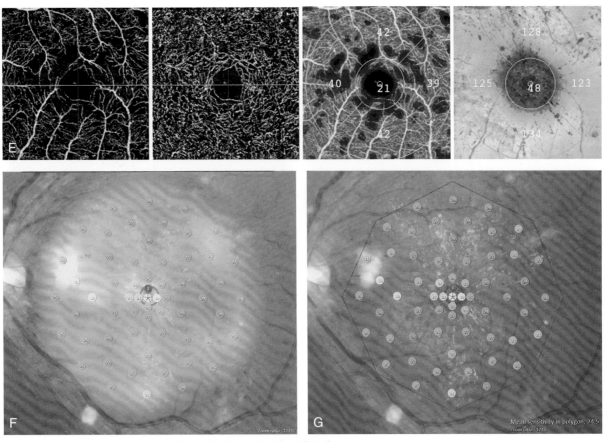

图 4-3-18　该患者左眼第一次注药后 1 个月微视野联合多模影像

A. 超广角眼底成像:眼底出血较前减少,黄斑区可见大量硬性渗出,散在棉绒斑,均较前稍增多

B. 彩色眼底照相:后极部可见棉绒斑,及硬性渗出;

C、D. OCT:中心凹处视网膜轻度水肿,伴神经上皮层脱离,视网膜层间见点状高反射灶;视盘轻度水肿较前好转;

E. OCTA:浅层毛细血管网可见 FAZ 扩大,散在无血管区;深层毛细血管网局部血管密度下降,可见微血管瘤,黄斑区 3mm×3mm 范围浅层平均血流密度为 39.4%;

F. 微视野地形图:黄斑区大部分为绿色,散在黄色点;中心凹可见红点,视盘颞侧棉绒斑对应位置光敏感度明显下降;

G. 微视野数字图:20° 范围 MS 24.5dB

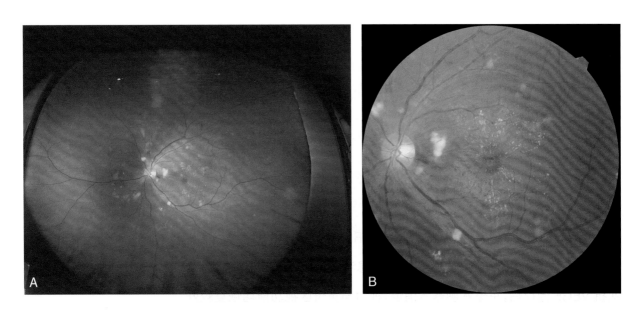

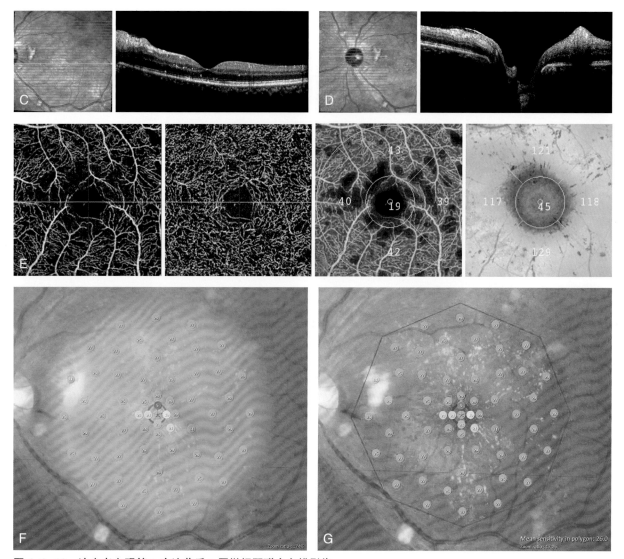

图 4-3-19   该患者左眼第 2 次注药后 2 周微视野联合多模影像

A、B. 超广角眼底成像、彩色眼底照相:视网膜出血及硬性渗出减少;

C、D. OCT:视乳头水肿及黄斑水肿基本消退,视网膜层间见点状高反射:

E. OCTA:浅层毛细血管网可见 FAZ 扩大,散在无血管区;深层毛细血管网局部血管密度下降,可见微血管瘤,黄斑区 3mm×3mm 范围浅层平均血流密度为 39.9%;

F. 微视野地形图:黄斑区绿色区域较前增多,中心凹光敏感度略增加;

G. 微视野数字图:20° 范围 MS 较前提高(24.5dB 至 26.0dB)

诊疗策略

DR 临床诊疗指南中指出 PRP 适用于不能配合密切随访的重度 NPDR,但这种传统治疗已被证实存在局限性,包括视功能恢复不理想和约 1/3 病例新生血管生长控制不佳。近年临床上抗 VEGF 治疗应用较多,在保存和改善视力上优于 PRP,且可减少渗出和微血管瘤,具有"逆转"病程的疗效。近年我们对年轻、依从性好的重度 NPDR 患者采用抗 VEGF 治疗,初步观察疗效较好。本例左眼两次抗 VEGF 治疗后,黄斑水肿基本消退,视力与黄斑区视功能均恢复较好。

本例双眼均有明显的视盘水肿,杯/盘比较小,系糖尿病视乳头病变(diabetic papillopathy, DP)。DP 多见于非增殖型 DR,单眼与双眼 DP 各占近半,双眼 DP 是 DR 进展的高度危险信号。DP 也可合并黄斑水肿,黄斑水肿此时是 DP 患者视力下降的主要原因。DP、黄斑水肿及 DR 三者间的关系尚不清楚,此前的临床报道中也观察到治疗后黄斑水肿和 DP 同步消退,两者间可能存在一定联系。DP 对视力影响轻微,具有自限性,通常数月内自行消退,无须治疗,但也有学者对视力严重受损患者尝试局部激素治疗和抗 VEGF 治疗,均有较好疗效。

病例 74　增殖性糖尿病视网膜病变继发黄斑水肿,抗血管内皮生长因子无效,行玻璃体手术治疗

患者男,52 岁,发现糖尿病 1 年。
主诉:双眼视物不清半年。
既往史:于 2018 年 10 月至 2019 年 3 月在外院行 3 次双眼抗 VEGF 治疗,3 次双眼视网膜激光光凝治疗,黄斑水肿持续存在。
裸眼视力:OD 0.1,OS 0.1.
最佳矫正视力:OD−2.00DS=0.2,OS−1.75DS/−0.50DC×20=0.16。
眼轴:OD 24.10mm,OS 24.20mm。

左眼术前多模影像检查,见图 4-3-20(右眼病史及治疗同左眼,不在此做详细介绍)。

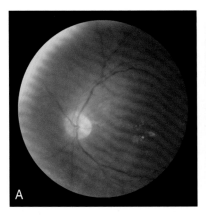
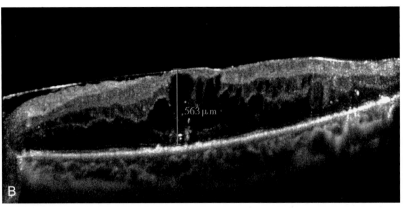

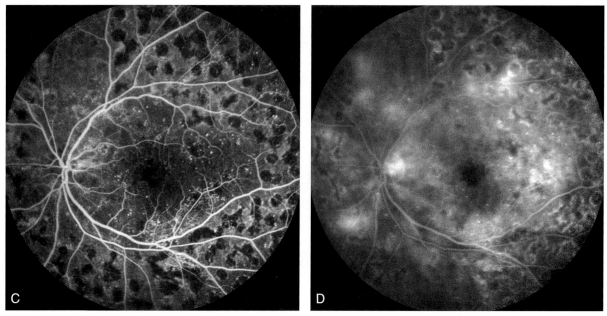

图 4-3-20　病例 74 患者左眼术前多模影像

A. 彩色眼底照相：血管弓外视网膜散在出血点及陈旧激光光凝斑，后极部视网膜见黄白色渗出、水肿；

B. OCT：黄斑中心凹形态消失，黄斑区视网膜囊样水肿，视网膜表面高反射条带；

C、D. FFA：静脉期可见后极部点状强荧光，晚期渗漏，黄斑囊样水肿，血管弓外可见激光斑

　　主要诊断：左眼 DME，PDR 光凝术后

　　治疗：左眼行玻璃体切除联合剥膜术（后皮质和内界膜），术后复查：左眼黄斑水肿减轻，最佳矫正视力提高至 0.6，见图 4-3-21。

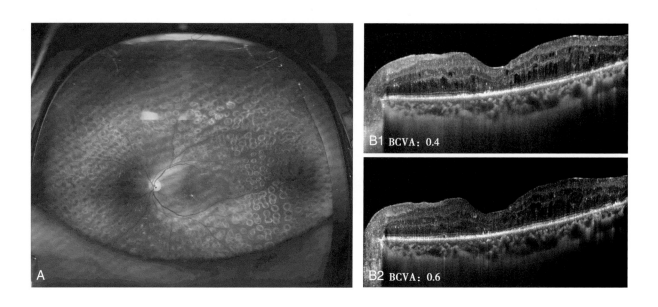

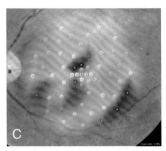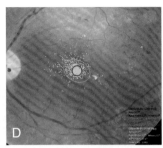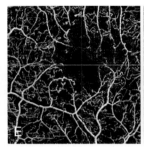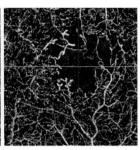

图 4-3-21　该患者左眼术后随访微视野联合多模影像
A. 超广角眼底成像:全视网膜见激光光凝斑,黄斑区可见硬性渗出较前减少;
B1、B2. OCT(术后 1、3 个月):黄斑区视网膜水肿较术前好转,中心凹形态逐渐形成,层间结构不清;
C、D. 微视野地形图及固视图(术后 3 个月):中心光敏感度降低(呈黄色和红色),中心固视,固视稳定;
E. OCTA(术后 3 个月):黄斑区拱环结构破坏,血流密度降低,可见微血管瘤

诊疗策略

　　DME 若长期不消退可造成严重视力损害。根据 DME 治疗指南,抗 VEGF 治疗 DME 视力恢复更好,适合作为所有类型 DME 的一线治疗,但临床上仍有约 30% 病例对抗 VEGF 治疗无应答或反应不佳。本例便属于这种情况,曾经做过 PRP 和多次抗 VEGF 治疗,疗效不佳,属于难治性 DME。目前认为出现难治性 DME 的原因可能是由于 DME 病因中存在着其他因素,应对病因进行分析并作出针对性处理,全身情况控制不佳者应内科会诊、治疗,黄斑周围微血管扩张明显或微血管瘤数量较多时可结合传统的格栅样光凝,对一种抗 VEGF 药物无应答或反应不佳可更换药物或联用激素,存在玻璃体视网膜界面牵拉或黄斑前膜时,可考虑玻璃体手术松解黄斑牵拉,上述手段均无效时仍可考虑联合治疗。本例术前 OCT 中观察到视网膜表面高反射条带,为增厚的玻璃体后皮质牵拉黄斑中心凹,手术中剥除内界膜,彻底清除了黄斑区表面增厚的玻璃体后皮质,术后黄斑水肿明显减轻,视力明显提高。

四、黄斑旁毛细血管扩张症

　　黄斑旁毛细血管扩张症(macular telangiectasia,MacTel)以原因不明的黄斑中心凹及中心凹旁毛细血管扩张为特征,发病机制不明。根据临床特点和 FFA 特征分为 3 型:1 型单眼发病,多见于男性中老年,似 Coats 病样改变;2 型通常双眼发病,多见于中老年患者,无性别差异,与糖尿病、高血压有一定关系;3 型少见,以双眼进行性黄斑区毛细血管闭塞、邻近毛细血管代偿扩张为特征,有学者认为其是全身性或家族性脑血管疾病的眼部表现,故剔除。

　　FFA 是诊断金标准及分型分期的重要依据,典型表现为早期黄斑中心凹周围毛细血管扩张、晚期弥漫性荧光素渗漏。OCT 表现为黄斑中心凹周围的低反射腔隙(囊样水肿表现)、EZ 反射不连续等。OCTA 表现为浅层、深层视网膜毛细血管扩张。

本病治疗主要是针对黄斑水肿及新生血管,以往曾采用过激光光凝、PDT 及局部激素治疗等方法,临床上既有治疗有效的报道,也有对各种治疗的局限性和潜在并发症的担忧,近年抗 VEGF 治疗应用较为广泛,有报道其对继发黄斑水肿和视网膜下新生血管均有一定疗效。

病例 75　黄斑旁毛细血管扩张症 2 型,随访

患者女,55 岁,既往体健,无糖尿病、高血压病史。
主诉:双眼视力下降 3 年余
裸眼视力:OD 0.5,OS 0.4
最佳矫正视力:OD−0.50DS/−0.75DC×90=0.70,OS−0.50DC×90=0.60

双眼微视野联合多模影像检查,见图 4-3-22 及图 4-3-23。

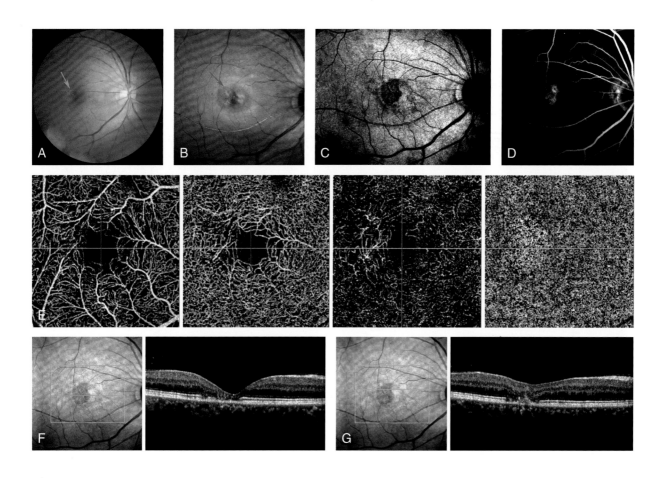

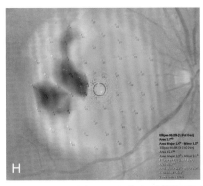
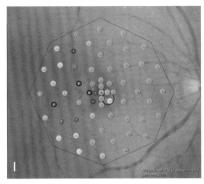
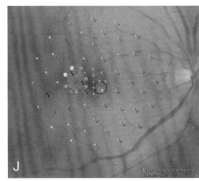

图 4-3-22　病例 75 患者右眼微视野联合多模影像

A. 彩色眼底照相：中心凹颞侧可见一灰白色病灶（绿色箭头）；

B. 炫彩眼底成像：中心凹旁视网膜颜色变浅（蓝色箭头）；

C. IR：中心凹颞侧见低反射病灶，边界清晰（红色箭头）；

D. FFA：静脉期中心凹颞侧血管扩张，见毛细血管渗漏；

E. OCTA：黄斑区浅层及深层毛细血管扩张，中心凹旁毛细血管部分密度降低，颞侧见局部扩张毛细血管；

F、G. OCT：黄斑中心凹下外层视网膜反射消失；中心凹上方外层视网膜萎缩，RPE 可见局部高反射灶；

H. 微视野地形图：黄斑区颞侧区域视网膜光敏感度显著下降（红色），鼻侧大部分区域光敏感度正常（绿色），固视点位于绿色区域，中心固视，固视相对不稳定；

I、J. 微视野数字图：20° 范围 MS 19.7dB；病灶处 MS 0dB

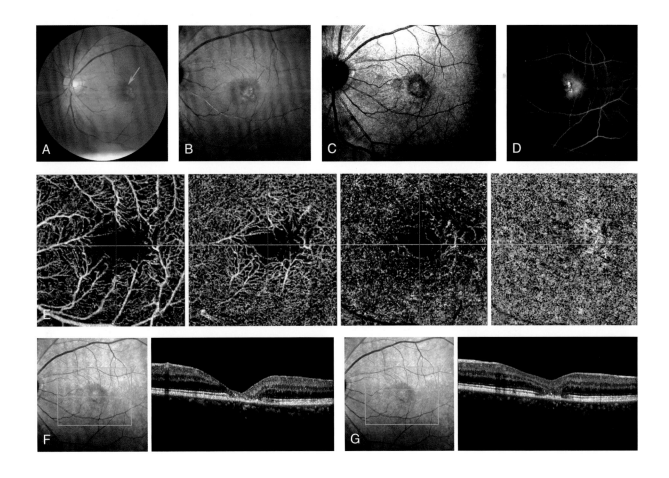

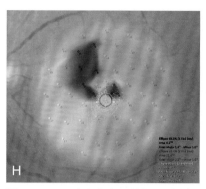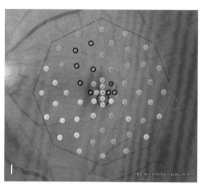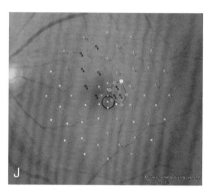

图 4-3-23　该患者左眼微视野联合多模影像

A. 彩色眼底照相：中心凹颞侧可见一灰白色病灶(绿色箭头)；

B. 炫彩眼底成像：中心凹旁视网膜颜色变浅(蓝色箭头)；

C. IR：中心凹颞侧见低反射病灶，边界清晰(红色箭头)；

D. FFA：中心凹颞侧见血管扩张，见强荧光渗漏，可见血管瘤样改变；

E. OCTA：黄斑区浅层及深层毛细血管扩张，局部血管闭塞或呈瘤样改变，拱环破坏，向颞侧偏移；

F、G. OCT：中心凹及中心凹上方外层视网膜萎缩；

H. 微视野地形图：黄斑区颞侧病灶区域视网膜光敏感度显著下降(红色)，颞侧其余大部分区域光敏感度正常(绿色)，鼻上方光敏感度下降，固视点位于绿色位置，中心固视，固视相对不稳定；

I.J. 微视野数字图：20° 范围 MS 18.1dB；病灶处 MS 0dB

　　主要诊断：双眼 MacTel(2 型)

　　治疗：观察随访。

诊疗策略

　　本例双眼黄斑中心凹颞侧可见一灰白色病灶，与炫彩成像、IR 图像一致，其中 IR 上见更为清晰的低反射区；FFA 上可见此区域异常血管的渗漏；OCTA 清晰显示浅层及深层毛细血管扩张，局部血管闭塞、呈瘤样改变，双眼黄斑拱环都有一定程度破坏，左眼为甚；OCT 上见中心凹及其上方 EZ 连续性中断，以上表现为典型的 MacTel 2 型。本例右眼微视野地形图中的光敏感度降低区域与病灶位置一致，但左眼鼻侧也观察到光敏感度下降，可能与左眼黄斑拱环破坏程度更严重有关。

　　本例无明显黄斑水肿、渗出，观察随访。

病例 76　黄斑旁毛细血管扩张症 1 型，黄斑水肿，抗血管内皮生长因子治疗

　　患者男，63 岁。

　　主诉：左眼视力下降半年余。

　　裸眼视力：OD 0.6，OS 0.6。

　　最佳矫正视力：OD +1.75DS/−0.50DC×90=1.0，OS +1.75DS/−0.75DC×85=0.90。

左眼微视野联合多模影像检查,见图 4-3-24 ;右眼 FFA+OCT 检查,见图 4-3-25。

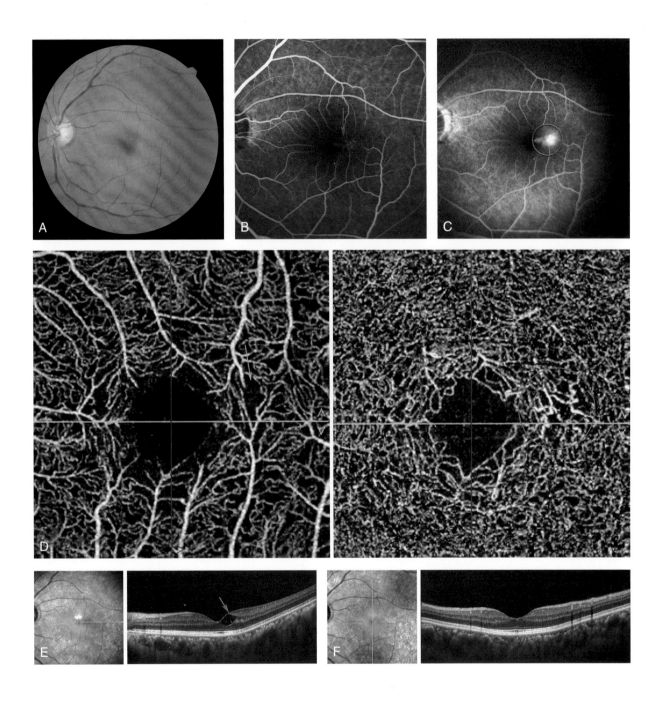

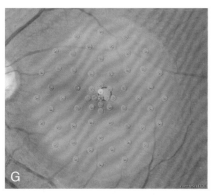
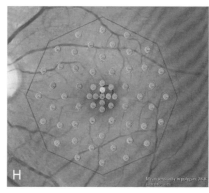
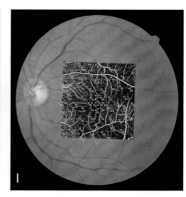

图 4-3-24   病例 76 患者左眼微视野联合多模影像

A. 彩色眼底照相:黄斑区色素紊乱,中心凹反光未见;

B、C. FFA:早期见黄斑区颞侧可见血管扩张轻度强荧光(红色箭头),晚期见明显荧光渗漏(红色圆圈);

D. OCTA:黄斑区拱环破坏,浅层毛细血管密度下降,局部血管闭塞(绿色箭头),深层毛细血管扩张(蓝色圆圈);

E、F. OCT:中心凹颞侧可见视网膜层间低反射腔(蓝色箭头),中心小凹上下、鼻侧视网膜形态正常;

G. 微视野地形图:黄斑区视网膜功能基本正常,呈绿色;

H. 微视野数字图:20° 范围 MS 28.8dB,处于正常范围;

I. 微视野 overlay 图像:浅层血管血流密度下降处,微视野光敏感度尚未出现明显改变

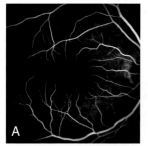
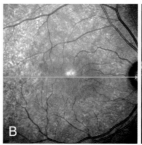
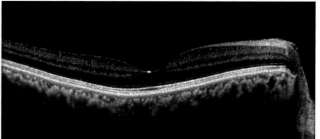

图 4-3-25   该患者右眼 FFA+OCT

A. FFA:黄斑区拱环完整,无血管扩张、无渗漏;

B. OCT:黄斑中心凹形态正常

主要诊断:左眼 MacTel 1 型

治疗:抗 VEGF 治疗 ("1+PRN"),左眼单次注药后 1 个月,自诉左眼视力改善;最佳矫正视力提高至 1.0,复查黄斑水肿消退,见图 4-3-26,继续随访。

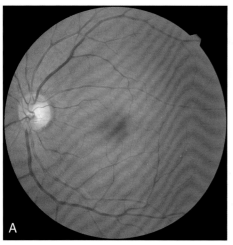
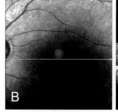
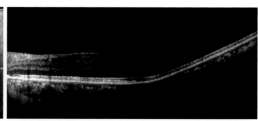
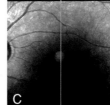
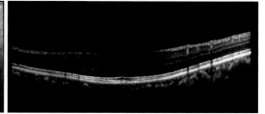

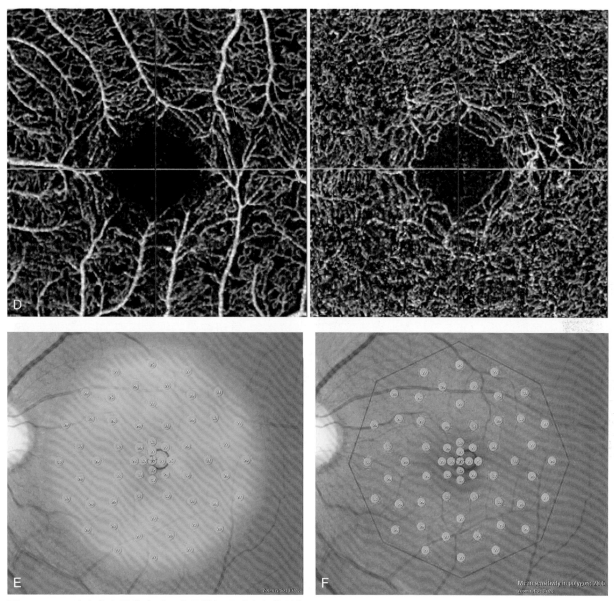

图 4-3-26　该患者左眼治疗后 1 个月微视野联合多模影像

A. 彩色眼底照相:黄斑区色素紊乱,中心凹反光未见;

B、C. OCT:黄斑中心凹形态正常,黄斑水肿消退;

D. OCTA:黄斑区拱环扩大,浅层血管网血流密度下降,局部血管闭塞(见绿色箭头),深层血管网局部扩张(见蓝色圆圈);

E. 微视野地形图:黄斑区视网膜功能基本正常,呈绿色;

F. 微视野数字图:20° 范围 MS 28.6dB,处于正常范围

诊疗策略

该患者 OCT 可见黄斑区视网膜层间低反射腔,相应位置光敏感度未见改变,视力也较好,表明黄斑局部水肿对视功能尚未产生明显影响。本例 FFA、OCTA 上均可见毛细血管扩张,但 FFA 由于

荧光渗漏及不能分层扫描,其观察存在局限性,而 OCTA 可清晰地分层呈现浅层毛细血管闭塞及其下深层毛细血管代偿扩张等情况,可提供更丰富、全面的疾病信息。

本例造影中异常扩张血管渗漏明显,OCT 上存在黄斑水肿,具有治疗指征。我们采用抗 VEGF 治疗,单次注药后黄斑水肿完全消退,长期疗效仍有待随访观察。有报道抗 VEGF 治疗对减轻黄斑水肿、减少渗出及改善视力都有较好疗效,但不能阻止黄斑中心凹旁光感受器萎缩性改变和中心暗点进行性扩大,且需要反复注射。

五、Coats 病

Coats 病是一种因视网膜血管发育异常所致的特发性渗出性外层视网膜病变,好发于婴幼儿和青少年男性,亦可发生于成人,单眼发病为主。本病因视网膜毛细血管异常扩张、视网膜内及视网膜下大量脂质渗出,可引起渗出性视网膜脱离等许多严重并发症,最终可导致视力丧失。

FFA 是诊断 Coats 病金标准,由于本病血管异常多见于周边部,广角 FFA 可提高周边病灶检出率,有助于早期诊断。OCT 可检测视网膜下积液、黄斑水肿、黄斑前膜等继发病变,并可监测病情变化及评估疗效。OCTA 可发现视网膜浅层毛细血管中的无灌注区、扩张的毛细血管网及动脉瘤样结构。

目前的治疗目的是消除异常血管与渗出,保护视功能,针对性治疗并发症,方法包括传统的激光光凝和冷冻治疗封闭异常血管、抗 VEGF 及联合治疗、局部激素治疗等。

病例 77　成人型 Coats 病,继发黄斑水肿,抗血管内皮生长因子治疗

患者男,46 岁。
主诉:右眼再次视力下降 1 个月
既往:右眼 Coats 病在我院抗 VEGF 治疗(2 次)及周边视网膜激光光凝。
裸眼视力:OD 0.4,OS 0.8。
最佳矫正视力:OD +0.50DS/−0.50DC×65=0.50,OS PL/−0.50DC×115=1.0。

右眼初诊时最佳矫正视力为 0.05,多模影像见图 4-3-27,本次随访微视野联合多模影像检查,见图 4-3-28。

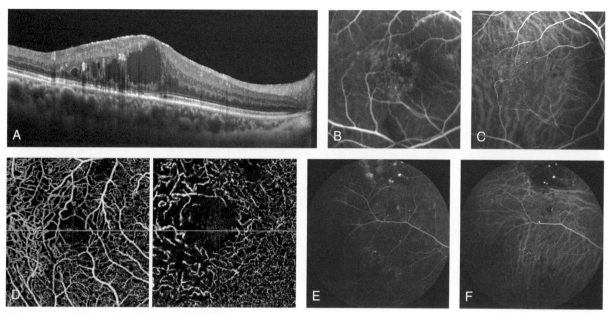

图 4-3-27　病例 77 患者右眼初诊时多模影像

A. OCT:中心凹处视网膜层间见低反射囊腔(黄斑水肿)及点状高反射灶(渗出);

D. OCTA:中心凹颞侧浅层毛细血管紊乱、异常扩张,深层毛细血管扩张、血管密度降低;

B、E. FFA:黄斑区可见血管异常,黄斑区及周边见血管瘤样强荧光改变及无灌注区;

C、F. ICGA 黄斑区见毛细血管扩张强荧光,颞上方见瘤样强荧光改变

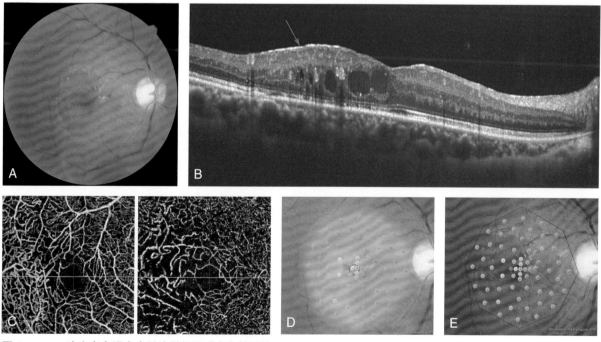

图 4-3-28　该患者右眼本次随访微视野联合多模影像

A. 彩色眼底照相:黄斑区可见硬性渗出(蓝色三角),及视网膜表面反光增强(蓝色三角);

B. OCT:黄斑区视网膜层间见低反射腔(黄斑水肿),及高反射灶(渗出),视网膜前见高反射条带(见蓝色箭头);

C. OCTA:黄斑区颞侧浅层毛细血管紊乱、异常扩张,深层毛细血管扩张、血管密度降低;

D. 微视野地形图:黄斑区颞侧光敏感度下降,可见橙色及黄色;

E. 微视野数字图:20° 范围 MS 24.9dB

主要诊断：右眼 Coats 病，继发黄斑水肿

治疗：再次抗 VEGF 治疗，注药后 1 个月，最佳矫正视力略有提高至 0.5，复查显示眼底渗出减少，黄斑水肿减轻，黄斑区光敏感度略有改善，见图 4-3-29，继续抗 VEGF 治疗。

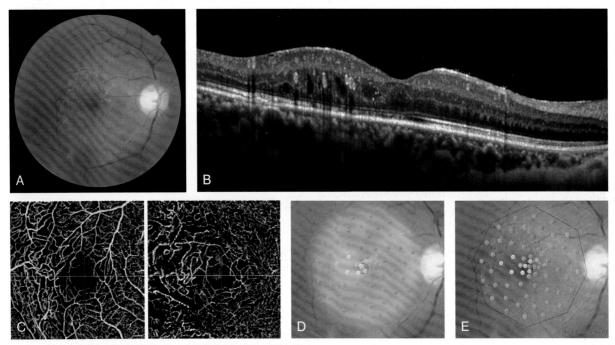

图 4-3-29　该患者右眼注药后 1 个月微视野联合多模影像

A. 彩色眼底照相：黄斑区可见渗出有所减少；

B. OCT：黄斑水肿较前减轻；

C. OCTA：黄斑区颞侧浅层毛细血管紊乱、异常扩张，深层毛细血管扩张，密度较前增高；

D. 微视野地形图：黄斑区大部分敏感度正常，呈绿色，黄斑区颞侧光敏感度下降，可见橙色及黄色，黄色范围较前有所减少；

E. 微视野数字图：20° 范围 MS 有所提高（24.9dB 至 25.8dB）

病例 78　Coats 病，继发黄斑水肿，抗血管内皮生长因子联合激光治疗

患者男，15 岁。

主诉：体检发现左眼眼底异常。

裸眼视力：OD 0.1，OS 0.5。

最佳矫正视力：OD-4.50DS=1.0，OS-1.25DS/-0.75DC×180=0.6。

左眼多模影像检查，见图 4-3-30。

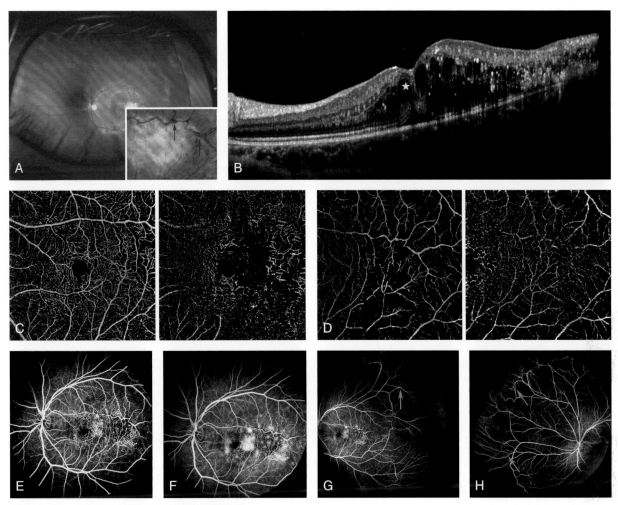

图 4-3-30　病例 78 患者左眼治疗前多模影像

A. 超广角眼底成像:左眼黄斑及黄斑颞侧视网膜下黄白色渗出,黄斑颞侧毛细血管扩张,可见微血管瘤及血管串珠样扩张,可见出血点及血管瘤(红色箭头);

B. OCT:黄斑区水肿(黄色五星)伴中心凹神经上皮层脱离,视网膜层间见高反射点;

C、D. OCTA:黄斑区及黄斑区颞侧浅层及深层毛细血管显著扩张,伴血流密度下降;D 图浅层血管网可见瘤样扩张的血管(红色箭头);

E~H. FFA:黄斑区及黄斑区颞侧毛细血管显著扩张,晚期伴强荧光渗漏,周边可见血管发育异常,血管分支增多,呈毛刷状改变,见血管异常吻合,且血管未发育至周边(绿色箭头)

主要诊断:左眼 Coats 病,继发黄斑水肿

治疗:抗 VEGF 联合激光光凝治疗,激光治疗区域包括光凝微血管瘤、后极及周边毛细血管异常扩张渗漏区域。治疗后 1 个月,左眼黄斑水肿减轻,矫正视力恢复至 1.0,OCTA 复查见图 4-3-31;1 年后左眼视力下降再次就诊,最佳矫正视力降至 0.5。复查颞侧血管瘤增大,可见滋养血管,大量黄色脂质渗出,黄斑水肿明显,见图 4-3-32,抗 VEGF 治疗联合局部激光光凝,治疗后 2 个月黄斑水肿有所消退,见图 4-3-33。

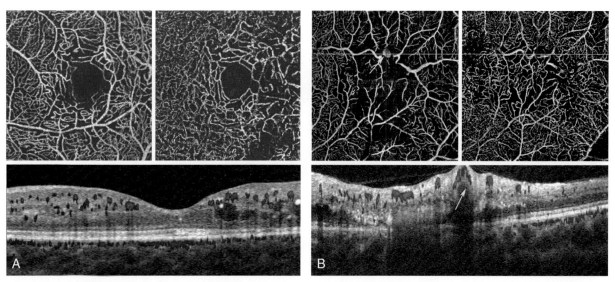

图 4-3-31　该患者左眼治疗后 1 个月多模影像

A、B. OCTA：黄斑区中心凹处及黄斑区颞侧浅层及深层毛细血管扩张，血流密度下降，黄斑水肿较前减轻；黄斑区颞侧在浅层视网膜毛细血管处可见一圆形高反射灶（黄色箭头，红、绿扫描线交叉处），与 B-Scan 上高反射的瘤体位置一致

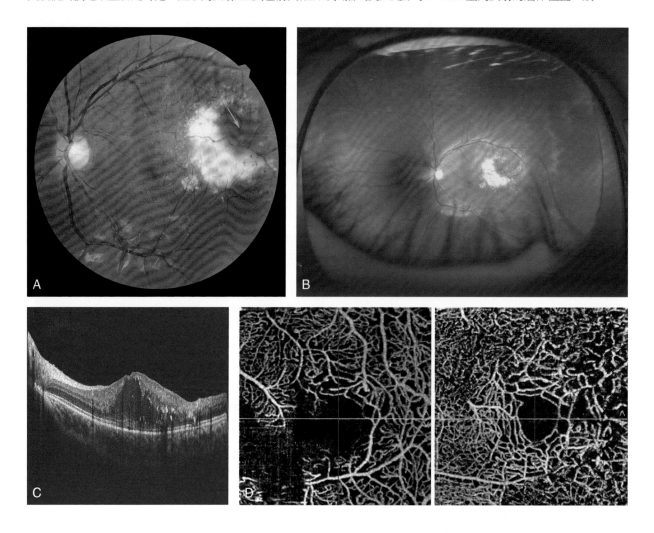

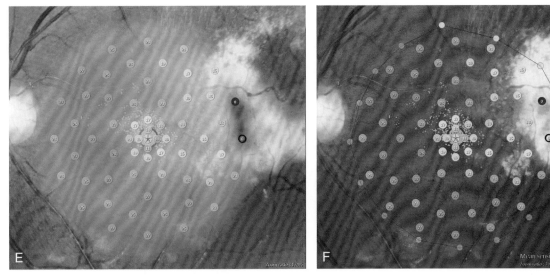

图4-3-32　该患者左眼治疗后1年多模影像

A.彩色眼底照相,B.超广角眼底成像:黄斑区颞侧可见大量硬性渗出,见颞侧血管迂曲扩张,血管瘤样扩张明显(绿色箭头),且血管瘤较前增大;

C. OCT:黄斑区视网膜高度水肿,视网膜层间见高反射点;

D. OCTA:黄斑区视网膜毛细血管扩张,血流密度下降;

E. 微视野地形图:硬性渗出处光敏感度明显下降(呈黄色),甚至部分区域为0dB(呈红色),余部位光敏感度尚可(呈绿色);

F. 微视野数字图:20°范围MS 20.6dB,中心固视,固视稳定

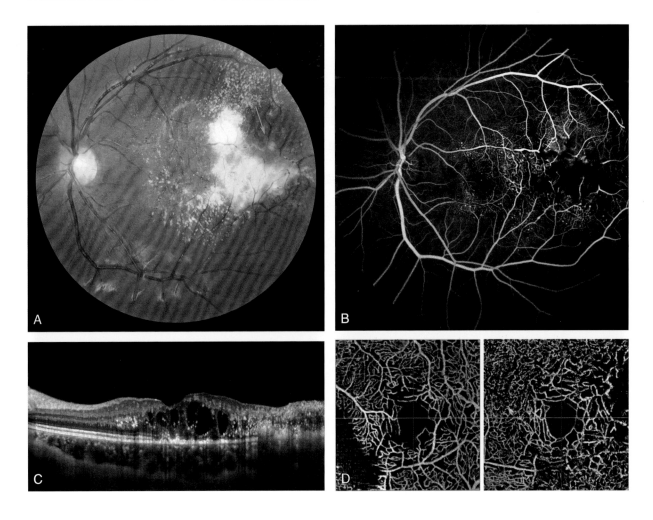

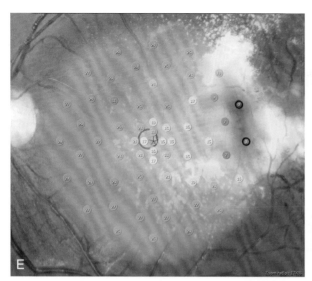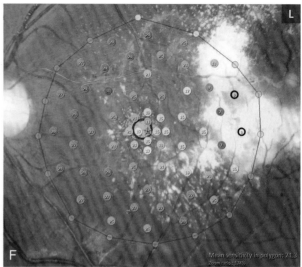

图 4-3-33 该患者左眼再次治疗后 2 个月微视野联合多模影像

A. 彩色眼底照相：黄斑区颞侧硬渗范围较前缩小，血管瘤萎缩，呈灰白色改变(见绿色箭头)；

B. FFA：黄斑区及黄斑区颞侧毛细血管扩张、无灌注区，渗漏明显减轻；

C. OCT：黄斑区视网膜囊样水肿，较前有所好转；

D. OCTA：黄斑区视网膜毛细血管扩张，血流密度下降；

E. 微视野地形图：硬性渗出处光敏感度明显下降(呈黄色)，甚至部分区域为 0dB (呈红色)，余部位敏感度尚可(呈绿色)；

F. 微视野数字图：20° 范围 MS 21.3dB (治疗前 20.6dB)，中心固视，固视稳定

诊疗策略

病例 77、病例 78 分别为成年与青少年 Coats 病，虽然均以视网膜血管异常和渗出为特征病变，但两者有不同的临床特点，青少年 Coats 病眼底毛细血管扩张伴视网膜渗出多为弥散性分布，常合并视网膜脱离，预后较差；成人 Coats 病受累范围局限，黄斑损伤轻，视网膜脱离少见，进展缓慢，视力预后较好。

对于 Coats 病，有报道显示单独的激光光凝或联合冷冻治疗封闭异常血管有效，抗 VEGF 治疗可减轻渗出及视网膜水肿，但可能存在玻璃体纤维化、甚至引起牵拉性视网膜脱离的风险。也有较多报道显示抗 VEGF 联合激光光凝对青少年、成人 Coats 病均有效，且有报道联合治疗可减少激光能量，从而提高治疗效率。上述 2 例患者均采用了抗 VEGF 联合激光光凝治疗，治疗后均有黄斑水肿明显减轻，但随访中均复发，需要长期密切随访，必要时重复治疗。

第四节 其他

一、同侧偏盲

视束或外侧膝状体以后的视路损伤可导致同侧偏盲，临床上中风与颅脑外伤是成人出现同侧偏

盲的最常见病因,儿童中最常见病因为颅脑外伤与肿瘤。大约 20% 的中风患者可伴有同侧偏盲。病变部位不同,同侧偏盲表现也不一样。本病严格上说与眼科关系不那么大,但病人常因视野损害先到眼科就诊,颅脑 CT、MRI 有助于明确病因,给予相应治疗。

病例 79　双眼左侧偏盲,内科诊治

患者女,72 岁。
主诉:脑梗后发现双眼视力下降 2 个月。
裸眼视力:OD 0.4,OS 0.1。
最佳矫正视力:OD +0.5/−0.50×15=0.4,OS +0.75/−0.25×180=0.2。

双眼微视野联合多模影像检查,见图 4-4-1。

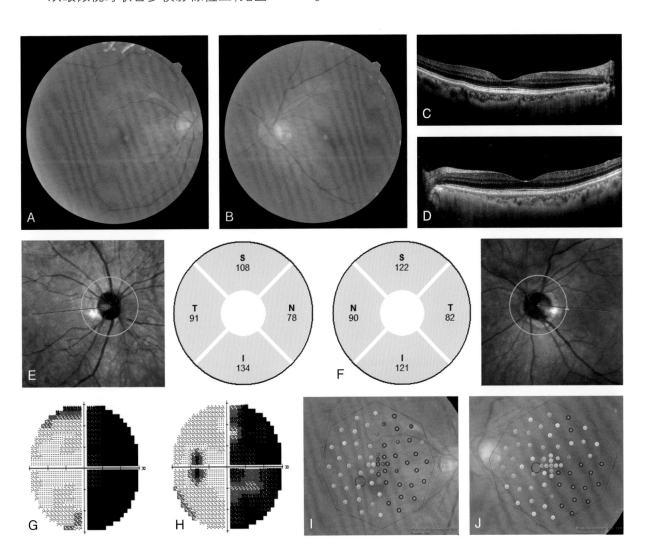

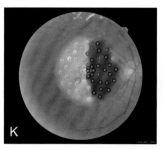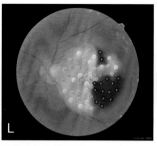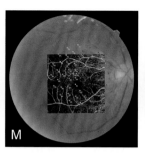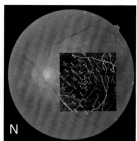

图 4-4-1　病例 79 患者双眼微视野联合多模影像

A、B. 彩色眼底照相:双眼屈光间质轻度混浊,眼底呈轻微豹纹状改变;

C、D. OCT:黄斑中心凹形态可;

E、F. 视盘旁神经纤维层(RNFL)厚度:双眼视盘旁神经纤维层厚度无明显降低;

G、H. 视野:右眼颞侧视野缺损,左眼鼻侧视野缺损;

I、J. 微视野数字图:右、左眼 20° 范围 MS 分别为 11.1dB 及 14.4 dB,均较正常明显偏低,双眼非中心固视,固视点位于视网膜功能正常区域(红色圆圈),右眼偏向颞侧,左眼偏向鼻侧,固视不稳定;

K、L. 微视野地形图:右眼黄斑区鼻侧视网膜光敏感度明显下降(红色区域);左眼黄斑区颞侧视网膜光敏感度明显下降(红色及偏黄的区域);

M、N. 微视野 overlay 图像:双眼光敏感度下降处视网膜血流无明显改变

主要诊断:双眼同向偏盲(左侧)

治疗:内科会诊。

病例 80　双眼右侧偏盲,内科诊治

患者男,49 岁。

主诉:脑梗后双眼视物遮挡感半年。

裸眼视力:OD 0.02,OS 0.05。

最佳矫正视力:OD−6.5DS/−1.25DC×5=0.9,OS−7.25DS/−1.50DC×10=0.8。

双眼微视野联合多模影像检查,见图 4-4-2。

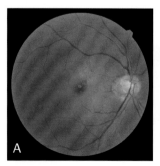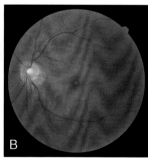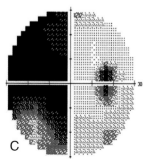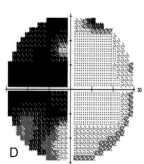

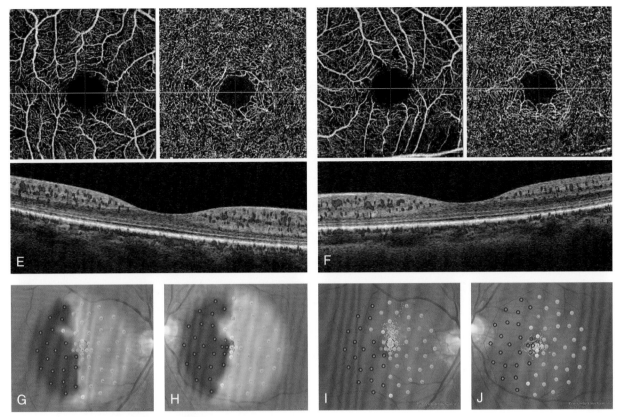

图 4-4-2　病例 80 患者双眼微视野联合多模影像

A、B. 彩色眼底照相:眼底呈轻微豹纹状改变;

C、D. 视野:右眼鼻侧视野缺损,左眼颞侧视野缺损;

E、F. OCTA:双眼浅层及深层毛细血管血流密度无明显异常,OCT 黄斑中心凹形态可;

G、H. 微视野地形图:右眼黄斑区颞侧视网膜敏感度明显下降(红色区域);左眼黄斑区鼻侧视网膜敏感度明显下降(红色及偏黄的区域);

I、J. 微视野数字图及固视图:右、左眼 20° 范围 MS 分别为 16.4dB 及 13.6dB,均较正常明显偏低,中心固视,固视相对不稳定

主要诊断:双眼同向偏盲(右侧)

治疗:内科会诊。

二、Vogt- 小柳原田病

Vogt- 小柳原田病(Vogt-Koyanagi-Harada syndrome,VKH 综合征)是可累及眼、脑膜、耳及皮肤的炎性肉芽肿疾病,眼部表现为双眼全葡萄膜炎,并伴脑膜刺激征,好发于中青年。本病发病机制不完全明确,可能与自身免疫因素有关。

VKH 综合征应按照诊断标准,结合临床表现,辅助检查结果,排除其他眼病后方可确诊。FFA、ICGA 及 OCT 等影像学检查可帮助诊断。

如能早期诊断、及时治疗,视力预后较好,但 VKH 综合征常被误诊而耽误治疗,炎症反复发作可严重损害视力。规范化的糖皮质激素是首选治疗,针对青光眼、白内障及黄斑中心凹 CNV 形成等并发症,可给予相应治疗。

病例 81　双眼急性 Vogt- 小柳原田病,激素治疗

患者女,31 岁。

主诉:双眼渐进性视力下降 1 个月。因哺乳未及时就诊。无颈项僵硬、听力下降、毛发变白、皮肤白斑等表现。

裸眼视力:OD 0.1,OS 0.05。

最佳矫正视力:OD−3.5DS/−1.00DC×75=0.2,OS−4.0DS/−1.00DC×50=0.08。

眼压:OD 17.4mmHg,OS 14.9mmHg。

双眼结膜充血,伴睫状充血,前房细胞(+),角膜透明,晶状体透明,玻璃体混浊,细胞(++)。

双眼微视野联合多模影像检查,见图 4-4-3 及图 4-4-4。

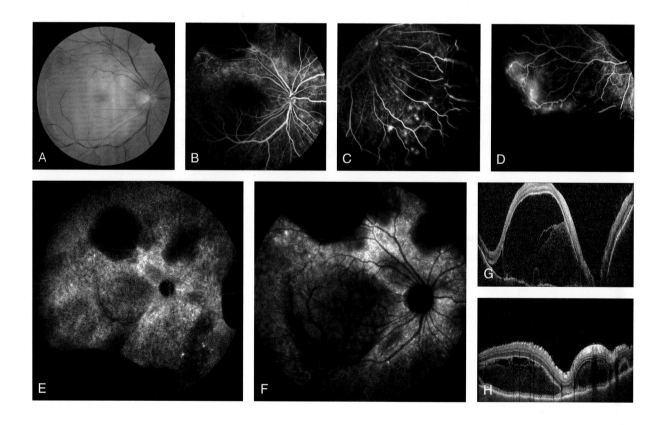

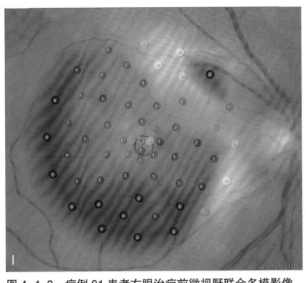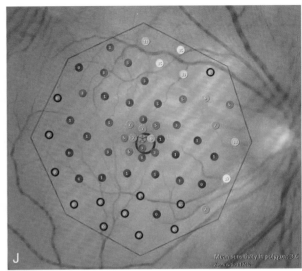

图4-4-3　病例81患者右眼治疗前微视野联合多模影像

A. 彩色眼底照相:后极及视盘周围多灶性渗出性视网膜脱离;

B、C、D. FFA:静脉期视网膜见多处针尖样强荧光,眼底可见多湖状弱荧光,下方渗出性视网膜脱离;

E、F. ICGA(102°广角):晚期可见多湖状弱荧光,对应视网膜脱离区;散在点状强荧光;

G、H. OCT:中心凹及其周围多灶性视网膜神经上皮层脱离,RPE不规则或波浪状改变,脱离区视网膜下见中低(浆液性)及中等反射灶(渗出可能);视盘鼻侧神经上皮层脱离;

I. 微视野地形图:黄斑区广泛的光敏感度显著下降(红色区域);

J. 微视野数字图:20°范围MS 3.6dB

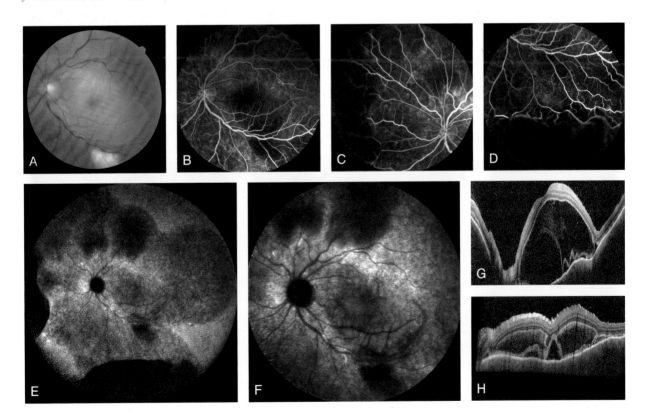

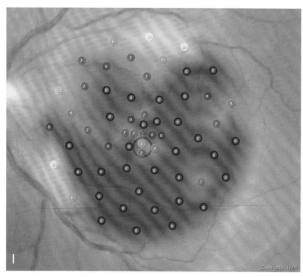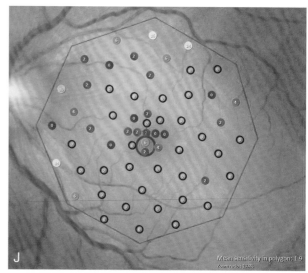

图4-4-4 该患者左眼治疗前微视野联合多模影像

A. 彩色眼底照相：后极及视盘周围多灶性渗出性视网膜脱离；

B、C、D. FFA：视网膜见多处针尖样强荧光，眼底可见多湖状弱荧光，下方渗出性视网膜脱离；

E、F. ICGA（102°广角）：晚期可见多湖状弱荧光，对应视网膜脱离区；散在点状强荧光；

G、H. OCT：中心凹及中心凹周围视网膜神经上皮层脱离，RPE不规则或波浪状改变，脱离区视网膜下见中低（浆液性）及中等反射灶（渗出可能）；视盘鼻侧神经上皮层脱离

I. 微视野地形图：黄斑区广泛光敏感度显著下降（红色区域）；

J. 微视野数字图：20°范围MS 1.9dB

主要诊断：双眼VKH综合征

治疗：泼尼松片晨服60mg/日，1个月后复查，双眼最佳矫正视力均提高至0.6，结膜充血消退，前房细胞、玻璃体细胞消失，影像学复查显示神经上皮下、色素上皮下液体完全吸收，黄斑区光敏感度明显改善，见图4-4-5。继续激素治疗，逐渐减量，维持3~6个月以上。

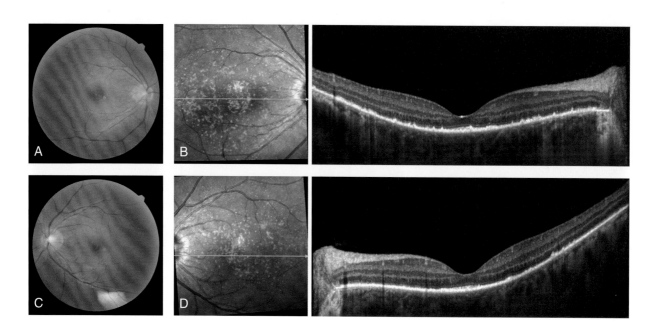

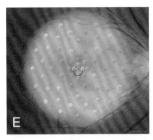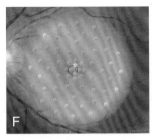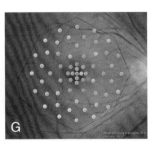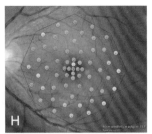

图 4-4-5 该患者双眼治疗 1 个月后微视野联合多模影像

A、C. 彩色眼底照相:后极部视网膜平伏;

B、D. OCT:黄斑区神经上皮层复位,视网膜下见广泛高反射点,与 IR 图像上的强荧光点相对应,为 RPE 增生;

E、F. 微视野地形图:后极部光敏感度较前提升,呈黄色及绿色;

G、H. 微视野数字图:双眼 20° 范围 MS 均较前明显提高(右眼 3.6dB 至 21.8dB,左眼 1.9dB 至 23.4dB)

诊疗策略

由于本病早期准确诊断特别重要,所以特别列出杨培增提出的诊断参考标准:①无眼外伤、无内眼手术史及其他眼病史;②眼外表现(现有或原有下列中一项以上):感冒样症状、发热、头痛、恶心、呕吐、颈项僵硬、头皮过敏、耳鸣、听力异常、脑脊液中淋巴细胞增多、脱发、毛发变白、白癜风;③眼部表现(下列中至少一项):a. 初发:双侧弥漫性脉络膜炎、视乳头炎、多灶性浆液性视神经上皮脱离或黄斑水肿;FFA 可见多发性点状强荧光渗漏、逐渐融合成片状积存以及视盘着染;b. 复发:双眼反复发作性肉芽肿性前葡萄膜炎,晚霞状眼底,Sugiura 征(角膜缘周围脱色素),Dalen-Fuchs 结节,眼底色素异常改变,可有初发期脉络膜炎及 FFA 表现,还可有弥漫性 RPE 损害。

糖皮质激素是治疗 VKH 综合征的一线药物,急性期患者给予规范化治疗可有效减缓此病慢性化进程,并可有效预防发作。

三、多发性一过性白点综合征

多发性一过性白点综合征(multiple evanescent white dot syndrome,MEWDS)是一种临床上少见的急性多灶性视网膜脉络膜病变,主要侵犯光感受器及 RPE 的外层视网膜病变,可能与自身免疫及病毒感染等因素有关。多见于年轻伴近视的女性,单眼发病多见(约占 80%)。典型表现为视网膜深层或 RPE 上黄白色斑点状病灶,色淡且边界模糊,分布于眼底后极部和黄斑周围,黄斑区颗粒状外观,赤道附近病灶少而稀疏。

影像学检查 FFA 典型表现为花环状强荧光,晚期边界不清;ICGA 表现为中晚期多发、散在的弱荧光斑点;OCT 中 EZ 模糊、不连续,光感受器层不规则点线状强反射。

本病具有自限性,大部分白点状病灶可在 3~4 周后自行消退。大多数不需要治疗;视力较差的建议中等剂量激素治疗;并发 CNV 者可抗 VEGF 治疗。

病例 82　多发性一过性白点综合征，观察

患者男，25 岁。
主诉：右眼闪光感、视物模糊 2 周。
既往：2 年前曾行"双眼飞秒激光近视手术"。
裸眼视力：OD 0.8，OS 0.8。
最佳矫正视力：OD−0.75DS/−1.00DC×110=1.0，OS−1.25DS/−1.00DC×110=1.0。

右眼微视野联合多模影像检查，见图 4-4-6。

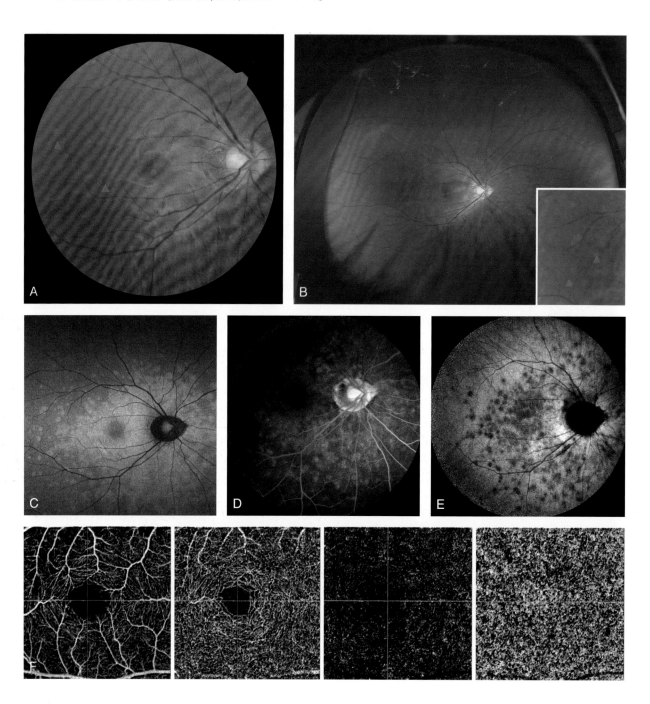

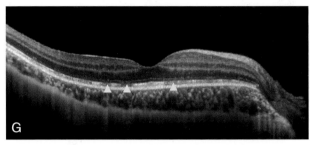 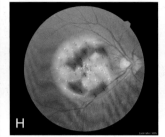 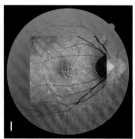

图 4-4-6　病例 82 患者右眼初诊微视野联合多模影像

A. 彩色眼底照相:后极部可见点状病灶(蓝色三角);

B. 超广角眼底成像:周边视网膜未见明显异常,后极部可见点状病灶(小图蓝色三角);

C. 自发荧光:后极部,血管弓周围,视盘周围多灶性强自发荧光斑伴大片融合;

D. FFA:晚期后极部多灶性强荧光点;

E. ICGA:晚期后极部可见弥漫性弱荧光点;

F. OCTA:各层血流密度无明显改变;

G. OCT:外层视网膜 EZ 连续性中断(黄色三角);

H. 微视野地形图:黄斑区广泛光敏感度下降(黄色),部分区域严重下降(红色),20° 范围 MS 10.0dB;

I. 微视野 overlay 图像(微视野数字图 +AF):右眼后极部见大量强荧光点,对应光敏感度明显下降

　　主要诊断:右眼 MEWDS

　　治疗:随访两个月,自诉右眼视力改善,右眼最佳矫正视力仍为 OD 1.0,复查显示点状病灶消失,EZ 反射恢复连续,后极部光敏感度明显改善,见图 4-4-7。

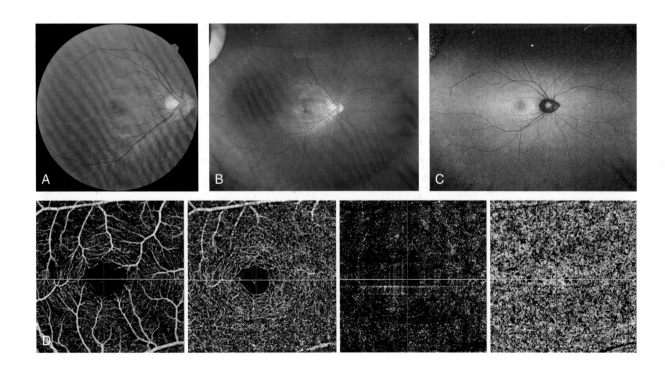

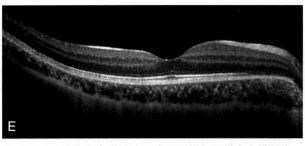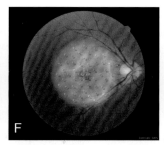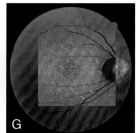

图 4-4-7　该患者右眼随访 2 个月后微视野联合多模影像

A. 彩色眼底照相：后极部点状病灶消失；

B. 超广角眼底成像：周边视网膜未见明显异常，后极部点状病灶消失；

C. 自发荧光：后极部未见强荧光点；

D. OCTA：各层血管血流密度无明显改变；

E. OCT：外层视网膜 EZ 连续，无明显中断；

F. 微视野地形图：右眼黄斑区光敏感度较前明显提高（绿色区域），20° 范围 MS 24.2 dB（治疗前 10dB）；

G. 微视野 overlay 图像（微视野数字图 + 自发荧光）：右眼黄斑区未见明显点状强荧光，光敏感度散在下降

诊疗策略

临床上闪光感最常见为玻璃体牵拉引起，但脉络膜炎症性疾病因光感受器细胞受刺激也可表现为闪光感。本病主诉通常为视力下降和闪光感，本例闪光感症状明显，但视力仍较好。

本例根据眼底多个灰白色圆形斑点状病灶，FFA 后极部弥漫强荧光斑，ICGA 晚期后极部多发性小圆形弱荧光点，结合斑点状病灶 2 个月内自行消退，属于典型病例。另外，本例提示仅以中心视力评估黄斑部疾病对视功能的影响存在局限性。本例患眼发病时最佳矫正视力仍为 1.0，患者主诉也以闪光感为主，但微视野检查发现后极部大范围视网膜光敏感度明显下降，2 个月后随访患者虽最佳矫正视力保持不变，但患者自述视力明显改善，后极部视网膜的光敏感度改善也非常明显，因此微视野结合中心视力才能更准确、全面反映黄斑部疾病对视功能的确切影响。

四、高度近视黄斑出血

病例 83　双眼反复黄斑出血，观察

患者男，31 岁。

主诉：双眼高度近视反复出血，左眼视力下降 1 周。

裸眼视力：OD 0.08，OS 0.02。

最佳矫正视力：OD−6.00DS/−0.50DC×180=1.0，OS−6.25DS=0.60。

既往双眼多模影像检查见图 4-4-8、图 4-4-9，本次微视野联合多模影像检查，见图 4-4-10。

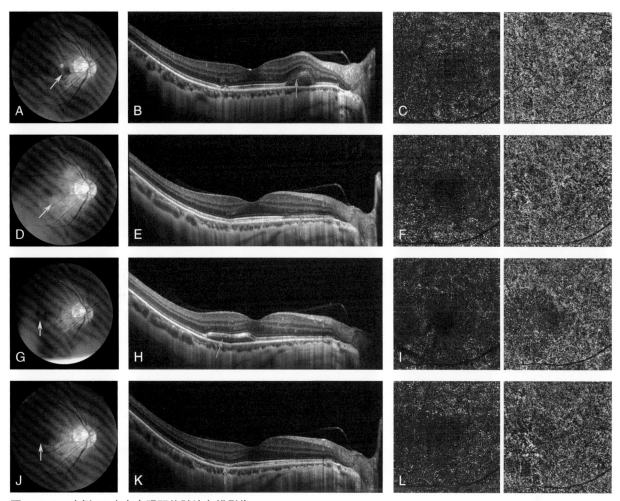

图 4-4-8　病例 83 患者右眼既往随访多模影像

A、B、C 第一次出血;D、E、F 第一次出血后一个月;G、H、I 第二次出血,J、K、L 第二次出血后一个月

A、D、G、J. 彩色眼底照相:黄斑中心凹鼻侧和颞侧可见出血灶(见黄色箭头);

B、E、H、K. OCT:黄斑区出血的 OCT 变化,出血时,黄斑中心凹鼻侧和颞侧可见局限性神经上皮层脱离,视网膜下见中高反射(见绿色箭头),出血吸收后,视网膜外层逐步恢复正常;

C、F、I、J. OCTA:外层视网膜及脉络膜毛细血管层均未见新生血管

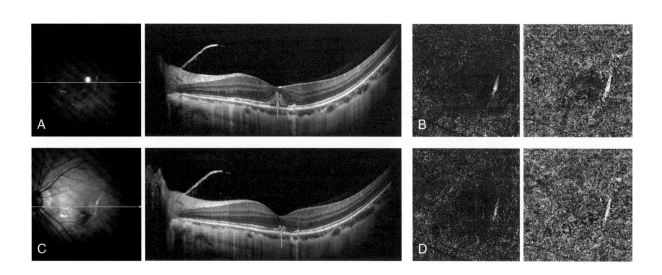

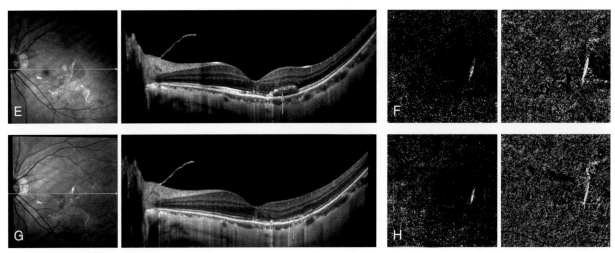

图 4-4-9　该患者左眼既往随访多模影像

A、B 第一次出血；C、D. 第一次出血后一个月；E、F. 第二次出血，G、H. 第二次出血后一个月；

A、C、E、G. OCT：黄斑区出血的 OCT 变化，出血时，黄斑中心凹下和颞侧可见局限性神经上皮层脱离，视网膜下见中高反射（见绿色箭头），出血吸收后，视网膜外层逐步恢复正常；

B、D、F、H. OCTA：外层视网膜及脉络膜毛细血管层均未见新生血管

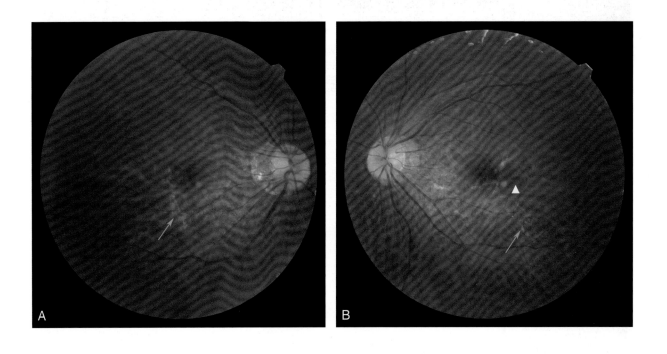

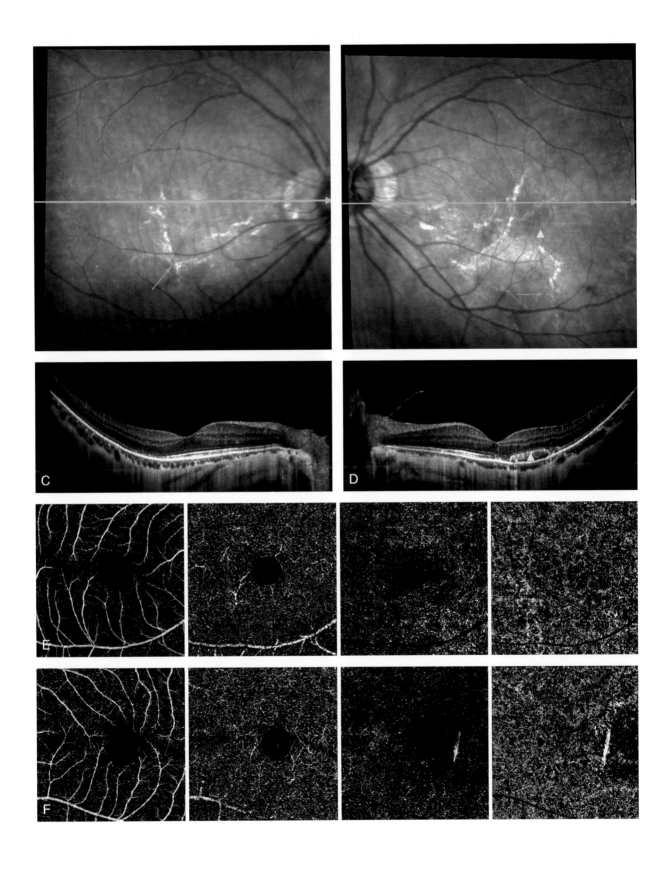

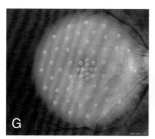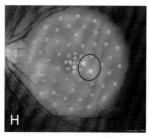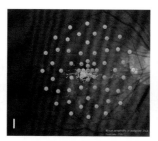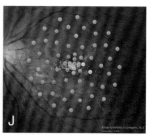

图 4-4-10　该患者本次就诊双眼微视野联合多模影像

A、B. 彩色眼底照相:双眼可见高度近视豹纹状眼底改变,以及漆裂纹(绿色箭头),左眼黄斑中心凹颞侧可见视网膜局限性隆起(黄色三角上方);

C、D. OCT:双眼在 IR 图像上可见清晰的漆裂纹,较眼底照上明显;左眼黄斑中心凹颞侧可见神经上皮层浅脱离(黄色五星);

E、F. OCTA:右、左眼外层视网膜及脉络膜毛细血管层均未见新生血管;

G、H. 微视野地形图:双眼黄斑区光敏感度基本正常,呈绿色;左眼黄斑中心凹颞侧局部光敏感度下降(红色圆圈),对应眼底照及 OCT 上神经上皮浅脱离处;

I、J. 微视野数字图:右、左眼 20° 范围 MS 分别为 25.6dB 及 26.1dB,均位于正常范围;左眼神经上皮脱离处 MS 下降,约为 18dB;双眼中心固视,固视相对不稳定

　　主要诊断:左眼高度近视黄斑出血

　　治疗:保守治疗,给予口服止血药物。

诊疗策略

　　高度近视中引起黄斑出血的原因包括:漆裂纹形成过程中 Bruch 膜断裂牵拉致脉络膜毛细血管破裂出血,或是因 CNV 形成引起的新生血管性黄斑出血,OCTA 有助于鉴别。新生血管性黄斑出血应给予治疗,主要是针对 CNV,目前常采用抗 VEGF 治疗。单纯性黄斑出血吸收后视网膜结构逐步恢复,视力改善,但漆裂纹形成处的视力损伤通常无法恢复。

　　本例双眼反复黄斑出血,此次左眼 OCT 见黄斑区神经上皮层浅脱离,微视野地形图中病灶对应处的光敏感度下降,但 OCTA 扫描未见新生血管,仍考虑为单纯性黄斑出血。

五、黄斑疣状新生物

病例 84　黄斑疣状新生物,随访

患者女,38 岁。

主诉:双眼干涩 1 个月。

既往患有"咽部鳞状上皮瘤"病史 2 年,左眼自小"弱视"。

裸眼视力:OD 1.0,OS 0.15。

最佳矫正视力:OD−3.50DS/−1.00DC×75=1.0,OS +2.75DS/−2.25DC×20=0.2。

右眼微视野联合多模影像检查,见图4-4-11。

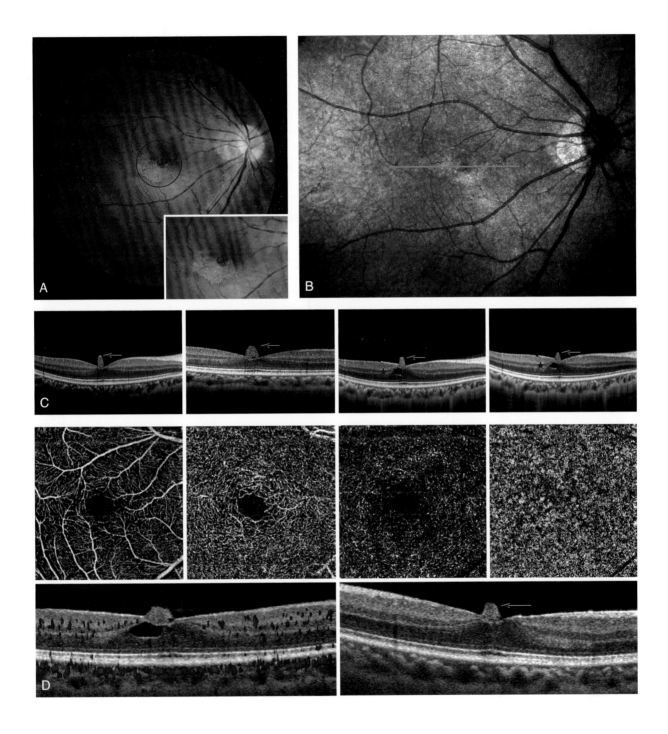

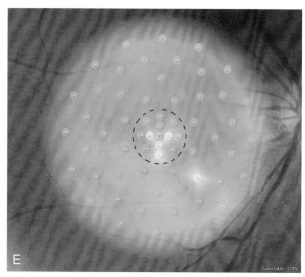
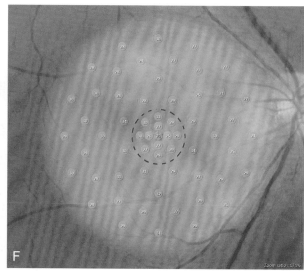

图 4-4-11 病例 84 患者右眼微视野联合多模影像

A. 彩色眼底照相：黄斑中心凹处可见一个白色疣状病灶(红色圆环)；

B. IR：黄斑中心凹处可见与彩色眼底照相相对应的较暗病灶；

C. OCT：自 1~4 图的检查日期分别为 2017 年 1 月、2017 年 12 月、2018 年 12 月、2019 年 5 月，OCT 为 B 图中经黄斑中心凹的横向扫描(follow-up 模式)；病灶(红色箭头)位于玻璃体腔内，与内界膜连，呈均匀中等反射；2018 年 12 月、2019 年 5 月 OCT 显示黄斑区视网膜前可见高反射条带，牵拉视网膜形成低反射腔隙(红色星形右侧)；CFT 分别为 233μm、230μm、294μm、280μm；

黄斑赘生物测量(横截面最大径、纵截面最大径)数据分别为：(289μm，163μm)、(289μm，152μm)、(380μm，128μm)、(244μm，114μm)。

D. OCTA：视网膜各层未见新生血管，B-Scan 图像上，病灶未见血流信号

E. 微视野地形图：20° 范围 MS 26.5dB；病变区(红色虚线圆环)颜色不均，可见多个黄色点，病变区域 MS 24.7dB(检查日期为 2018 年 8 月)；

F. 微视野地形图：20° 范围 MS 28.6dB；病变区(红色虚线圆环)呈均匀绿色，其 MS 28.3dB(检查日期为 2018 年 12 月)

主要诊断：右眼黄斑疣状新生物

治疗：随访观察。

诊疗策略

临床上黄斑赘生物或疣状新生物多为个例报道，绝大多数见于单眼，但也有双眼中心凹均出现赘生物的个例。以往的个例报道中，多为偶然检查发现，患眼视力均较好，OCT 中疣状新生物均表现为中心凹突出的碑状中低反射团，反射均匀、边界清楚，垂直于黄斑平面，长、宽、高均在数百微米，B 超可有玻璃体混浊表现，其他眼部检查无异常，无外伤史，本例与之完全符合。

本例虽有咽部良性肿瘤病史，但 OCTA 显示病灶内及周围无血流信号，可以排除肿瘤和新生血管的可能。随访中右眼视力一直在 1.0 左右，眼内无炎症反应，否认接触宠物，暂不考虑寄生虫感染。本例无头部外伤史或眼部疾病史，可排除继发病变的可能。本例患眼以往未做过眼底检查，所以不能排除先天异常的可能，但以往个例报道中曾有 1 例半年前眼底检查正常，从而排除了先天异常的

可能性。对于黄斑疣状新生物的发生原因多为推测,如由于赘生物反射密度与神经纤维层接近,因此推测其可能与之有关。

以往的个例报道很少有随访资料,本例患者却有跨度达 2 年 4 个月的影像学随访资料,尤为难得。随访显示本例赘生物 2 年多随访中大小无明显变化,但随访中观察到中心凹颞侧的视网膜表面出现高反射条带,其下神经上皮层间出现低反射囊腔,判断为出现了黄斑前膜,牵拉引起视网膜水肿。2 次微视野检查结果显示低反射囊腔对视功能没有明显影响,但后一次微视野检查病灶区光敏感度为何有改善,原因不明。同时本例黄斑前膜与赘生物之间是否相关,目前也不清楚,继续密切随访。

六、先天性黄斑缺损

先天性黄斑缺损是一类较为少见的由于遗传或宫内感染引起的黄斑发育不全,可单眼或双眼发病。患儿常因斜视或弱视前来就诊。黄斑缺损范围多在 1~4PD,其 OCT 典型表现为特征性的黄斑中心区视网膜神经上皮层、RPE 层和脉络膜毛细血管层的萎缩。根据眼底表现本病分为 3 种类型:①色素型,即缺损区有色素堆积,脉络膜毛细血管层缺如,但可见脉络膜大血管,视网膜血管跨越缺损区;②无色素型,此型底部为白色巩膜,累及视网膜及脉络膜,缺损边缘可见色素沉着,视网膜血管不进入缺损区;③合并血管异常型,缺损区表现与无色素型相似,不同的是缺损区脉络膜血管与视网膜血管有吻合,或者血管自缺损区发出后向玻璃体延伸,有时可达晶状体后面。临床上以色素型常见。

本病目前无有效疗法,需长期随访,如缺损区视网膜变薄出现裂孔继发视网膜脱离,可行玻璃体手术。

病例 85　先天性黄斑缺损(色素型),随访

患者女,54 岁。
主诉:自幼双眼视物不清 50 余年。
裸眼视力:OD 0.06,OS 0.1。
最佳矫正视力:OD +1.00DS/−1.00DC×90=0.06,OS +0.75DS=0.10。

双眼微视野联合多模影像检查见图 4-4-12。

主要诊断:双眼先天性黄斑缺损(色素型)

治疗:随访。

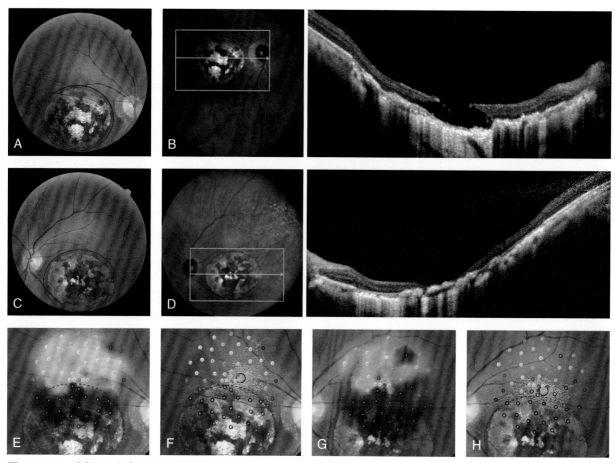

图 4-4-12 病例 85 患者双眼微视野联合多模影像

A、C. 彩色眼底照相:黄斑中心区可见约 4PD×3PD 的椭圆盘状病灶(红色圆环),其内伴有色素沉着;

B、D. OCT:双眼黄斑区视网膜神经上皮萎缩,黄斑中央大片缺损;

E、G. 微视野地形图:病灶区(红色虚线环)呈明显红色,病灶上方呈黄色;

F、H. 微视野数字图:双眼固视点向上偏移,固视不稳定;病灶区(红色虚线环)MS 0dB

病例 86　先天性黄斑缺损(色素型),随访(病例 85 的女儿)

患者女,32 岁。

主诉:自幼双眼视物不清 30 余年。

裸眼视力:OD 0.1,OS 0.1。

双眼微视野联合多模影像检查见图 4-4-13。

主要诊断:双眼先天性黄斑缺损(色素型)

治疗:随访。

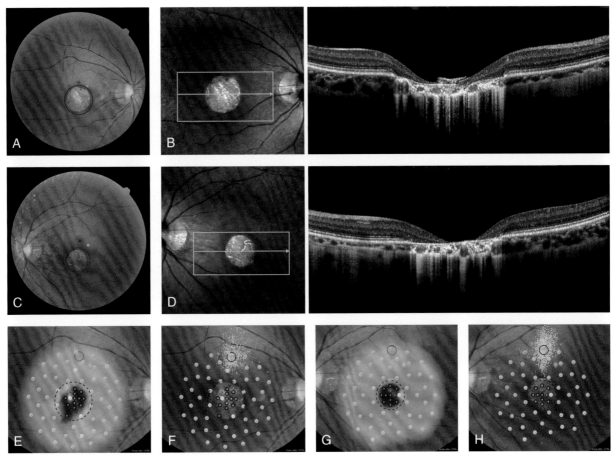

图 4-4-13　病例 86 患者双眼微视野联合多模影像

A、C. 彩色眼底照相：黄斑中心区可见直径约 1~1.5 个 PD 的圆盘状病灶（红色圆环），其内透见脉络膜大血管；

B、D. OCT：双眼黄斑区视网膜神经上皮萎缩，伴黄斑中央部分缺损；右眼黄斑中心凹前可见片状高反射膜样组织；

E、G. 微视野地形图：病灶区域呈明显红色，周围呈较均匀绿色（红色虚线圆环）；

F、H. 微视野数字图：双眼非中心固视，固视点向上偏移，固视不稳定；右、左眼 20° 范围 MS 分别为 19dB 及 19.5dB，右、左眼病灶区（红色虚线圆环）MS 分别为 3.1dB 及 1.1dB

诊疗策略

　　本病因具有典型的眼底改变，临床上诊断不困难。OCT 可显示先天性黄斑缺损患者视网膜细微的形态学改变。由于遗传与宫内感染引起的先天性黄斑缺损临床表现没有区别，当没有家族史或宫内感染史时较难区分，但病例 86 为病例 85 的女儿，可以确定其为遗传发病。

　　由于视力低下，2 例患者双眼均出现了固视点上移和固视不稳定。对于黄斑部病变范围较大者，如出现固视漂移，可适当调整微视野测量范围与位置，这样有利于探查固视点周围或病灶周边的视功能水平。另外，对上述患者也可以借助微视野计开展视觉康复训练，提高患者假中心凹获取视觉信息的稳定性，提高其日常生活能力、改善其生活质量。

七、Stargardt 病

Stargardt 病为临床较常见的遗传性黄斑营养不良,好发于青少年,其临床特征为双眼的黄斑区进行性萎缩(青铜样改变、牛眼征等)和视力减退。FFA 中特征性表现为桑葚样窗样缺损的黄斑病灶以及较低的脉络膜背景荧光(脉络膜淹没征)。OCT 中可见程度不等的黄斑区神经上皮层变薄,光感受器萎缩。目前无特殊治疗,但处于试验阶段的基因治疗为患者带来了希望。

病例 87　Stargardt 病,双眼固视点偏移,随访

患儿女,9 岁,否认家族史、早产史、夜盲。

主诉:双眼自幼视力差。

裸眼视力:OD 0.12,OS 0.12。

最佳矫正视力:OD−0.50DS/−0.50DC×170=0.16,OS−0.50DS=0.16。

双眼微视野联合多模影像检查,见图 4-4-14。

主要诊断:Stargardt 病。

治疗:随访。

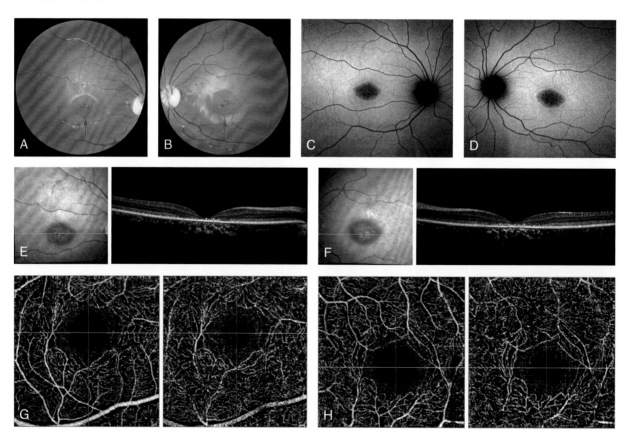

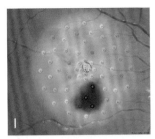
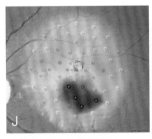
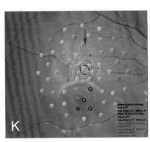
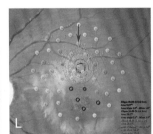

图 4-4-14　病例 87 患者双眼微视野联合多模影像

A、B. 彩色眼底照相:双眼黄斑区可见灰黄色横椭圆形病灶(蓝色箭头);

C、D. 自发荧光:黄斑区可见弱荧光灶,弱荧光外见强荧光圈;

E、F. OCT:双眼黄斑中心凹视网膜近乎全层萎缩变薄,旁中心凹外层视网膜萎缩;

G、H. OCTA:双眼黄斑区浅层、深层毛细血管萎缩,FAZ 扩大;

I、J. 微视野地形图:黄斑区光敏感度下降,大部分呈黄色;中心凹区呈红色,光敏感度下降明显;

K、L. 微视野数字图及固视图:双眼非中心固视,固视点位于黄斑中心凹上方,固视不稳定

八、视网膜色素变性

视网膜色素变性(retinitis pigmentosa,RP)是一组常见的以进行性感光细胞和色素上皮细胞功能丧失为共同表现的致盲性遗传性疾病,发病率约为 1/5 000~1/3 000,常双眼发病,表现为夜盲、进行性视野缺损、视力下降。眼底可见视盘蜡黄色、血管纤细,伴或不伴骨细胞样视网膜色素沉着。

在治疗上,目前国内外就基因治疗、人工视网膜、干细胞移植等方面开展了大量研究,取得了一定的进展,但尚无特别有效的治疗方案。

多模影像可以记录患者病损状态,揭示疾病解剖结构变化与功能损伤之间的关系;同时,可以监测疾病进展情况以及视功能状态。

病例 88　视网膜色素变性,随访

患者女,28 岁,自幼夜盲。

主诉:双眼夜间视力差。

裸眼视力:OD 0.2,OS 0.2。

最佳矫正视力:OD−1.5DS/−0.50DC×75=1.0,OS−1.25DS/−0.75DC×115=1.0。

双眼眼底检查见图 4-4-15。

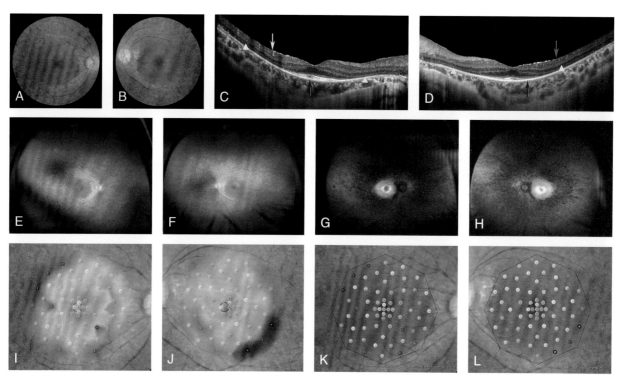

图 4-4-15　病例 88 患者双眼微视野联合多模影像

A、B. 彩色眼底照相：双眼视盘色蜡黄，血管纤细，黄斑区视网膜色橘红，黄斑区外视网膜脉络膜萎缩，椒盐样改变；

C、D. OCT：双眼黄斑区内可见视网膜表面高反射条带（蓝色箭头），黄斑中心凹处外层视网膜欠连续（红色箭头），中心凹外视网膜外层萎缩变薄（黄色三角）；

E、F. 超广角眼底成像：黄斑中心凹外视网膜见色素沉着，周边视网膜见椒盐样改变；

G、H. 自发荧光：黄斑区内中心凹弱荧光，其外围呈环形强荧光改变，黄斑区外见广泛弱荧光点；

I、J. 微视野地形图：双眼黄斑中心凹处敏感度轻度下降（黄绿色），中心凹外敏感度逐渐降低（黄色及红色）；

K、L. 微视野数字图：双眼 20° 范围 MS 15.1dB

主要诊断：双眼 RP。

治疗：观察随访。

诊疗策略

视网膜色素变性（RP），以往需要依靠 ERG 检查来明确诊断，随着光学影像技术的发展，更多简便快速的检查有助于 RP 的诊断。除了以往常规的眼底及视野异常，OCT 表现为外层视网膜萎缩，其在自发荧光上显示弱荧光。该患者黄斑中心凹位置外层视网膜大部分结构完整，因此具有较好的中心视力。微视野显示黄斑中心凹处视功能尚可，黄斑中心凹外视功能明显下降。继续随访。

中英文缩写对照表

缩写	英文全称	中文全称
AMD	age-related macular degeneration	年龄相关性黄斑变性
AMD	aged-related macular degeneration	年龄相关性黄斑变性
BCEA	bivariate contour ellipse area	双曲椭圆面积
BCVA	best corrected visual acuity	最佳矫正视力
BRAO	branch retinal arterial occlusion	视网膜分支动脉阻塞
BRVO	branch retinal vein occlusion	视网膜分支静脉阻塞
BVN	branching vascular network	异常分支血管网
CFT	central foveal thickness	中心凹处视网膜厚度
CNV	choroidal neovascularization	脉络膜新生血管形成
CRAO	central retinal arterial occlusion	视网膜中央动脉阻塞
CRVO	central retinal vein occlusion	视网膜中央静脉阻塞
CSC	central serous chorioretinopathy	中心性浆液性脉络膜视网膜病变
DME	diabetic macular edema	糖尿病性黄斑水肿
DONFL	dissociated optic nerve fiber layer	视网膜神经纤维层分离
DP	diabetic papillopathy	糖尿病视盘病变
DR	diabetic retinopathy	糖尿病视网膜病变
ELM	external limiting membrane	外界膜
ERM	epiretinal membranes	视网膜前膜
EZ	ellipsoid zone	椭圆体带
FAZ	foveal avascular zone	无血管区
FEVR	familial exudative vitreoretinopathy	家族性渗出性玻璃体视网膜病变
FFA	fundus fluorescein angiography	荧光素眼底血管造影
ICG	indocyanine green	吲哚青绿
ICGA	indocyanine green angiograph	吲哚青绿血管造影
ICNV	idiopathic choroidal neovascularization	特发性脉络膜新生血管
iERM	idiopathic epiretinal membrane	特发性黄斑前膜
ILM	internal limiting membrane	内界膜
IMH	idiopathic macular hole	特发性黄斑裂孔
IRN	intraocular neovascularization	视网膜内新生血管增生
IZ	interdigitation zone	嵌合体区
LMH	lamellar macular hole	板层黄斑裂孔
MacTel	macular telangiectasia	黄斑旁毛细血管扩张症
mCNV	myopic choroidal neovascularization	高度近视继发脉络膜新生血管
MEWDS	multiple evanescent white dot syndrome	多发性一过性白点综合征

续表

缩写	英文全称	中文全称
MF	myopic foveoschisis	高度近视黄斑劈裂
MGS	morning glory syndrome	牵牛花综合征
MH	macular hole	黄斑裂孔
MHRD	macular hole retinal detachment	黄斑裂孔性视网膜脱离
MS	mean retinal light sensitivity	平均视网膜光敏感度
NPDR	nonproliferative diabetic retinopathy	非增殖性糖尿病视网膜病变
OCT	optical coherence tomography	相干光断层扫描
OCTA	OCT angiography	OCT 血管成像
ONL	outer nuclear layer	外核层
OPL	outer plexiform layer	外丛状层
PCV	polypoidal choroidal vasculopathy	息肉状脉络膜血管病变
PCV	polypoidal choroidal vasculopathy	息肉样脉络膜血管病变
PDR	proliferative diabetic retinopathy	增殖性糖尿病视网膜病变
PDR	proliferative diabetic retinopathy	增殖性糖尿病视网膜病变
PDT	photon dynamic therapy	光动力疗法
PED	pigment epithelium detachment	色素上皮层脱离
PRP	panretinal photocoagulation	全视网膜激光光凝
PVD	posterior vitreous detachment	玻璃体后脱离
PVD	posterior vitreous detachment	后极部玻璃体后脱离
RAP	retinal angiomatous proliferation	视网膜血管瘤样增生
RP	retinitis pigmentosa	视网膜色素变性
RPE	retinal pigment epithelial	视网膜色素上皮
RVO	retinal vein occlusion	视网膜静脉阻塞
SRN	subretinal neovascularization	视网膜下新生血管
TA	triamcinolone acetonide	曲安奈德
VEGF	vascular endothelial growth factor	抗血管内皮生长因子
VMA	vitreomacular adhesion	玻璃体黄斑粘连
VMT	vitreomacular traction	玻璃体黄斑牵拉
VMTS	vitreomacular traction syndrome	玻璃体黄斑牵拉综合征